腰痛改善スペシャリスト167人

神ワザ整体師

椎間板ヘルニア
脊柱管狭窄症
腰椎分離すべり症
坐骨神経痛

熊谷剛 著
一般社団法人疲労回復協会会長

はじめに

「腰が痛くて仕事に集中できない」「家事や介護がしんどい」「子どもを抱っこできない」……。

腰痛の悩みは深刻です。腰痛がひどくなり、職場を休んだり、配置転換となったり、中には退職を余儀なくされたという人もいます。

平成28年の国民生活基礎調査（厚生労働省）によれば、病気やけがなどによる自覚症状のある人のうち、男性で最も多い症状は「腰痛」で、女性は「肩こり」についで第2位が「腰痛」となっています。

私は整体を専門とする治療家として、腰痛に悩む多くの人の苦しむ姿を間近で見てきました。あらゆる治療を受けてもなかなかよくならず、医師に相談をしても、「残念ながら、これ以上効果的な治療法はありません」と言われ、途方にくれる腰痛難民も少なくありません。

医療技術が世界のトップレベルといわれる日本において、なぜ多くの人が腰痛に悩み続けているのでしょうか。

実際、腰痛の有訴者率はなかなか減らないのです。国民生活基礎調査による腰痛の有訴者率は人口１０００人当たり男性では91・8人、女性では１１５・５人（ただし統計では熊本県を除く）で、前回調査（平成25年）とその数はほとんど変わっていません。

レントゲンやＭＲＩでも原因がわからない腰痛がほとんど

腰痛がなかなかよくならない人が多い大きな理由として、「腰痛の特性」があると思います。

実は腰痛のうち、骨折や椎間板ヘルニアなど原因がはっきりしている腰痛はわずかで、レントゲンやＭＲＩなどの画像検査でも原因が特定できない腰痛がほとんど（統計では約85％）なのです。

原因がはっきりしないわけですから、治療の決定打がありません。現状では湿布や痛み止めの処方、リハビリなどが行われていますが、結果、満足のいく改善効果が得られない患者さんが多くなってしまうのです。

多くの人が病院だけでなく、整体をはじめ、あん摩やマッサージ、鍼灸、指圧、カイロプラクティックなどさまざまな施術に期待をかけるのはこのためです。

しかし、ここにも大きな課題があります。腰痛に対する施術の方法や「こうすれば腰痛がよくなる」という理論はそれぞれの専門分野ごとに異なるからです。また、施術は薬などではなく、人間が手で行うものなので、どうしても技術に差が出やすくなってしまいます。

施術を行う治療院は歯科医院やコンビニより多い

しかし、腰痛を改善してくれる技術のある治療院はどうやって探せばいいのか。こちらもまた、多くの方が途方に暮れてしまうのではないでしょうか。

施術を行う治療院の数は膨大です。平成28年衛生行政報告例（厚生労働省）によれば「あん摩、マッサージ及び指圧を行う施術所等数」は13万６４６０件を超え、調査するごとにその数は増加しています。これはコンビニより多いといわれる全国の歯科医院の数6万８８７２件（厚生労働省医療施設動態調査平成29年1月概数）の約2倍です。

実際、乗降者の多い駅の周辺にはたくさんの治療院があります。これではどこの治療院に行けばいいのかわかりません。

「一番あてになるのは口コミ」とも言われますが、そうとも限りません。飲食店にたとえるとわかりやすいのですが、「いい店」の価値観は人により違います。「料理がおいしい」のではなく、「店長の人柄がいい」ことや「お店の雰囲気がいい」ことを指して、「いい店」という場合もあります。

そこで私は、「ここなら間違いない」とおすすめできる治療院をまとめたガイドブックを今回出版することを決意したのです。

治療家の勘ではなく理論で施術を行うべき

実は私は２０１２年11月、本当に治せる治療家を輩出することを理念に、一般社団法人疲労回復協会を立ち上げ、後進の育成を行っています。

従来の治療家は長年の経験や感覚（個人の勘）で

施術をする傾向がありましたが、このことが施術に差を生むとともに、再現性（同じ施術で同じ効果を得ること）を高めることを難しくしています。これをなんとかしたいと思ったのが協会設立の理由の１つです。

そこで疲労回復協会では私が現場で10万人以上の患者さんに臨床を行った経験と知識を元に確立したＡＢＣ整体という理論をマニュアル化し、誰もがレベルの高い施術をできるようにしたのです。

現在、ＡＢＣ整体の技術講習セミナーには整体師にとどまらず、柔道整復師、あん摩指圧師、カイロプラクターなどさまざまな分野の専門家が学びに来ています。多くの治療家と関わり、指導をしていると、理想的な治療院、治療家のあるべき姿というものがはっきりしてきます。だからこそ、本書では自信を持って治療院をおすすめできるわけです。

正しい施術なら5回以内に腰痛が改善

本書では治療院の紹介だけでなく、前段で腰痛発生の要因やセルフケアについても詳細にまとめました。読んでいただければ腰痛のきっかけが日々の疲労の蓄積であること、そして症状が軽いうちであれば生活習慣を改善し、自然治癒力を高めることでよくなることがわかっていただけると思います。

正しい施術を受ければ、どんなにつらい腰痛であっても概ね5回までの施術で痛みが改善します（これは疲労回復協会の会員がこれまでに施術を行ってきた延べ１００万人のデータを分析した結果によります）。

ただし、より効率的な施術を受けるためには腰痛の発症からできるだけ早く、できれば1年以内に施術を受けるのが理想です。また、施術は人間の持つ自然治癒力を高めることが目的ですから、患者さん自身がライフスタイルを改善する努力も大事です。

本書をきっかけに、多くのみなさんが腰痛の悩みから解放されることを心から願っています。

２０１８年8月

一般社団法人疲労回復協会会長

熊谷剛

contents

Part 2

腰痛を治すための考え方

Part 3

Chapter
1

腰痛を治すために知っておいてほしい大切なこと

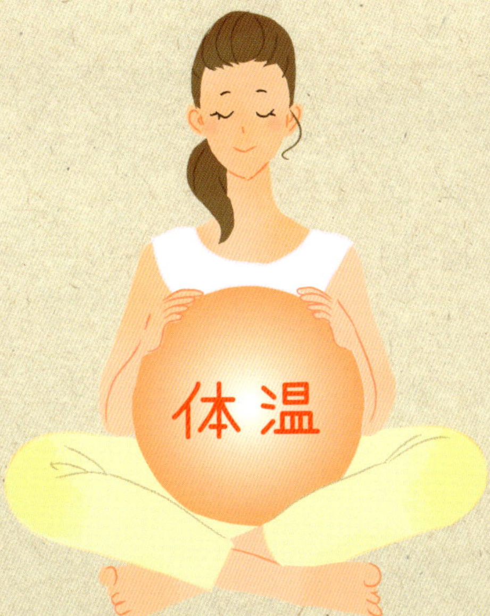

Part 1　健康の大前提

腰痛を治してくれる治療家・治療院の選び方とは？

「腰痛は○○で治る」といったタイトルの雑誌や本はたくさんあります。インターネットで「腰痛」を検索すると膨大な数の情報が出てきます。治療院もたくさん紹介されています。情報を頼りに、「ここなら」と思う治療院にかかった人は多いはずです。お知り合いから、「あの治療院はいいよ」と聞いて選んだ方もいるでしょう。

こうした方法で、「よくなった」という人もいる一方で、「なかなかすっきりしない」など、満足のいく結果を得られていない人も少なくないのではないでしょうか。

治療家、治療院のあるべき姿が明らかになってきた

私は整体を専門としている治療家です。治療院を複数経営し、カリスマ整体師などと呼ばれることもありましたが、現在は後進の技術指導に注力しています。

そのきっかけは２０１１年3月11日に生まれ故郷で起こった東日本大震災です。故郷の変わり果てた光景を目の当たりにし、「人生には予期せぬことが起こる。元気なうちにこの技術をできるだけ多くの治療家に伝えなければならない」と思ったのです。

従来の治療家は長年の経験や感覚（個人の勘）で施術をする傾向がありました。そこで、整体を理論として学んでもらうことで、誰もが的確な技術を身につけられる方法が必要と感じました。そこで私はこれまでの施術の成果を分析し、解剖学などさまざまな医学的知識も取り入れた上で、整体の教科書を作りました。

その後、スペシャリストの育成のために疲労回復

協会を立ち上げ、独自の整体理論である「ＡＢＣ整体」を確立しました。現在、ＡＢＣ整体の技術講習のセミナーには整体師にとどまらず、柔道整復師、あんま指圧師、カイロプラクターなどさまざまな分野の専門家が学びに来ています。

さまざまな治療家とかかわり、共に成長していく中で治療家、治療院のあるべき姿がはっきりとわかってきたのです。

患者さんの自然治癒力をサポートするのが施術の役割だと考えています

では、腰痛の悩みを解消してくれる理想的な治療家、治療院とはどのようなものでしょうか？　それについては本書で詳しく解説していきますが、その前にどうか少しだけ私の話を聞いてください。

というのも、みなさんが施術を受ける前に、大前提として、腰痛をはじめとした身体の痛みや損傷は、これを自分自身の力によって治すことができるということを知っておいてほしいからです。その治す力を支え、促すのが施術という位置づけです。

自然治癒力という言葉を聞いたことがあるでしょう。これは生きるために身体を回復させる力です。私たちの身体の中で生命活動に不可欠な血液や血液濃度、血糖、水分などのあらゆる内部環境が一定に保たれ、健康でいられるようになっているのはこの自然治癒力が適切に働いているおかげです。

自然治癒力には外敵から身を守るメカニズムが備わっています。自然治癒力のおかげで風邪などをひいても治り、けがをしても出血が止まり、傷口がふさがるのです。

身体の不調や痛み、しびれ、だるさやつらさなども自然治癒力により解消されます。腰痛も例外ではなく、本来は一定期間を経て自然によくなっていくことがわかっています。

ところが偏った栄養摂取、運動不足、睡眠不足など生活習慣が乱れると疲労が蓄積し、自然治癒力が本来の機能を発揮できません。このような状態で腰に負担をかけ続けていると筋肉や周囲の組織にも負担がかかり、やがて腰痛が発生することになるのです。

つまり、腰痛の人はまずは自然治癒力を健康な状態に戻すことが痛みを改善するための一番の近道、といえるのです。

健康の絶対法則
自然治癒力とはいったい何でしょうか

では自然治癒力とは具体的にどのようなものでしょうか。少し詳しく説明していきたいと思います。私たちの身体を構成しているのは約60兆個の細胞です。細胞は各臓器から血液、筋肉にいたるまで、人間が持つあらゆる器官を形作っています。

　細胞は英語で「cell（小さな部屋）」といいますが、一つ一つの細胞はそれぞれが生命体のようになっています。まず、細胞には頭脳に相当する核という部分があり、この中には膨大なＤＮＡ（遺伝子）情報が入っています。

　細胞は周囲を囲む細胞膜を介して血液から栄養や酸素を取り込んでいます。細胞には、「身体を動かすエンジン」ともいわれているミトコンドリアが存在しており、入ってきた酸素と水、栄養を利用してＡＴＰという物質を作ります。ＡＴＰはたっぷりと充電された電池のようなもので、身体を動かすエネルギー源になります。体温の維持にもＡＴＰは欠かせません。また、細胞の中には外敵から身を守るために働く「免疫担当細胞」も数多くあります。

免疫力にかかわる細胞も含め すべての細胞を最大限に活動させること

　一方で、細胞はエネルギーを作り出す過程で不要になった老廃物などを、細胞膜を介して血液中（静脈）に送り出します。こうした働きによって身体は健康に保たれ、自然治癒力が発揮できるのです。

　ところが栄養の乱れや運動不足、睡眠不足などにより、現代人は自然治癒力が低下しやすくなっています。自然治癒力低下の兆候については、「しょっちゅう風邪をひく」「体力がなくなった」「無理がきかなくなった」「各種の不調」などが挙げられます。

思い当たる方も多いのではないでしょうか。

また、健康診断などの検査では血圧や血糖値などの異常も自然治癒力低下の兆候といえるでしょう。

もう一つ、知っておくといいのが体温の低下（平熱）です。平熱が低かったり、夏でも身体が冷えやすかったりという方は要注意です。体温はミトコンドリアの産生したATPによって発生した熱です。この熱が低いということはミトコンドリアからATPを作る働きが低下している証拠です。

体温を上げることが自然治癒力を高める鍵

よく、低体温の人は病気になりやすいと聞いたことがあると思いますが、体温が低いということはエネルギー生産量が弱いということなのです。ですから、細胞が最大限、活動することができず、自然治癒力が低すぎて病気になってしまうという言い方ができるのです。

専門家の見解には体温が1度下がると免疫力が30〜40％も低下する、体温の低下によりがん細胞が増殖しやすくなる、といったものもあります。

病気にならないためには日ごろから体温を上げ、自然治癒力を高めておくことが大切です。

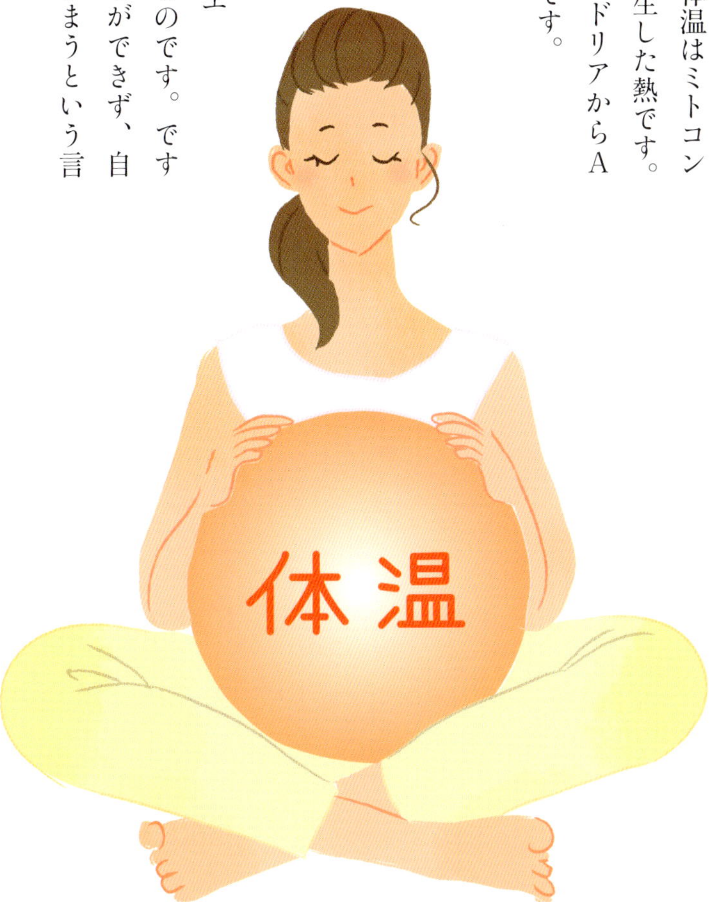

自然治癒力を働かせるために欠かせない栄養、運動、睡眠

自然治癒力を働かせるためには、細胞中のミトコンドリアにどんどんエネルギーを作り出させることがポイントになります。ミトコンドリアはバランスのよい栄養、適度な運動、よい睡眠によって活動が活発になります。

細胞は「タンパク質」と「脂質」からできていますので、これらの栄養素を過不足なく、しっかり摂ることが重要です。

しかし、この２つの栄養素だけでは十分ではありません。例えばタンパク質が身体の中で利用されるためにはタンパク質からアミノ酸に変換される必要があり、そのためにはビタミンやミネラルが欠かせません。つまり、細胞を健康に維持するためには糖質、タンパク質、脂質、ビタミン、ミネラルの五大栄養素をバランスよく摂る必要があります。

また、60兆個の細胞すべてに栄養をいきわたらせるためには、これを届ける輸送路である血管に血液がとどこおりなく流れる必要があります。

運動不足になると細胞に栄養が届けられなくなる

血管は足の先から頭のてっぺんまでほとんどすき間なく張り巡らされています。この長さを合わせると地球を２周半するともいわれています。また、枝分かれした先の毛細血管は太さが約０・０１ミリしかありません。この血管にくまなく血液を送る働きを担っているのが心臓と筋肉なのです。

いずれも血液を送るポンプの役割をしており、心臓は新鮮な血を全身に送る「動脈系」の血管を、筋肉は身体のすみずみの末梢血管から老廃物などを含んだ血液を戻す「静脈系」の血管を担っています。

この2つは相互に関係しているため、一方の循環がよくても、もう一方が悪ければうまく流れず、とどこおってしまいます。

特に運動不足になると静脈系からの血流が悪くなり、細胞に栄養素が運ばれにくくなり、また、老廃物の排出もうまくできなくなります。このため、細胞の働きが悪化していくのです。

細胞に指令を与える脳にとって最も大事なのは睡眠

睡眠も自然治癒力にとっては非常に重要なものです。動物実験では睡眠を完全に遮断したネズミが1〜2週間で死んでしまったという報告があります。これは著しい衰弱と体温調節不良が起こり、脳の視床という重要な部分を損傷したためといわれています。

脳は1千億個ともいわれる神経細胞からできており、体温調節など生命維持のための指令を各種の器官に与えるまさに司令塔です。いい睡眠をとれなかったり、睡眠時間が不十分であったりして脳細胞の働きが悪化してしまうと全身に適切な指令が送れなくなり、各種の細胞の働きに影響が出てしまうことは十分に考えられます。

このように私たちの身体には病気を自ら治す機能が備わっています。まずはこの自然治癒力を低下させないよう、日々の生活に取り組むことが大切です。

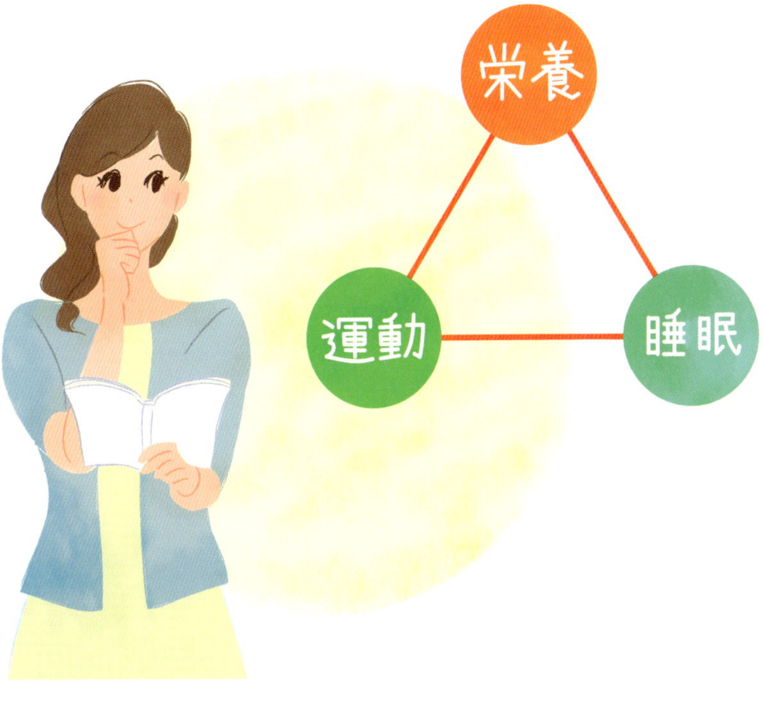

Part 2 腰痛を治すための考え方

腰痛の約85%は原因を特定できないタイプ 施術でよくなる可能性があります

第二部では腰痛がなぜ起こるのかを自然治癒力との関係から解説し、どうやったら治せるのかについて紹介していきます。

その前段として、少し腰痛の基本知識を知っていただきたいと思います。

まず、腰痛は病名ではなく、症状の総称です。具体的には腰のあたりから背中までを中心とした部分の痛みや不快感、違和感などとされています。

腰痛は労働によって起こるけがや病気などのうち最も多く60%以上を占めるといわれています。重い荷物を持ち、ギックリ腰になるケースはよく見聞きしますが、実際に治療院に来る方は会社員（労働者）の人だけでなく、お子さんが生まれ、抱っこをし続けていたら腰痛になられたという女性、高齢者の人まで実に幅広いです。

最近では介護をする人の腰痛が問題になっています。介護職の方は腰痛が職業病といわれ、コルセットが手放せないような人も多いのです。

また、一般家庭でも親御さんを介護する人たちが、着替えの介助などで腰を痛め、長く患っているケースが後を絶ちません。高齢化社会の日本では今後もこうしたケースが増えてくることでしょう。

検査で大きな問題がなかった場合は自力で改善するしかない

さて、腰痛の原因にはおなじみの腰椎椎間板ヘルニアや腰部脊柱管狭窄症など、骨や組織の病気によって起こっているものや、骨粗鬆症による圧迫骨折、内臓の病気（がんの骨転移などを含む）など原因が明らかで治療法もはっきりしているもの（専門的には「特異的腰痛」といわれる）。それにレントゲンやMRIなどの画像撮影をしても明らかな原因がわからないもので、痛みはあるけれど、放置しておいても大事にはいたらないとされているもの（非特異的腰痛といわれる）、と大きく2種類があります。統計では腰痛の約85％。それ以外の15％は特異的腰痛です。

では、医療機関ではそれぞれの腰痛にどのように対処しているのでしょうか。まず、原因がわかっている特異的腰痛に対しては、基本的にはその病気の治療を行います。例えば圧迫骨折に対して骨折を治す治療を実施する、といった具合です。がんなどの病気が潜んでいる場合もありますので、きちんと治療を受けなければなりません。

一方、非特異的腰痛は原因がはっきりわからないゆえに、対処が難しいといわれています。現状では湿布や痛み止めとともに、物理療法などのリハビリを行うことが多いようです。腰痛体操なども推奨されています。

このような背景から、腰痛でお悩みの方にはまず医療機関できちんと腰痛のタイプを診断してもらうこと。その結果、原因の明らかなものであればしっかりと治療を受けるべきだということ。原因不明の腰痛で、治療の決定打がなく困っている、という場合には、施術を検討してみてほしい、ということなのです。

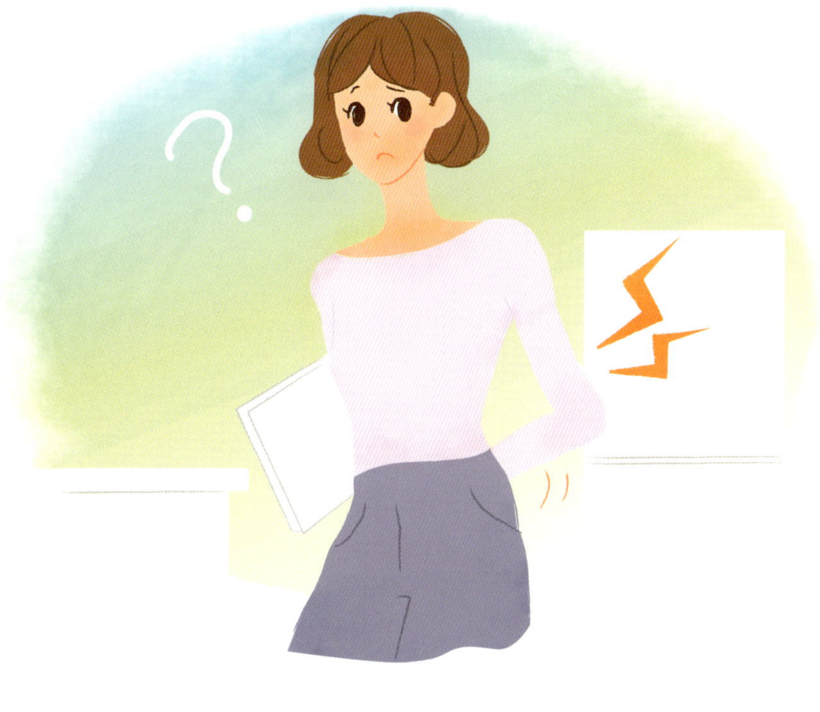

腰痛は栄養のゆがみと身体のゆがみで発生する

　第一部でお話ししたように、自然治癒力が働く条件を一言でいうと、「身体の体液の質がよく、かつ、滞りなく循環できる状態」です。
　これを阻害する要因は生活習慣の乱れで、それによって起こってくる2つのゆがみ（アンバランス）が、腰痛の発症原因と考えられます。具体的には、①栄養のゆがみ、②身体のゆがみ、です。

栄養バランスが悪いと体液の成分も悪くなる

　ここで体液について少し詳しく解説しましょう。体液は細胞の中や外を循環している水分、血液、リンパ液などの総称です。
　細胞の中にあるのが「細胞内液」で外にあるものを「細胞外液」といいます。さらに細胞外液は毛細血管壁を介して「組織間液」と「血漿（血液）」にわけられます。
　細胞内液はエネルギー源であるＡＴＰの産生にかかわるほか、食べたものを元に、アミノ酸から各種のタンパク質を作っています。
　細胞外液は血液を通して栄養素や酸素を細胞へ運搬したり、老廃物を細胞外に運び出したりという役割を担っています。なお、細胞内液は細胞外液の2倍近くあり、細胞外液が減少した時には細胞内液がその役割を担います。
　栄養のバランスが悪いと、体液の成分のバランスが悪くなり、結果としてこうした細胞の恒常性（一定の内部環境を保つこと）が維持できなくなってしまいます。
　一方、こうした体液を循環させるためのルートは主に身体をはりめぐらされている血管が担っています。この流れが滞ってしまうと、体液がうまく流れなくなり、栄養バランスのよい食事をしても、その栄養が細胞にいきわたりません。この問題を引き起こすのが「身体のゆがみ」です。

身体のゆがみの引き金は疲労の蓄積

身体のゆがみの引き金は疲労の蓄積です。詳しくは後ほど、「症状発生までの6つのステップ」で詳しくお話ししますが、腰痛では姿勢の問題が身体のゆがみにつながります。身体が疲れてくると、みなさん立っているのもつらくなり、猫背の前傾姿勢になりがちでしょう。

これは倒れまいとする身体の防御反応であり、疲労が回復すれば元に戻ります。しかし、同じような生活が続き、毎日のように前傾姿勢が続いてしまうと一部の筋肉に過度に負荷がかかり、徐々に硬くなってしまいます。

これが身体のゆがみとなっていくのです。筋肉に負担のかかった部位は血管が圧迫されるため、体液循環が悪くなるのです。

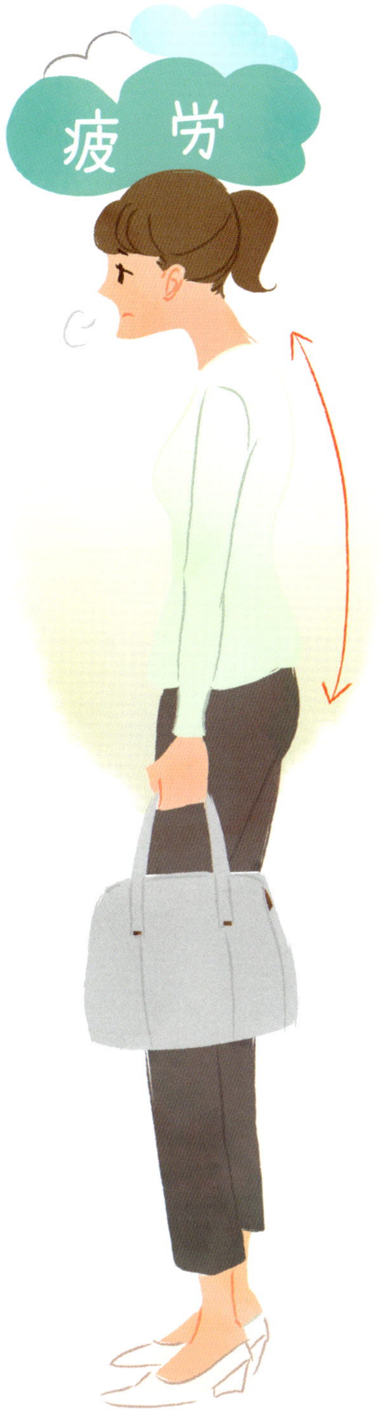

腰痛の症状発生までの6つのステップ

さらに詳しく腰痛発生のプロセスを解説していきましょう。ABC整体では腰痛の症状が次の6つのステップを経て起こると考えています。

【ステップ1】疲労が蓄積し、負担を軽減するために身体がゆがみはじめる

栄養の偏りや運動不足、睡眠不足などで生活習慣が悪化すると細胞の状態が悪くなって自然治癒力が低下します。この状態が続くと日々の疲れがその日のうちに解消されず、疲労が徐々にたまっていきます。疲労が蓄積されると姿勢が悪くなりがちです。これがゆがみの起こりはじめです。

【ステップ2】前傾姿勢となり、まずは頸椎に負担がかかり、自律神経系の問題が起こる

人間の構造上、眼と手が身体の前方についているため、身体は常に前のめりになりやすい状態です。このため、まず疲れると身体は前傾姿勢になり、前方にゆがみます。その結果、地面から一番遠くに位置する頭部も一緒に前方へ傾きます。このとき身体はバランスをとろうと頸の位置を調整します。この結果として頸椎の位置が正しい場所から移動し、首に過度な負荷がかかってしまうのです。

こうしたゆがみは病的なものではなく、いわば身体の防御反応です。しかし、頸椎には自律神経が通っていることから、負荷がかかることでバランスを崩し、不調があらわれやすくなります。

【ステップ3】前傾姿勢が深くなると、重力に拮抗するために姿勢筋（抗重力筋）の緊張が発生する。特に下肢下腿三頭筋・アキレス腱（足首）への負荷が大きくなる

さらに疲労がたまると前傾姿勢が深くなります。そこで、主に姿勢筋（腹筋、背筋、お尻の筋肉から太もも、ふくらはぎの筋肉）を緊張させて、姿勢を維持しようとします。中でも特に負荷のかかるのが下肢を支え、立った姿勢を維持するために欠かせないふくらはぎの筋肉（下腿三頭筋）と足首のアキレス腱部です。また、意外だと思われるかもしれませんが、このときに上半身で微妙なバランスを調整している腕にも過度な負荷がかかっています。

【ステップ4】負荷が大きくなり、今度は全身でバランスをとろうとする

姿勢筋（抗重力筋）への負荷が続くと全身でバランスをとろうとして頸だけでなく、身体が大きくゆがみ始めます。前後、左右、回旋（ねじれ）などが複合的に発生するため、「肩の高さが違う」「骨盤のねじれ」「顔のゆがみ」などがこの段階であらわれてきます。自律神経のバランスはさらに悪くなり、血管や周囲の組織が圧迫されることなどから、体液の循環が悪くなります。

【ステップ5】筋肉が過緊張を起こし、部分的な循環不全が起こる〝症状の発生〟

身体をゆがめている状態がさらに続くと負荷がかかっている部分の筋肉に過度な緊張が生まれ、その結果、部分的に体液の循環不全が起こります。重い物を持つなどして腰に負担をかけた拍子に痛みが発生します。これが腰痛を自覚する段階です。

【ステップ6】循環不全の起きた軟部組織（主に筋肉）の硬縮が起こり、さらに循環不全が慢性化する〝症状の慢性化〟

循環不全をそのままにしておくと体液循環がさらに悪化します。筋肉の細胞に栄養が不足して細胞の機能低下が起き、筋肉が硬くなる「硬縮《こうしゅく》」という状況が発生します。硬縮した筋肉はさらなる循環不全を招き、腰痛の慢性化につながっていきます。

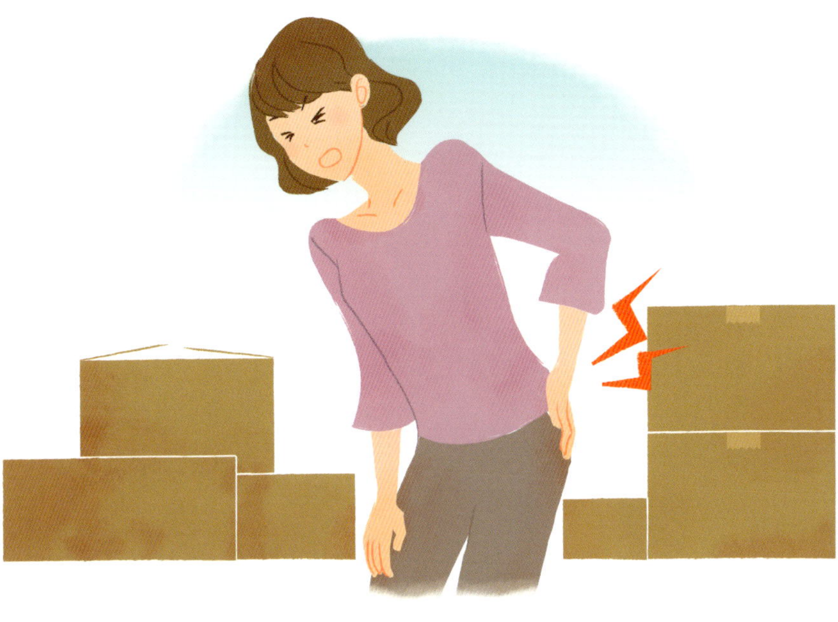

症状が出る人が抱えている「3つの問題」と症状改善の方法

前述した症状発生の6つのステップを探っていくと、腰痛発生の背景には、体液の循環不全によって生じている大きな問題として、「自律神経の問題」「重力反射の問題」「患部（腰）の問題」の3つがあることがわかります。実際の施術ではこれらの問題に一つ一つ対処していくことが大事です。これら3つの問題と施術のポイントを詳しく解説していきましょう。

【自律神経の問題】

自律神経の問題は比較的早期（ステップ2・22ページ参照）の段階から起こってきます。自律神経は自分の意思とは無関係に働き、身体の恒常性を保ってくれる重要な役割をしています。寒い所で血管が収縮し、体温を逃がさないようにしたり、暑い所で発汗をうながして熱を逃がしたりという働きが代表的な例です。

同じように疲れると姿勢が前傾するのも自律神経の働きです。そうすることによって、疲れた身体をなんとか維持し、バランスを保とうとするわけです。しかしこの前傾姿勢が続くと頸椎が圧迫され、自律神経を含むさまざまな神経の働きが低下してしまいます。この結果、さまざまな不調があらわれるというわけです。

自律神経の問題の改善策に有効な第一頸椎への施術

自律神経の問題に対しては、そのきっかけとなる頸椎のゆがみを施術で正しい位置に戻します。その結果、頸椎の中を通っている神経への負荷がなくなり、自律神経が健康な状態に戻っていきます。

施術でポイントになるのは特に第一頸椎です。頸椎は脊柱（背骨）の一部で、椎骨という7つの骨から構成されています。第一頸椎はこのうち一番上にあります。

第一頸椎は他の頸椎と違い、骨と骨の間にクッションの役割をする椎間板がない、という特徴があります。また、「環椎（かんつい）」という別名があり、二番目の骨（第二頸椎）とともに頭蓋骨と脊椎をつなぐ関節を構成しています。このため、第一頸椎は頭蓋骨とダイレクトにつながっており、頭や首の動きに重要な役割を担っているといえるのです。

枕を使って頸椎への負担をやわらげる方法もある

第一頸椎の負荷を減らす方法としては施術のほかに、枕を使うこともあります。ここでは参考までにタオルで作成した枕を使う方法を紹介しましょう。私はこれをＡＢＣ整体の技術の一つとして「Ｃセラピー」と名付けました。

ＣセラピーのＣとは頸椎（Cervical spine）の頭文字からとったものです。枕で頭の後ろの部分（頭骨）と頸椎を適切な高さで支える方法です。

方法は次の通りです。

【タオル枕の作成方法】

バスタオル3枚（60×120センチサイズを推奨）を使って作ります。タオルをまずタテに半分に折り、次に横に半分折ってタオルを端から折ってクルクル丸めていきます。

次にタオルがほどけないように両端の2か所を輪ゴムで止めます。このタオルを2本作ります。

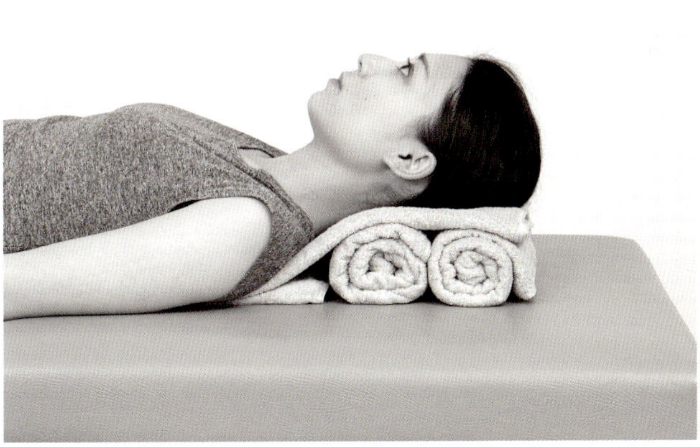

タオル枕
使用の際は、2本のタオル枕の間にできるくぼみに後頭部の出っ張り部分がおさまるように頭部をのせます。

残りの1本はタテ半分に折った後、3分の1を横に折る。重なっていない部分（3分の2）をタオル巻きの上にかけ、重なっている部分を首側に垂らせば完成です。

治療院で枕整体として行っているところもある

この枕を使って施術をしている治療院では、各自やり方はあるものの、おおむね約3分間、横になってもらう方法を行っています。Cセラピーを行うと腰痛が比較的軽い人であれば施術後すぐに脚がスイスイ上がったり、腰のひっかかりがなくなったりします。これは頸椎が正しい位置に調整されることで体液の循環や自律神経の働きがよくなり、筋肉が正しく使えるようになった結果と考えられます。

このほか、自宅で専用の枕を使っていただき、頸椎への負担をやわらげるセルフケアも推奨しています。眠っている間に身体のバランスがよくなることで、体液循環が改善され、よく眠れるようになります。眠りに問題があると朝起きたときに腰が痛くなったり、肩が痛くなったりします。このような人

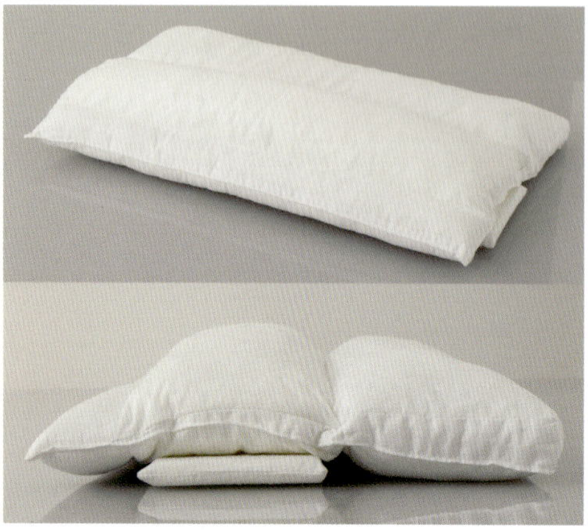

けんこう枕（市販用）
疲労回復協会が開発した枕（市販品）。通常の枕として使うことで、整体を受けているのと同じ成果が得られます。首の付け根から頭までをしっかりフォローしながら肩まで支える三段構造。取り外しが可能な調整敷布が付いて、使う人や寝心地に合わせて調整できます。肩こりや腰痛に悩んでいる人にはもちろん、これまでよい睡眠が取れなかったという人にもおすすめです。

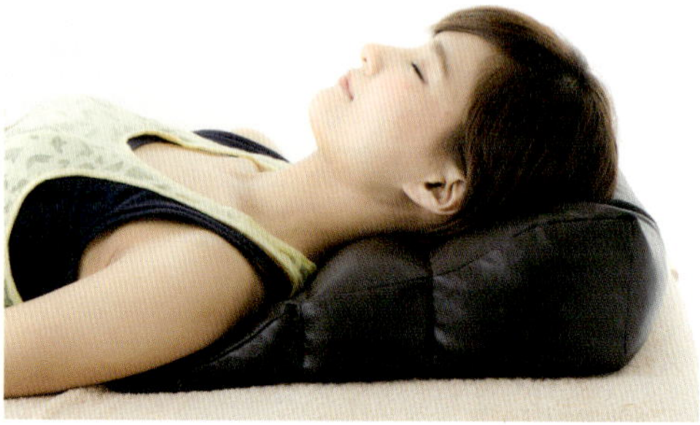

施術専用枕（治療院用）
疲労回復協会認定の治療院では、Cセラピーの際にこの枕を使って改善効果を上げています。

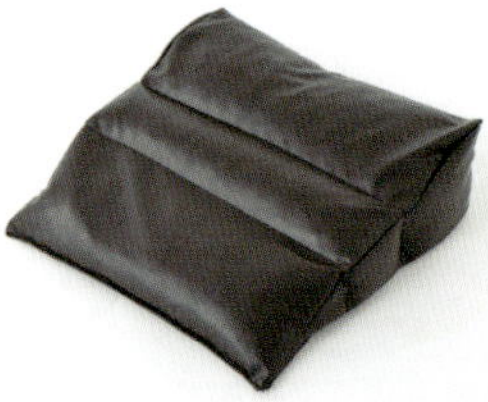

にはこの枕は特におすすめです。

重力反射の問題には アキレス腱と腕の施術が効果的

【重力反射の問題】

腰痛のごく初期（ステップ1・22ページ参照）から起こっているのが重力反射の問題です。疲労で身体がゆがみはじめるとすぐに起こってきます。人間は二足歩行をする生き物であり、2本の脚と骨盤、上肢で重い頭を支えています。このように重力にさからった姿勢で立ち、動けるのは姿勢筋（抗重力筋）が働いているおかげです。

抗重力筋は身体が傾いた時などに転ばないように反射的に力をかけ、身体を支えます。これが重力反射です。この反射には自律神経の働きも関与しています。人間はさまざまな動きをするために、身体がゆがむことが日常であり、抗重力筋と自律神経が連動してこの反射を行い、バランスを保っています。これをＡＢＣ整体ではわかりやすく、ゆがみに対する「補正《ほせい》」と呼んでいます。

ゆがみも補正も身体にとっては自然の反応です。しかし、生活習慣の悪化などで疲労が続き、補正ができなくなってくるとゆがみが固定化し、体液循環が悪くなります。これがさらに続くと、一部の筋肉に負荷がかかり、腰痛が発生するのです。

【重力反射の問題の改善法】

重力反射の問題に対しては「アキレス腱（足首）」「腕（手）」の2つに施術を行います。前傾姿勢になった際、これを維持するために働くのが姿勢筋（抗重力筋）ですが、このうち立った姿勢で特に負荷がかかるのがこの2つの部位なのです。

次ページのイラストをみていただくとわかるように、姿勢が前傾しようとするとアキレス腱がぐっと力を入れてこれを支えます。また、このとき腕もまた、バランスをとろうと力を入れます。人間は日常的にあらゆる作業で手を使うため、腕を含む手全体に常に負担がかかっていることも、負荷がかかる理由です。

施術でこうした部位の緊張をやわらげることにより、全身のゆがみが解消され、バランスが整ってい

疲労回復協会の整体理論【ABC整体】

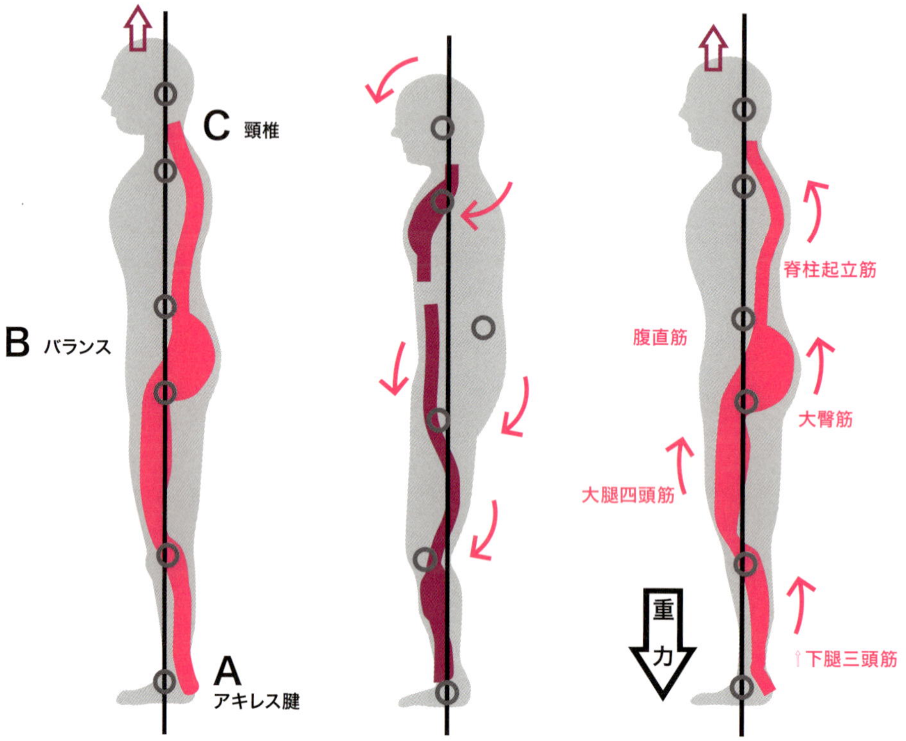

二足歩行の人間は、重力に拮抗するために頭を支える頸椎と身体全体を支えるアキレス腱に大きな負荷がかかっています。それらの負荷が、自律神経、重力拮抗の問題としてあらわれます。また、日常的にあらゆる作業で手を使うため、人間の自律神経反射（体性一体性反射）により手首や腕にも負担がかかります。こうした手首、足首への負担が姿勢筋問題へと発展します。

A＝アキレス腱、腕（アーム）

B＝バランス

C＝頸椎（サービカル）

きます。

患部（腰）の問題に対しては解剖の知識を持って施術をする

【患部（腰）の問題】

自律神経の問題、重力反射の問題が進行し、重なってくると患部（腰）の問題が起こってきます。段階でいうとステップ４（23ページ参照）以降で、身体はすでにかなり疲労している状態になっています。自律神経の問題や姿勢筋（抗重力筋）への負荷が筋肉を硬縮し、関節の動きも次第に悪化させます。ウォーミングアップをせずにいきなりスポーツをするとけがが発生しやすいといわれるように、硬い身体の状態で身体を動かすと患部の問題が起こりやすくなります。

そこで施術では痛みのある部位にターゲットをしぼり、体液循環をよくするために集中的に施術をします。

なお、これは施術全体にいえることですが、施術は腰痛のときに自分でやったり、素人にやってもらったりするマッサージとは大きく違います。

プロの施術は骨や筋肉の場所、その構造を勉強した上で実施されるもので、どこをどう施術したら体液循環がよくなるかを理解した上で実施します。的確な強さで刺激していきますので、もみかえしが起こる、というような心配もありません。

Part 3 満足のいく施術を受けるために知っておいてほしいこと

「どこまでよくなりたいですか?」「治ったら何がしたいですか?」という治療家からの質問

第三部では施術を受けたいと考えている方々にできるだけ具体的に、その効果的な受け方をアドバイスするとともに、最終的に治療家、治療院の選び方でしめくくりたいと思います。

まず、読者のみなさんに改めて伝えたいのは「腰痛を治す本来の力は患者さんに備わっている」ということです。治療家に「おまかせ」ではなく、「一緒に治していく」という気持ちが腰痛を効果的に治していくために重要です。

だからこそ、初めて治療院を訪れたら、「どこまでよくなりたいか」「治ったら何がしたいか」を遠慮なく治療家に言ってほしいのです。

例えば「腰痛がよくなったらゴルフをやりたい」「海外旅行に出かけたい」「テニスをもう一度、やりたい」など、なんでも構いません。よい治療家はみなさんが治療院にいらっしゃった理由が痛みの改善の先にある、さまざまな思いや希望だということ、そしてそのために、これまでもさまざまな腰痛対策を試してきたということを理解しています。

その気持ちを受けて、腰痛に悩む方の期待に応えようと全力を尽くす覚悟ができるわけなのです。

歳だから腰痛は治らないとあきらめないことが大切

高齢の方も、「年だから腰痛になるのは仕方がない」「どうせ何をやってもよくならない」などとあきらめないでください。

最近、「健康寿命」という言葉をよく耳にします。これは「健康上の問題で日常生活が制限されることなく生活できる期間」のことです。２０１３年の厚生労働省の統計によれば平均寿命とこの健康寿命の間には男性では9・02歳、女性では12・40歳の差があります。長生きをされていても、介護が必要な人がけっこういるということになります。

健康寿命を延ばすためには身体を動かし続けることが大事です。しかし、それを阻んでしまうのが腰痛です。自分の脚でしっかり歩くためにも腰痛の兆候があったら我慢せず、早めに取り組んでいただくのがいいと考えています。

長引かせず1年以内に完治させたほうがいい理由

腰痛に何十年も苦しんできた人の中には、完全に痛みがとれるまで時間がかかる場合があります。こうした人に対してはそのつらい気持ちに寄り添い、痛みができるだけ出ないよう、サポートも行います。痛みをやわらげる歩き方や姿勢の工夫などのアドバイスもそうしたことの一つです。

治療目標が決まればおのずと施術に通う期間も決まってきます。その期間は患者さんごとに異なりますが、施術はだらだらと通うよりも短期決戦がいいのは多くの治療家の共通する意見ではないでしょうか。私自身は「再発もほぼなし」といえるところまで、長くても「1年以内」という目安で取り組んでいただくのがいいと考えています。

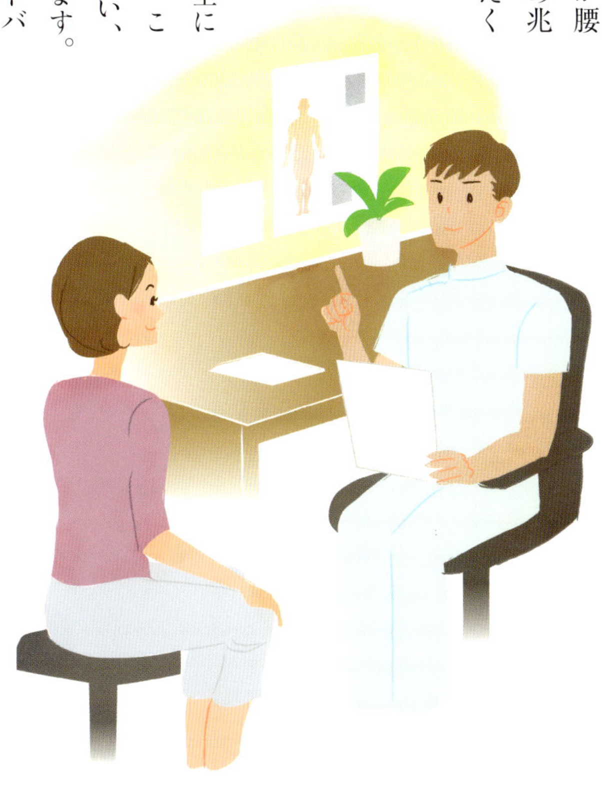

治療計画をたてるために欠かせないのが ゆがみをチェックする検査です

多くの方が施術を躊躇してしまう理由の一つが、忙しくて通院に時間が取れないことだと思います。この点をふまえ、効率的な施術の受け方をアドバイスしたいと思います。

「効率的な施術」とは短時間でかつ、効果が得られる施術です。そのためには、腰痛の症状の引き金となっている原因を施術前にきちんとチェックしてもらうことが大切です。そのために欠かせないのが「検査」になります。

ＡＢＣ整体を実施している疲労回復協会の認定治療院では、独自のバランスチェック項目に従い、身体のゆがみの状態を確認する検査を実施しています。具体的には患者さんに立った姿勢や寝た姿勢で身体を動かしてもらいながら（治療家がサポートします）身体の左右、前後の傾きを見て、チェックをしていくものです。

腰痛の患部となる「腰」については筋肉の緊張具合などをみながら、患部のどこに痛みのポイントがあるかを探ります。

なお、施術が終わったら再度検査を実施し、どのくらいゆがみがよくなったか、筋肉の状態がよくなったかをみていきます。もちろん、ご本人の自覚症状も非常に大事ですので、「ここがずいぶんよくなったが、ここはまだ痛む」といった具合に症状の変化について詳細に聞きとっていきます。自覚症状は治療効果を得るためにも非常に大事なことですので、悪いことも含め、遠慮なく治療家に伝えてください。

こうした検査と症状の聞き取りの内容をふまえた上でご本人と相談の上、次回の来院日を決めていきます。

身体のゆがみの状態をチェックしてもらう

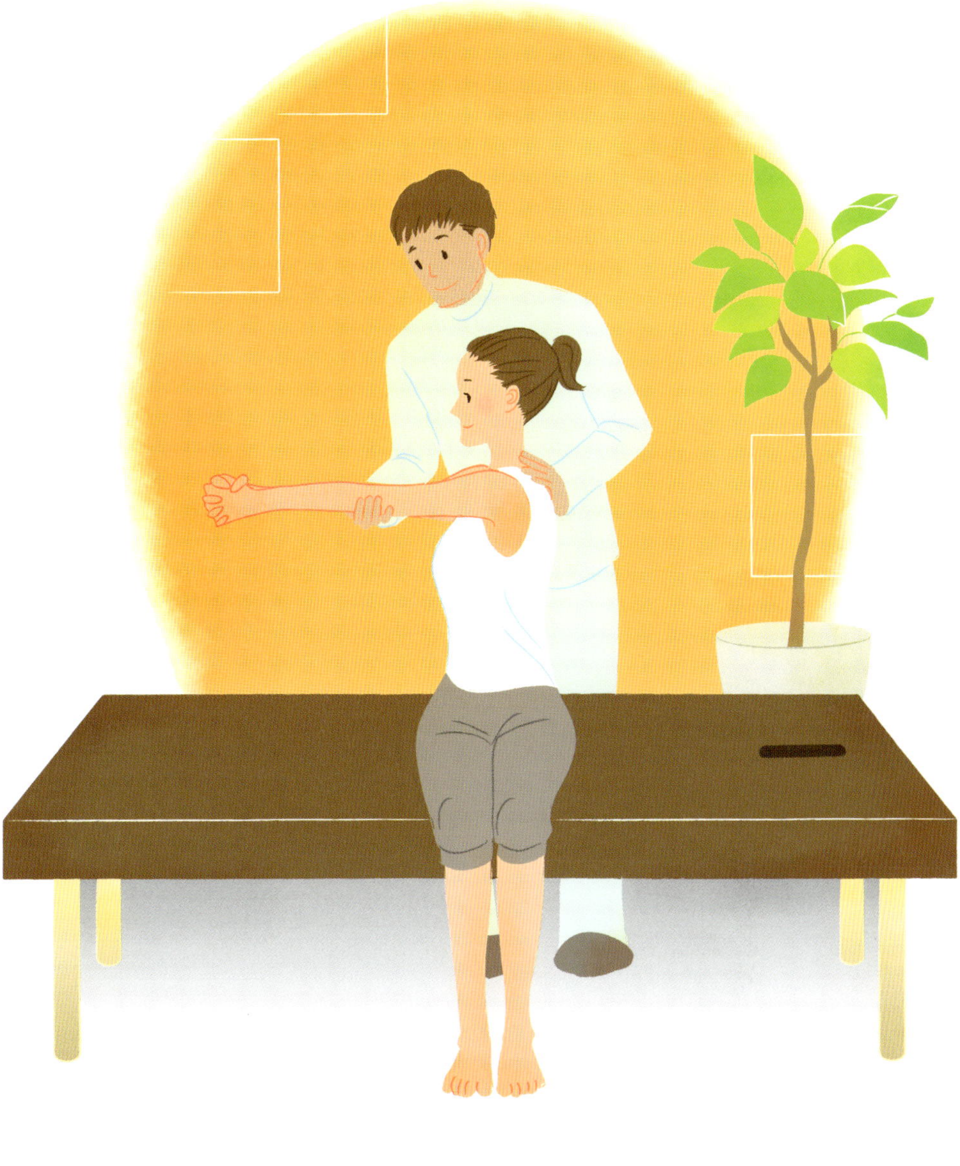

施術後は身体をゆっくり休めることで整体の効果が高まります

なお、施術後の過ごし方も大事です。腰痛が表れたのは身体に長い時間をかけて疲労が蓄積し、ついに身体が我慢しきれずに悲鳴をあげた結果です。痛みがやわらぐまでの期間は激しい運動などは控え、身体をゆっくりと休ませるようにしていただきます。施術の後は滞っていた体液の循環がよくなります。身体のすみずみの細胞まで栄養がいきわたり、自然治癒力が徐々によみがえってくる時期ですので、この力を最大限に発揮するためにも、身体に疲労を与えてはいけないのです。

　具体的には「激しい運動はしない」「暴飲暴食（胃など内臓の疲労を招く）をしない」「身体を寒さや暑さに長時間さらさせない」「睡眠時間をしっかりとる」ということを守ります。きちんと実行すると身体が回復し、徐々に活力がみなぎることを実感するでしょう。

施術後にまれに好転反応が起こる場合はすぐに相談してください

なお、まれに施術の後に症状が悪化したような反応を起こすことがあります。これは、「好転反応」といわれ、読んで字のごとく、「好く（よく）転じるための過程で起こる反応」です。

　軽度の症状としては、
「身体が温まる」「おなかがすく」「眠たくなる」「だるくなる」などが代表的です。

　強い好転反応としては、
「痛みなど症状が施術前よりも強く出る」「熱が出る」「痛みが移動する」「下痢をする」「発疹が出る」などがありますが、非常に稀です。

　こうした反応は泥水をかきまわした時のように沈殿していた毒素が排出に向け、動き出した際に起こる現象です。2、3日で治まることが多いので心配はありません。

　気になる場合は治療院に遠慮なく問い合わせましょう。

5回までの施術でほとんどの方は腰痛が改善していきます

「施術を何回くらい受ければよくなるの？」

これは多くの方が持つ疑問だと思います。

疲労回復協会でこれまで施術をした4万人のデータを分析したところ、痛みが軽減し、疲れても眠れば回復するという状態（回復期）になるまでに3回、多くても5回という結果が得られています。整体以外にも鍼灸、カイロプラクティックなどさまざまな施術があり、どの方法かにより、回数は変わってきますが、一般的には症状の改善までにどの施術であってもそれほど長い期間はかからないのが普通だと思います。とはいえ、

「1回でよくなる」

ということは基本的にありません。確かに技術のある治療家が施術をすれば、症状自体は1回でかなり軽減されます。しかし、それだけで終わらせるとすぐにぶり返すことが多いのです。なぜなら腰痛の根本は疲労であり、全身のゆがみが関連しています。一時的に身体を調整しても、生活をする中で再びゆがみや筋肉の硬縮は起こります。腰痛を根本からよくするためにはゆがみをしっかりと戻し、身体のバランスを整えること。カチカチに硬縮した身体をやわらかい、本来の筋肉に戻すまで、施術をしたほうがいいからです。

もちろん、身体が健康な状態に戻れば自分の力でゆがみを調整できるようになります。

回復期は間隔を空けずに施術を続けて受けるのがいい

施術は痛みが強い時期（初めての施術）から症状が落ち着くまでの「回復期」、回復期でよくなった状態を安定させ、再発防止をめざす「安定期」、身

体のゆがみを防止し、疲れを回復させて全身のコンディションを整える「メンテナンス期」の3段階になっています。

　まずは、回復期を脱することを最初の施術目標とするのがいいでしょう。この期間は痛みが強く出ているため、理想的なのはできるだけ毎日続けて施術を受けることです。薬を処方する病院とは違い、施術は身体を実際に触ってゆがみを直していくもので、施術をすればするほど、改善は早いのです。前述した通り、疲労回復協会のデータでは多くても5回まで症状が軽減するので、毎日通えば1週間以内にかなりよくなるということが予測できます。

　もちろん、お仕事などで都合をつけるのが難しい場合もあるでしょう。そのような場合は1週間以内に次の施術を受けることを推奨しています。

　1週間ごとの施術でもおおむね1～2カ月で痛みがおさまり、日常生活がしやすくなってきますので、ご安心ください。

　回復期が終わったあとは腰痛のさらなる改善、再発予防を期待する人に対し、安定期のケアとして、1週間～10日に1回の割合で施術を受けることをおすすめしています。

　この時期に施術によってゆがみのない状態を維持できれば症状はさらに改善し、腰痛が再発しにくくなります。

メンテナンス期は身体のゆがみを予防する

　メンテナンス期は腰痛が日常生活で気にならない状態にまでなってきた後、この状態の維持のために行います。この段階ではすでに自然治癒力も健康な状態に戻っているので、本来は施術を受けなくても腰痛は起こりません。

　しかし、それは栄養、運動、睡眠の習慣がしっかりできている場合です。多忙で残業も多く、毎日コンビニ弁当ですませているような人にはこれが難しい状況です。こうした人々がセルフケアの代替として受けるのがメンテナンス期の施術です。

　希望する方には1週～2週間に1回の割合で、無理なく継続することを推奨しています。

治療に加えて意識してほしい「栄養」「運動」「睡眠」

セルフケアは施術の効果を最大限に発揮させるために、欠かせません。これまでお話ししてきたように腰痛で悩んでいる人のほとんどが「栄養」「運動」「睡眠」のいずれかに問題を抱えています。生活習慣改善もなく「施術だけで腰痛がよくなる」ということはありません。ここではABC整体で実施しているセルフケアについて紹介します。地道に続けることで必ず体調がよくなり、それと同時に腰痛もよくなってきますので、ぜひ、参考にしていただければと思います。

何をどのように食べるかで体液の質が変わる

まずは栄養です。自然治癒力にとって最も重要な体液は毎日の栄養によって作られます。何をどのように食べるかが体液の質にかかわってきます。ただし、現代人は栄養不足というよりも、栄養過多によって食事のバランスが悪くなっています。

このため、摂りすぎている栄養素を減らし、不足している栄養素を積極的に摂ることがポイントになります。具体的に紹介していきましょう。

★糖質

糖質制限がブームになっていますが、適量はお米などの炭水化物からしっかり摂る必要があります。ただし砂糖を含む菓子類はできるだけ控えてください。必要以上に糖質を摂ると糖尿病などを引き起こすだけでなく、老化の原因となる糖化（血中の糖とタンパク質がくっつくことで起こる現象で、細胞や血管壁の老化につながる）の原因となります。

★タンパク質、脂質

タンパク質は細胞を作る主成分で、筋肉のほか血液や酵素の原料にもなっています。脂質は細胞膜や血液、ホルモンなどの原料となります。どちらも必要量を摂ることが大事ですが、脂質は摂りすぎの傾向があります。肉類（動物性脂肪）は控え目にしましょう。

一方、魚の脂質にはオメガ3脂肪酸のDHAやEPAが多く含まれ、心臓病のリスクを下げることなどが知られています。魚には良質のタンパク質も豊富に含まれており、積極的に摂りたい食材です。

★ビタミン、ミネラル

ビタミンとミネラルは生命活動に欠かせない栄養素。不足しがちなので意識して摂りましょう。特に摂りたいのがカルシウムです。カルシウムは骨を作る以外にも「筋肉を動かす」「神経をきちんと働かせる」「体内のデトックス」などの働きをしています。カルシウムが不足するとイライラする、といわれるのは神経機能がうまくいかなくなるためと考えられています。

また本来、血液はアルカリ性ですが、糖質や肉を摂りすぎていると酸性に偏ります。カルシウムはこの血液をアルカリ化するためにも使われており、こうした食事を多く摂っている人はカルシウムが筋肉に十分届いていない可能性があります。

この状態が続くと筋肉が弱くなり、腰痛などの痛みが引き起こされることになるため注意が必要です。

食事に含まれる毒素をできるだけ摂らない

食事の成分には身体に蓄積されると細胞の働きを低下させるものもあります。こうした成分を控えることも大事です。具体的にはさきほど紹介した砂糖、脂肪（肉）。このほかアルコール、カフェイン、塩分、添加物、牛乳などがあります。アルコールは肝臓に負担をかけます。肝臓は毒素の排せつや消化液を作り出すところなので、極力控えたいものです。

カフェインは覚醒作用があるので不眠の原因となります。また、利尿作用によって摂取したミネラルが排せつされやすくなってしまいます。

なお、食事の量は、朝は少なめがいいでしょう。朝は排せつの時間なので、その機能に身体を集中させるべきで胃に負担をかけないほうがいいからです。また、夜の食事は8時くらいまでにすませ、睡眠のさまたげにならないようにすることも大事です。

夜の食事は8時くらいまでにすませましょう

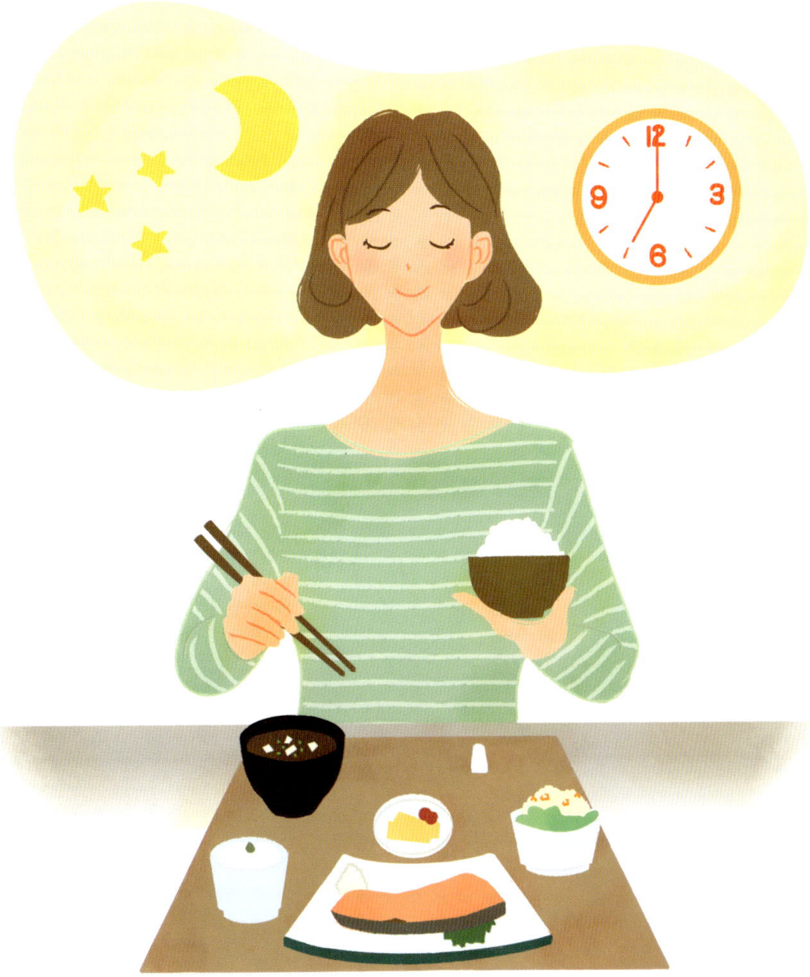

腰痛は運動をしたほうがよくなります まずはウォーキングから始めましょう

施術で腰痛がやわらいできた時期からは、少しずつ運動を始めましょう。かつて腰痛には安静がいいといわれていました。しかし近年、身体を動かさないことがかえって腰にはよくないということがさまざまな研究でわかってきています。

また、運動は筋肉のポンプ作用を高め、体液循環をよくする働きがあります。

一方で、身体に合わない運動をすると、かえって腰痛が悪化するので注意しましょう。例えば激しい運動は健康のための運動には向きません。酸素を十分に体内に取り込めないため、血液中の酸素量も不足してしまうためです。この結果、細胞の活動が低下し、筋肉が固くなり、痛みが出たり、けがをしたりしやすくなったりするのです。

疲労回復協会で推奨しているのは十分に酸素を取り込み、血液循環を長時間維持できる有酸素運動です。血液が常に全身をめぐることで細胞が元気になり、ミトコンドリアの動きが活発になるからです。

具体的には20分から1時間程度、止まることなく筋肉を動かす有酸素運動であるウォーキングやジョギング、水泳などが最適です。腰痛の痛みがあるうちはウォーキングから始めるといいでしょう。

健康のためのジョギングのコツ 走る前のストレッチは控える

最適な強度と実施する時間は一人ひとり違います。当協会では運動強度が最大心拍数（運動を増やしていった時に可能な1分間の心拍数）の65～85％の心拍数になる運動で、まずは30分程度、動き続けることを提唱しています。最大心拍数は自分で測定するのが難しいため、簡便な方法として「220－自分の年齢」で求める方法が知られています。

例えば50歳の場合、220−50＝170（最大心拍数）。これに65％をかけるとおおよそ心拍数110の運動がちょうどいい、ということになります。

なお、持病などをお持ちの人は主治医の指示をあおぎながらやりましょう。

もう一つ、ジョギング前のストレッチは控えること。運動前の硬い筋肉をいきなり伸ばすことはけがや故障の原因になります。

まずはウォーミングアップです。最初はゆっくりと歩くことから始め、徐々にスピードを上げ、ジョギングの走りにしていきます。体液循環をよくし、次に心肺機能に負荷をかけていくという流れです。20分を目安に、慣れてきたら少しずつ時間を伸ばします。ジョギング終了後は必ずクールダウンを行います。ここでストレッチをしましょう。

慣れてきたらプラスしたいのが筋肉を鍛える運動です

運動に慣れてきたら、筋トレも追加してみましょう。ジョギングやウォーキングでは負荷のかかりにくい腕まわりや上半身の筋トレも行うと、より効果的です。運動の頻度は年齢やライフスタイルなどによって変わってきますが、目安としては週に3、4日がいいでしょう。

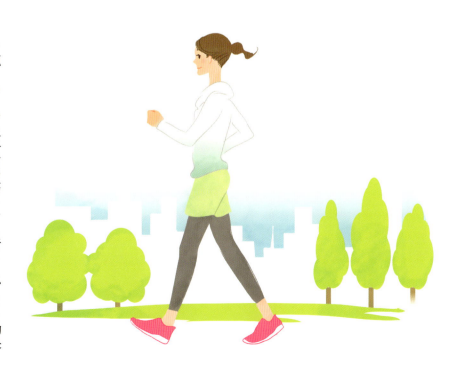

疲労回復のために欠かせないよい睡眠のとりかたとは

施術で身体のバランスがよくなっても、睡眠をしっかりとらなければその効果は半減どころか、逆に悪化することもあります。

眠りについては、まだまだ、明らかになっていない部分も多いのですが、私は次の4つの働きに注目しています。

1 疲れを取る

メラトニンや副腎皮質ホルモン、成長ホルモンなどの各種ホルモンは睡眠中に作られます。これらのホルモンには疲労を取り除く働きがあります。また、睡眠は自律神経によってコントロールされており、寝ている間はさまざまな代謝が行われ、血圧が下がる一方、胃腸の働きをよくして、翌朝のお通じを促す準備をします。夜間に十分、眠れないとこのサイクルが狂い、身体にさまざまな不調が現われやすくなります。

2 成長ホルモンを作り出す

睡眠中に分泌が促されるホルモンのうち、特に重要なのが成長ホルモンです。成長ホルモンは疲労を取り除くほか、細胞を再生、修復させる機能を持っています。また、成長ホルモンには脂肪細胞が燃焼しやすくなる働きや細胞の結合を強くする働き、さらに病気に対する抵抗力をアップさせる働きもあるのです。また、「寝る子は育つ」といいますが、成長期にはこのホルモンが骨などに働きかけ、身体をぐんぐんと成長させていきます。

3 免疫力を高める

活性酸素は紫外線や大気汚染などの影響で発生し、細胞を傷害させることがわかっています。睡眠中に分泌されるメラトニンにはこの活性酸素を取り除く役割があります。またメラトニンは、睡眠をコントロールしているホルモンで、これが増えることで身体を眠りへと導く作用があります。

4 記憶を整理する

現代社会は情報化社会といわれており、たくさんの情報であふれかえっています。その情報の格納庫が脳であり、この情報を整理し、使えるようにしているのが睡眠といわれています。「もう嫌だ！」と思っても、寝たらすっきりしたという経験は誰にでもあると思いますが、こうした反応も睡眠によって起こる脳の反応といえるでしょう。最近では動物実験により、レム睡眠に記憶の定着を促す働きがあることが確認されています。

朝起きると腰が痛いのはいい眠りがとれていない証拠

睡眠時間だけでなく、質も重要です。長い時間眠っても、「夜中に目が覚める」「朝起きると腰が痛い」「朝、すっきり起きることができない」「起きると必ず肩がこる」というような場合は、いい眠りがとれていない証拠です。

質の高い睡眠で疲労回復をさせるためには、いくつかのコツがあります。

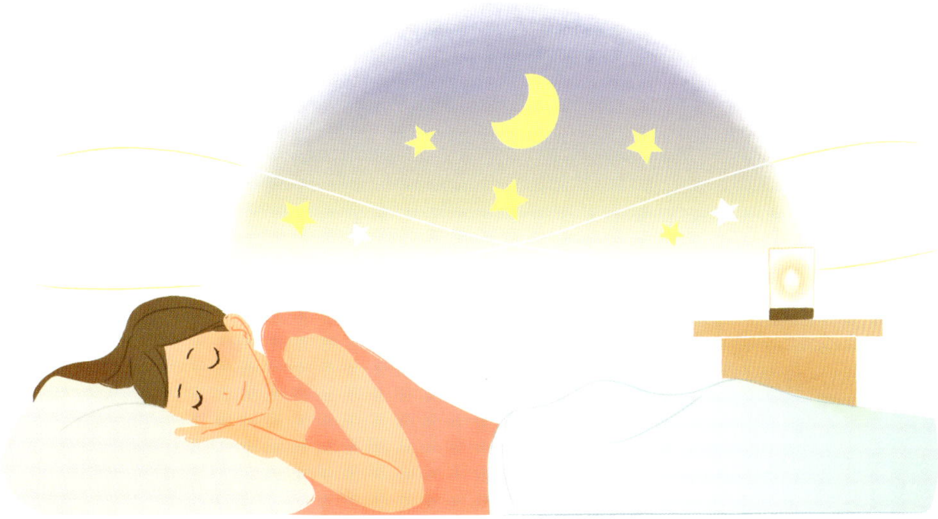

効果的な睡眠は
体液循環をよくした状態で眠ること。
そのための方法は次の４つが大事

1 夜8時までに食事を終わらせる

2 夜10時～深夜2時までを含めた7時間を睡眠にあてる

3 眠りに入る準備をする

4 身体に負担をかけない寝具を選ぶ

1 夜8時までに食事を終わらせる

食物の消化には3時間程度かかります。胃の中に食べ物がある状態で寝ると、身体は疲労の回復に専念できないため、熟睡できなくなります。

2 夜10時～深夜2時までを含めた7時間を睡眠にあてる

この時間は成長ホルモンをはじめとした多くのホルモンが最も活発に分泌される時間で、一番効率的に疲れがとれやすい時間帯です。

3 眠りに入る準備をする

「39度程度のぬるめのお湯につかり、リラックスをする」（体液循環がよくなる。また、ぬるめのお湯につかると、副交感神経が活動し、眠気が促される）「月明かりくらいの薄暗さで眠る」（真っ暗にするよりよく眠れることが多い）「眠る前にトイレに行く、など決まった行動をとる」（睡眠のスイッチとなり、眠りを誘う）などがあります。

4 身体に負担をかけない寝具を選ぶ

寝具が身体に合っていないと寝ているときの姿勢に緊張がかかり、眠っているのに疲れがとれないことがあります。眠っている状態で最大限リラックスできるよう、頸椎の負荷を解消できる枕など寝具の選び方を工夫しましょう。

治療家選びの4つのポイント一番大事なのは腰痛の原因にアプローチできること

では、腰痛を改善するための治療家、治療院選びのポイントを挙げていきましょう。特に代表的なものを挙げると次の4項目になります。

1 症状発生の3つの原因にアプローチできる治療家であること

前述した通り腰痛の症状は「自律神経問題」「重力反射問題」「患部（腰）の問題」の3つから発生しています。腰だけを施術するのではなく、これら3つの問題をふまえて、全身にアプローチしてくれる治療家であることがポイントです。

2 患者の希望をしっかり聞いてくれる治療家であること

患者さんには腰痛が改善したらこうなりたい、こんなことをやりたい、という思いがあるはずです。

こうした患者さんの希望をしっかりと聞き、理解してくれること。痛みがあってもできるだけやりたいことができるように、こまかなアドバイスをしてくれる治療家であることがポイントです。

3 治療計画をきちんと立ててくれる治療家であること

どのくらい通えば痛みがよくなるかなど、治療の見通しや計画をきちんと提案してくれる治療家であることもポイントです。この際、料金についてもきちんと提示してくれることは当然です。なお、無理に次の予約をとらせるような治療家、治療院はおすすめできません。

4 生活習慣についてアドバイスしてくれる治療家であること

腰痛の原因には生活習慣も深くかかわっています。暴飲暴食、残業続きで睡眠不足、一日中ほとんど動かない、などの生活を全く無視してしまっては本当の意味での「腰痛改善」は望めません。だからこそ栄養、睡眠、運動の３つをセルフケアとして続けることが欠かせず、こうしたアドバイスをしっかりしてくれる治療家であることがポイントです。

４つのポイントを参考にすれば満足度の高い施術が受けられる

いかがでしょうか。

これらのポイントを参考にすれば、きっと満足度の高い施術が受けられることをお約束します。もちろん治療院に足を運び、自分の望んでいる施術が受けられるかどうかについて、よく検討することが大事なのはいうまでもありません。

ぜひ、次章の全国の治療院情報も参考にしていただき、ご自身に合った治療家、治療院を見つけ、一日でも早くつらい腰痛から脱出してください。

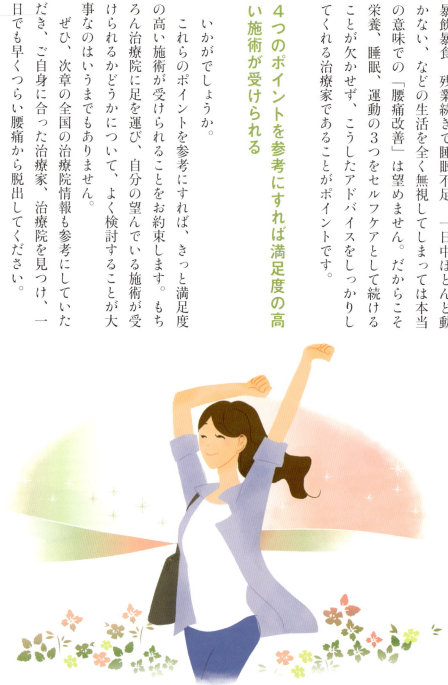

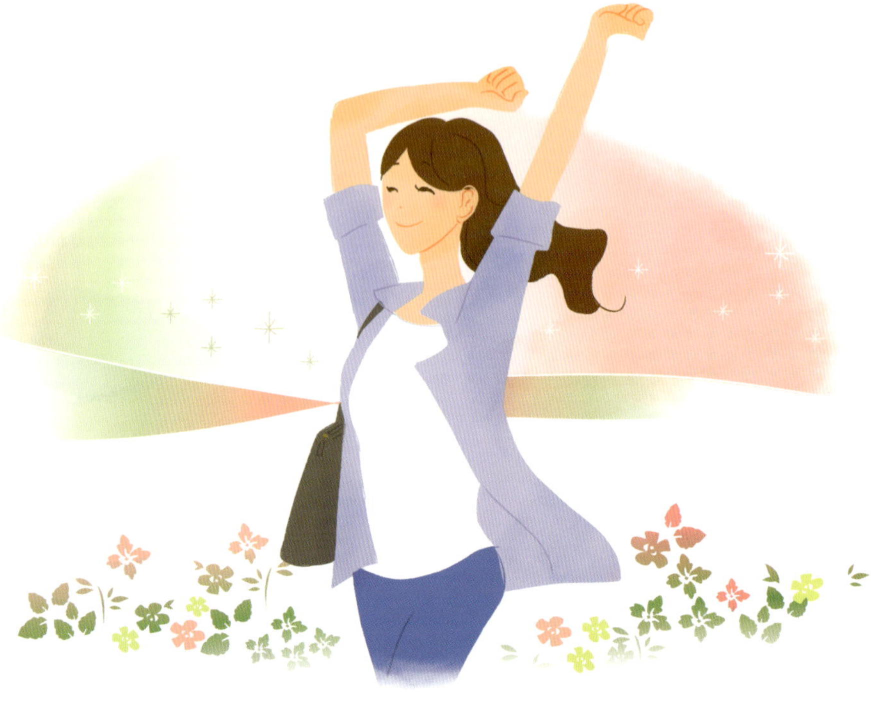

Chapter
2

疲労回復協会がおすすめする全国各地の治療院

つらい腰痛を治す！
全国のスゴ腕治療院

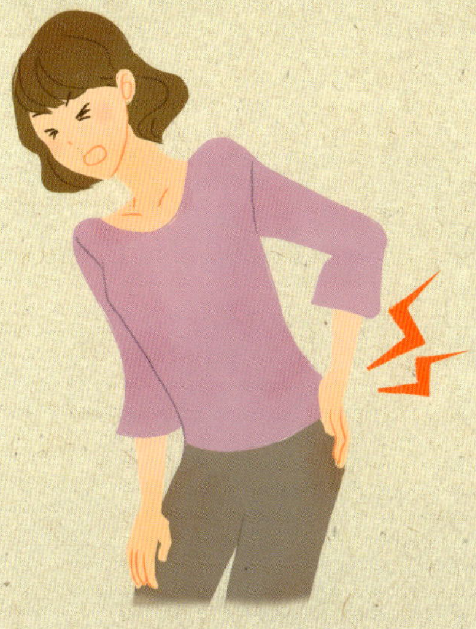

プロ中のプロの施術で本物の健康を手に入れましょう

ABC整体スタジオ　池袋店

院長 阪中《さかなか》 勝大《かつひろ》

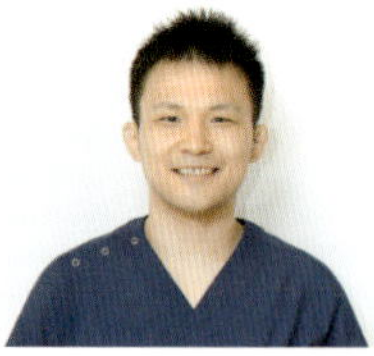

data

住所	〒171-0021 東京都豊島区西池袋 1-21-3リビックオオノビル5F
Tel	03-6914-0738
診療時間	12時～21時 土曜・日曜・祝日10時～20時
交通	池袋駅西口より徒歩2分
休診日	無休
URL	http://www.kokorosot.com/ac/ikebukuro/

ABC整体スタジオ　新宿店

院長 吉原《よしはら》 絵美《えみ》

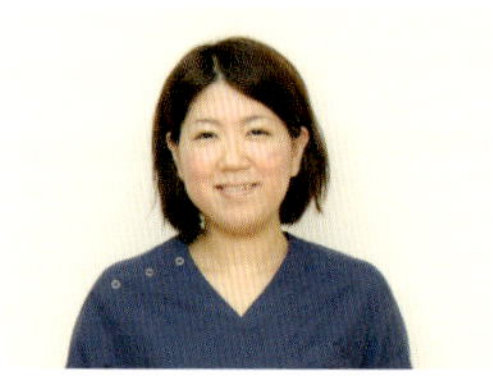

data

住所	〒160-0023東京都新宿区 西新宿1-18-6 須田ビル5F
Tel	03-6302-0955
診療時間	12時～21時 土曜・日曜・祝日10時～20時
交通	新宿駅南口より徒歩1分
休診日	無休
URL	http://www.kokorosot.com/ac/shinjyuku/

ABC整体スタジオは結果重視の整体院。1回の施術で驚きの変化を実感できます

「私たちの使命は本物の健康をお届けすること。症状改善はもちろん、ライフスタイルをもっと充実していただくために、健康増進の半歩先をエスコートするアドバイザーであることです」

ABC整体スタジオ各院の院長は口をそろえてこのように語ります。そのためは、食事・運動・睡眠などをトータル的にアドバイスできる施術家であることが求められます。スタッフは日々、技術・知識の研鑽を積んでいます。

ちなみにABCとは、A（アキレス腱、アーム＝腕）、B（バランス）、C（サービカル＝頸椎）を指しており、ABC整体の理論を象徴するキーワード。それは、二足歩行の人間であるがゆえに起こる重力拮抗の問題から発生する“ゆがみ”を正常なバランスに整えること。

さあ、どこに行っても改善しなかったという慢性的な症状に悩まれているあなた、本物のプロの施術を体験されてはいかがでしょうか。

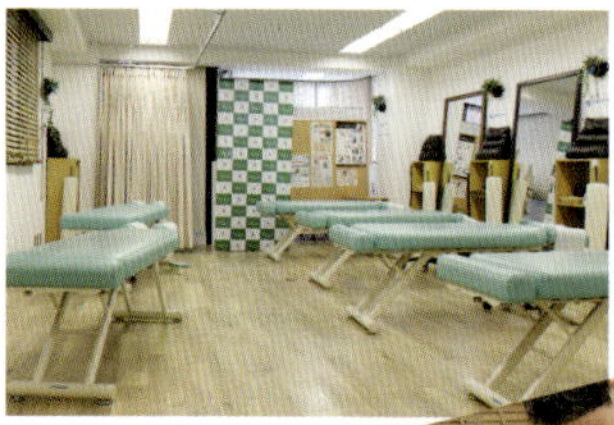

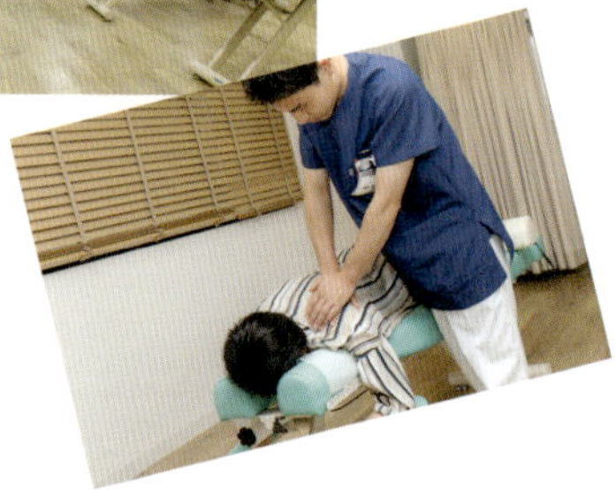

ABC整体院は、
このような症状で
悩まれている方に
ピッタリです

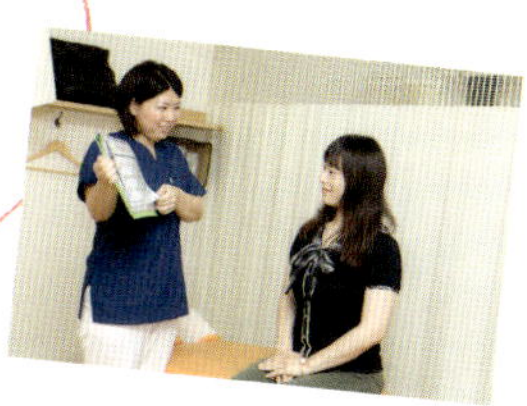

- ☑ パソコン作業が長くて
  肩がこっている
- ☑ 長時間同じ姿勢で腰が痛い
- ☑ 目が疲れやすく頭痛も出る
- ☑ どこの整体に行っても治らない
- ☑ 足のしびれがなかなか取れない
- ☑ 出産後の骨盤が気になる
- ☑ その場限りの施術はもうイヤ

ABC整体スタジオ　ひばりヶ丘店

院長 志田《しだ》 潤《じゅん》

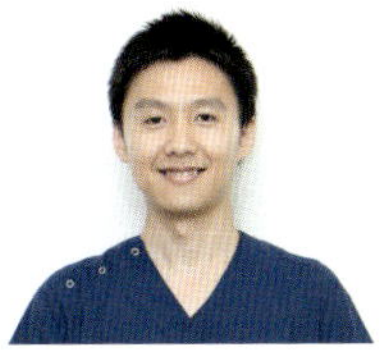

data

住所　〒202-0001 東京都西東京市
ひばりヶ丘1-3-24小池ビル1F
Tel　042-425-0250
診療時間　10時～13時、15時～20時
交通　西武池袋線ひばりが丘駅より徒歩1分
休診日　無休
URL　http://www.kokorosot.com/ac/hibarigaoka/

ABC整体スタジオ　銀座店

院長 大塚《おおつか》 英樹《ひでき》

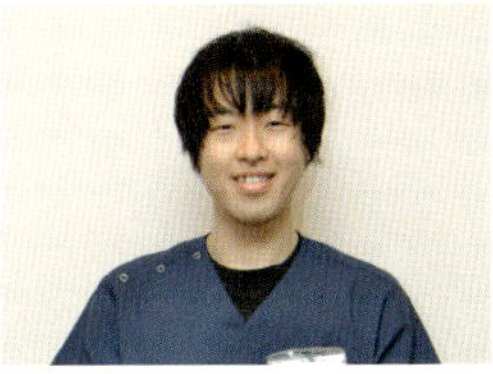

data

住所　〒104-0061 東京都中央区
銀座2-12-3 ライトビル1F
Tel　Tel 03-3541-3588
診療時間　12時～21時
土曜・日曜・祝日 10時～20時
交通　有楽町線銀座一丁目駅10番出口より
徒歩2分／浅草線・日比谷線東銀座駅
A7出口より徒歩3分
休診日　無休
URL　http://www.kokorosot.com/ac/ginzain/

ABC整体スタジオ　本郷三丁目店

院長 武笠《むかさ》 匠《たくみ》

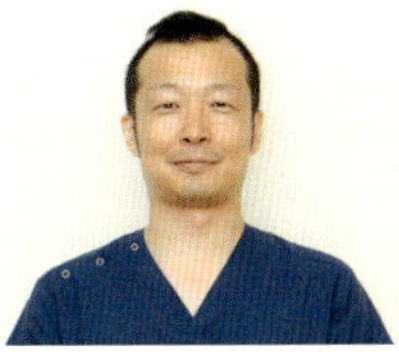

data

住所　〒113-0033 東京都文京区
本郷4-1-1 玉屋ビル2F
Tel　03-6801-5757
診療時間　11時～21時
土曜・祝日　10時～19時
交通　都営大江戸線本郷三丁目駅4番出口より
徒歩1分／地下鉄丸ノ内線本郷三丁目駅
より徒歩1分
休診日　日曜、第2・4月曜
URL　http://www.kokorosot.com/ac/hongou/

炭酸美健整体院

院長 菅《すが》野《の》 秀《ひで》和《かず》

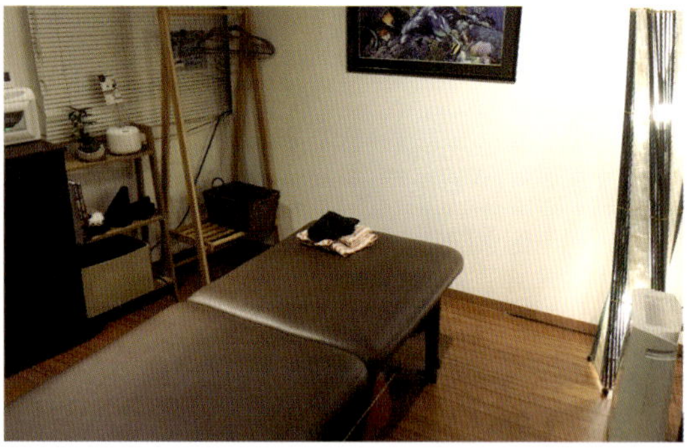

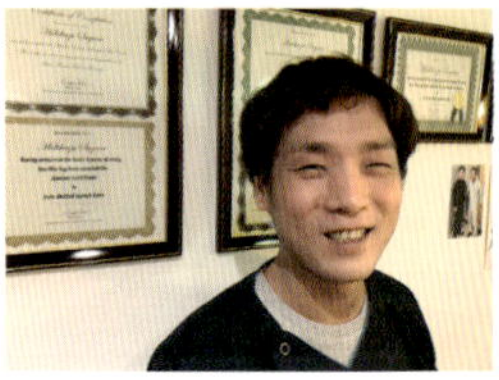

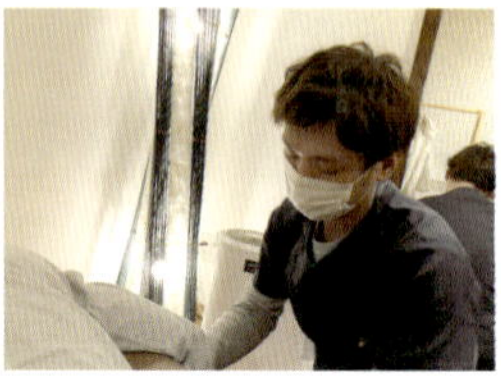

“患者さんに寄り添った施術や
アドバイスで健康回復を目指す”

根本原因を突き止めて短時間で的確な施術を実践

炭酸美健整体院では、様々な症状の根本原因となる「内臓疲労」を取り除くことにより、それまでなかなか改善しなかったという症状も軽減させることができます。「身体の70%前後を占める血流やリンパなどの水分の流れの悪さ」と、「体内の水分の通り道を邪魔する筋膜のゆがみ」を同時に整え、効果的に内臓にかかる負担を軽減、つらい痛みを根本的に治療します。また独自の検査方法により、痛みの原因を特定できるので、腰痛、肩こり、産後骨盤調整など、あらゆる身体の慢性的な不調で今までどこに行っても改善することがなかったという患者さんが多数来院されています。痛みで気になる患部には根本的な原因があることは少なく、一例では、手の指を施術することで腰痛が改善してしまうなど、原因に驚かれることも多々あるそうです。

したいことができない苦しむ患者さんの力になりたい!

首の痛みに20年間も悩まされている方が来院されたときのこと。問診の段階で「脳の誤認識による痛みではないか?」と仮説を立てた菅野院長は、誤認識が取れる施術をすると、1回の調整で完全に痛みが消えてしまったそうです。痛みやこりの原因になる老廃物が流れやすい身体に整うため、「身体が軽くなった」という患者さんも少なくありません。菅野院長は言います。「健康とは、患者さんが“幸せで充実した生活を送るために必要不可欠な状態”であり、私たちが提供する施術は幸せを叶えるために心身をサポートするものです」と。

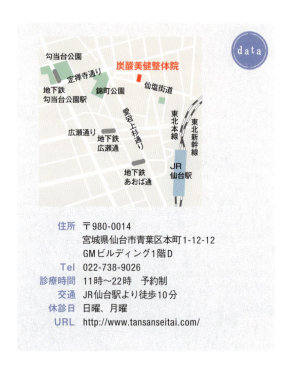

data

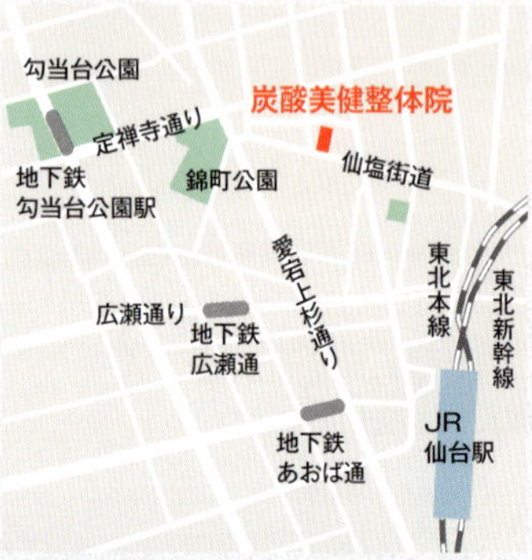

住所 〒980-0014
宮城県仙台市青葉区本町1-12-12
GMビルディング1階D
Tel 022-738-9026
診療時間 11時～22時 予約制
交通 JR仙台駅より徒歩10分
休診日 日曜、月曜
URL http://www.tansanseitai.com/

整体CURA

理事長 長《は》谷《せ》川《がわ》 友《とも》由《よし》　院長 東《ひがし》 正《まさ》顕《あき》

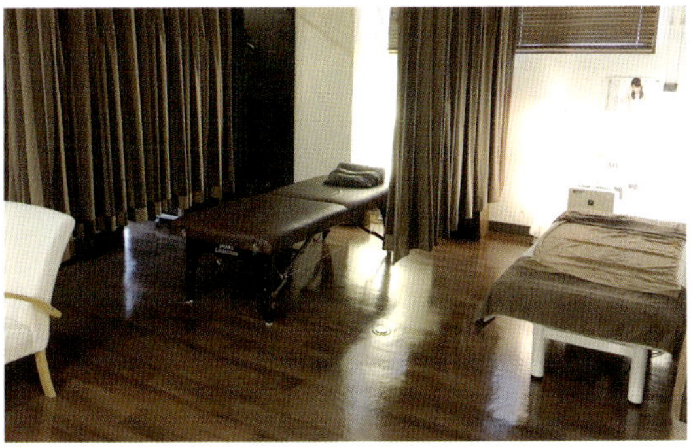

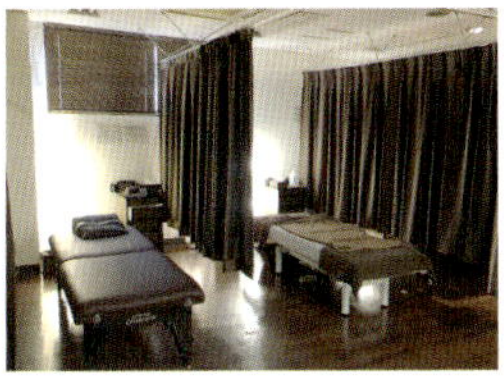

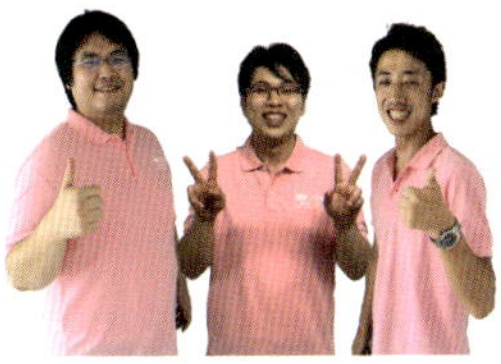

“腰痛、肩こり、顎関節症はお任せ！ 多くの方を根本改善へ導いた実績”

まずは正しい原因を知ることが早期改善への近道

「どこに行っても良くならない方のために、患者さんのことを第一に考えた施術を行いたい」と語る東院長。患者さんの年齢性別は様々ですが、比較的多い症状は腰痛、肩こり、顎関節症など。また、地域には対応できる所が少ないため妊娠中の方も多く来られるそうです。他の整体院や整骨院に通われても改善しない方が、最後に同院に行き着くことも少なくありません。

というのも、整体CURAでは、疲労回復協会の理論をもとに、“正しい原因”を知ることが症状を改善するために一番重要であると考え、原因を見極めて最短で根本改善を目指しているからなのです。そこには、これまで院長が長年時間を費やし、研鑽を積んだ知識と技術の基本があります。さらに、今でも月に数回は技術の勉強を重ね、スタッフも院長の直接指導を30時間以上受けています。

初回の施術でほとんどの方が痛みの半減を実感

飽くなき探求心が患者さんの健康を支えるために不可欠であると考える整体CURA。病院で手術しかないと言われた22歳の男性患者さんの場合、ヘルニアで両親に介助されなければ歩けないほど症状が重かったのが、期間はかかりましたが今ではサッカーを楽しむほどになったそうです。初回の施術では91%の患者さんが痛みの半減を実感し、さらに継続来院で87%が根本改善を手に入れるという確かな実績。さらに研鑽を積み「茨城県の整体ならCURA」と言われることが目標です。

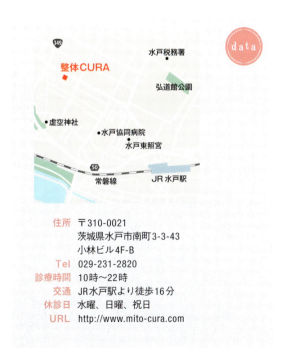

data

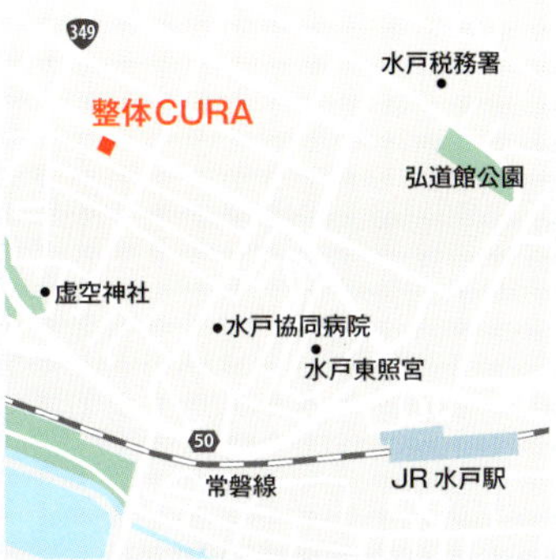

住所 〒310-0021
茨城県水戸市南町3-3-43
小林ビル4F-B
Tel 029-231-2820
診療時間 10時～22時
交通 JR水戸駅より徒歩16分
休診日 水曜、日曜、祝日
URL http://www.mito-cura.com

花の木整体院

院長 高《たか》山《やま》 雅《まさ》樹《き》

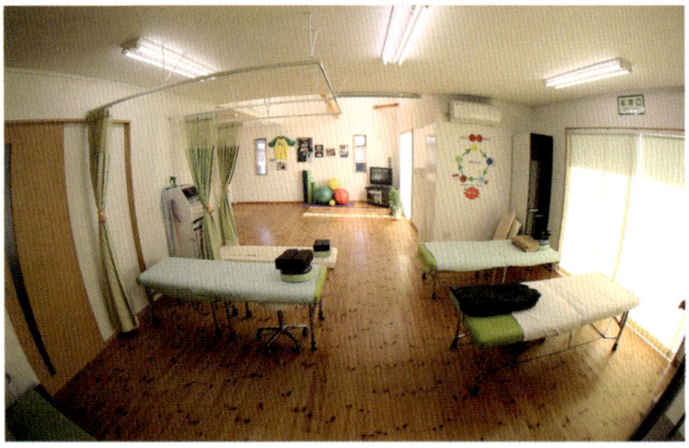

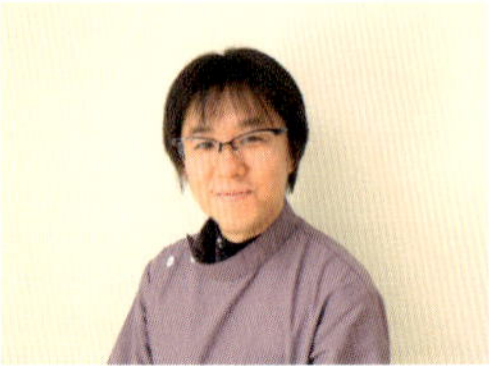

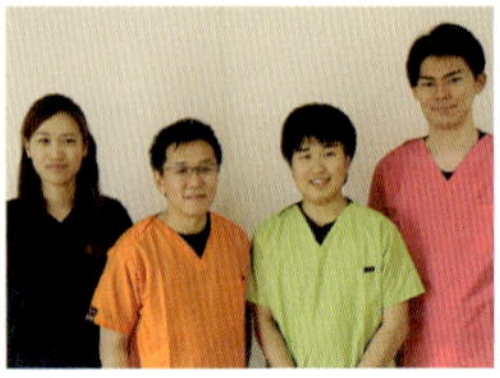

“慢性的な症状も、その原因を見つめ
根本からの改善を目指す整体院”

温もりあふれる癒しの空間で一人ひとりに適した施術

花の木整体院は、天然木のぬくもりと大きな窓から差し込む日差しを感じられる癒しの空間。高山院長は、ハワイ大学で日本では受講できない解剖実習に3回参加したり、疲労回復協会などで手技技術を高めるために様々な勉強を重ねてきました。

多角的に探求を続ける中、現在は内臓系、エネルギー系の施術、自然治癒力を高める方法などを取り入れ、一人ひとりに合った施術を実践。「内臓の状態を良くすると、こんなにも楽に?」と、驚く患者さんもいるほど。例えば、腰痛の原因は腰にないことが多く、また、物理的な原因ばかりではなく、マインドが原因の場合もあるそうです。そういう方のためには、全身調整に加え、精神面での調整も行っています。

各分野のスペシャリストが各自に合った施術を提供

慢性的な腰痛、首や背中の痛みを訴え来院される患者さんが多くいらっしゃいます。ある時、痛みを回避しようとする姿勢から身体がゆがみ、左脚に痛みとしびれがあり、手術が必要と言われた方が来院。高山院長の施術で、1カ月でゆがみはほぼなくなり、3カ月で職場復帰をされました。

スタッフには、頭蓋骨矯正・内臓矯正・骨盤矯正・骨格姿勢矯正・運動指導などのスペシャリストが揃っています。しっかりとした問診、的確な検査、そしてスペシャリストによるオーダーメイドの施術で結果を出します。食事・運動・睡眠・思考・感情を健康の5大要素と捉え、日頃の予防医療の大切さもアドバイスしてもらえます。

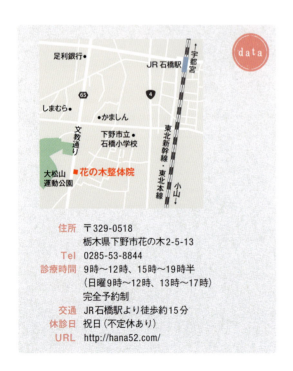

data

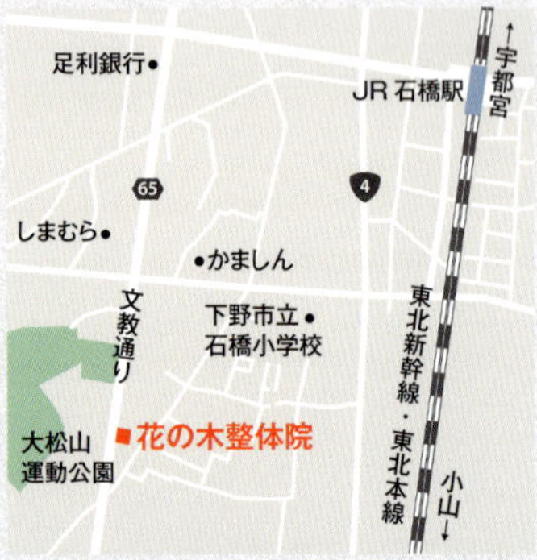

住所 〒329-0518
栃木県下野市花の木2-5-13
Tel 0285-53-8844
診療時間 9時～12時、15時～19時半
(日曜9時～12時、13時～17時)
完全予約制
交通 JR石橋駅より徒歩約15分
休診日 祝日(不定休あり)
URL http://hana52.com/

宮間接骨院

院長 宮《みや》間《ま》 和《かず》久《ひさ》

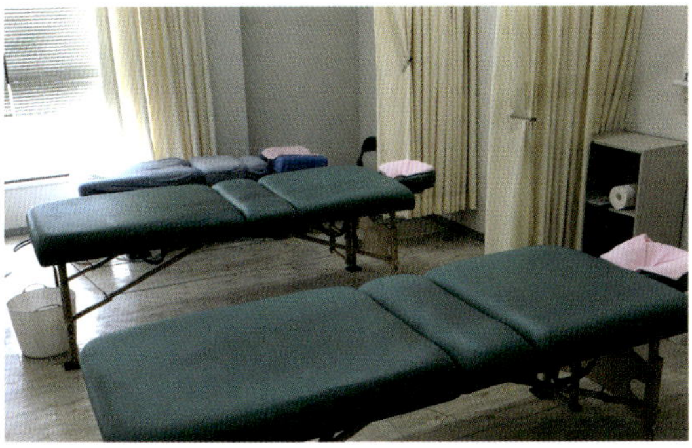

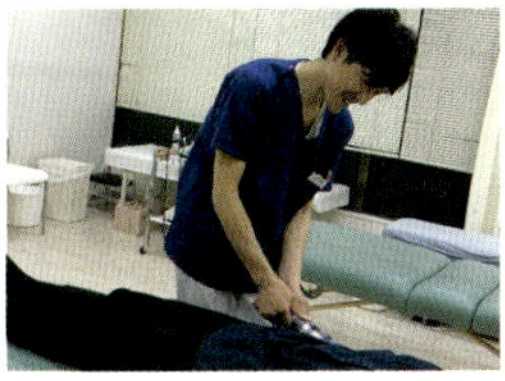

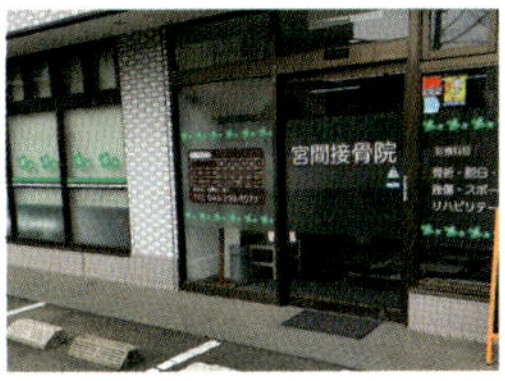

“ 真剣、丁寧、わかりやすく！
慢性的な痛みで悩む方にも対応 ”

家族で身体のメンテナンス。わが家のホームドクター

ファミリーで身体のメンテナンスに通うご家族もいるという宮間接骨院。選ばれる理由は、詳細なカウンセリングや検査を行い、原因を突き止め、しっかり患者さんに説明し、納得してもらった上で施術に入る宮間院長の誠実さにあるといえるでしょう。ホームドクターのように家族の健康を任せたくなる接骨院なのです。

「真剣、丁寧、細かく、わかりやすく、をモットーに施術にあたっています」とは、宮間院長。施術方法は、疲労回復整体に加えカイロプラクティックのAK（筋骨格系、栄養、メンタルの3要素を整える）や、DRT（骨盤から上部胸椎にかけての背骨をゆらす調整法）などで、患者さんの自然治癒力を高めることを心掛けています。

幅広い世代の方の痛みに対応。痛みを発症する組織の損傷を改善

宮間院長は、痛む部分だけを治療するのではなく、痛みを発生させる組織の損傷の回復を促すことを大切にしています。患者さんの中に、クラブチームでサッカーをしている15歳の少年がいました。原因不明の痛みが出現し、整形外科、接骨院などに通っても症状がまったく改善しなかったのに、同院で施術を続けた結果、現在はプレーできるまでに改善したそうです。

小中高校生は、スポーツ障害や筋・筋膜性腰痛、40歳から60歳代は、スポーツや趣味の社交ダンスによる痛み、疲労による腰痛・椎間板ヘルニアなど、幅広い世代が来院されています。地域の人々の健康な毎日を今日も支え続ける宮間先生です。

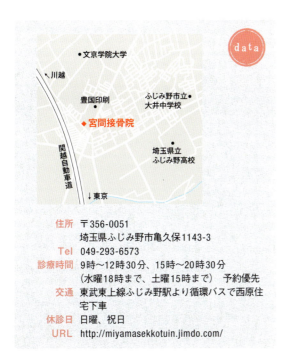

data

住所 〒356-0051
埼玉県ふじみ野市亀久保1143-3
Tel 049-293-6573
診療時間 9時～12時30分、15時～20時30分
（水曜18時まで、土曜15時まで） 予約優先
交通 東武東上線ふじみ野駅より循環バスで西原住宅下車
休診日 日曜、祝日
URL http://miyamasekkotuin.jimdo.com/

さくら通り整骨院

院長 原《はら》 博《ひろし》

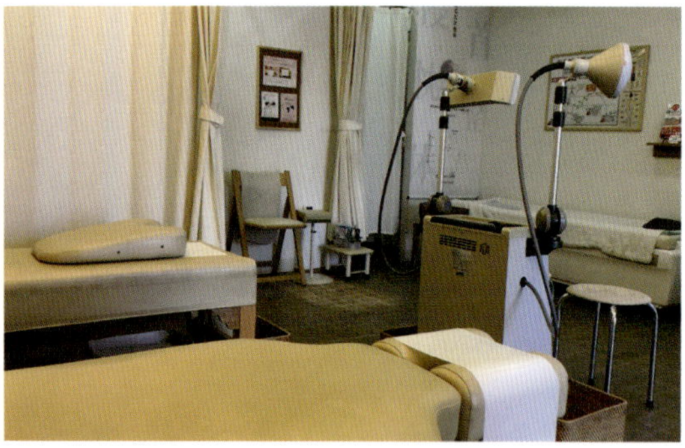

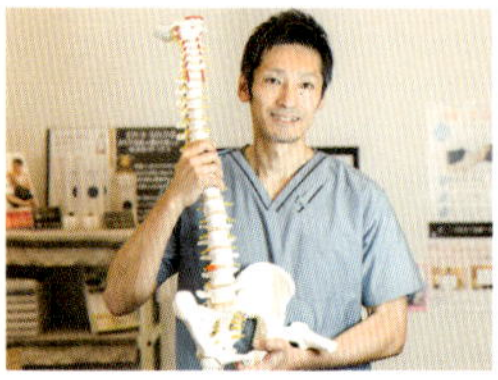

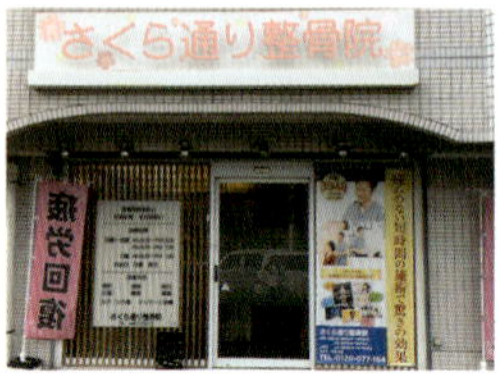

“つらい症状を抱えている方の
心と身体を軽くするお手伝い”

ボキボキしない優しい整体だから、お子さんも高齢者もOK

さくら通り整骨院は、駅から徒歩2分と便利な立地。診察室は清潔で木の温もりを感じる優しい雰囲気に包まれており、初めての方や女性でも気軽に入れる整骨院です。施術で「ボキボキされたらどうしよう」という心配もいりません。疲労回復協会の技術を基本とした施術で、「軽く触れているだけなのに身体の動きが良くなる、ポカポカしてくる」とは、患者さんの等しい感想。お子さんから、ご高齢の方までどなたでも安心です。「何か不具合やつらい症状をお持ちの方は、無理をしていることが多いのです。そんな方の心と身体を軽くしたい」と、原院長は熱く語ります。

体液の循環とゆがみを整え自分で回復できる身体を目指す

身体の不調の原因は、主に血液（体液）の循環不足と、筋肉・骨格のゆがみにあるとの観点から、原院長はゆがみと循環の問題を改善するための施術を行います。また、内蔵疲労が原因で起こる身体のゆがみもあります。内臓が疲れると身体がその負担を少しでも軽くしようと、反射的にゆがんでしまうのです。そこで、施術によって内臓疲労の根本から改善しながら循環力をアップし、自然治癒力を高めていきます。

腰のヘルニアの手術が必要といわれていたある患者さんは、痛みで身体がくの字に曲がっていたのを、原先生の施術によって、一度で楽に歩けるようになりました。その後、自身の力で回復していけるように原先生のサポートを受けながら、ついには手術を回避したとのことでした。

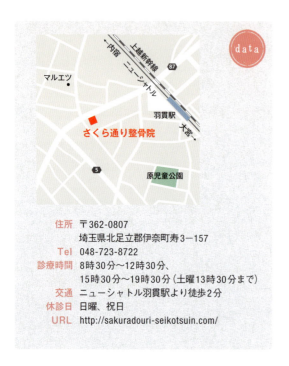

data

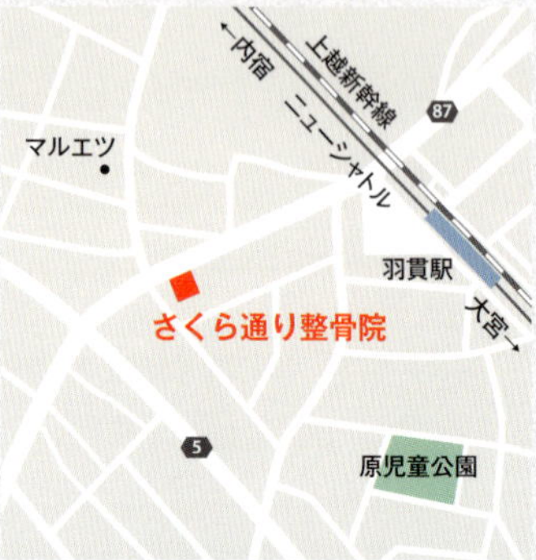

住所 〒362-0807
埼玉県北足立郡伊奈町寿3－157
Tel 048-723-8722
診療時間 8時30分～12時30分、
15時30分～19時30分（土曜13時30分まで）
交通 ニューシャトル羽貫駅より徒歩2分
休診日 日曜、祝日
URL http://sakuradouri-seikotsuin.com/

西永福ヴィッシュ整体院 健研工房

院長 波名城《はなしろ》 健《たけし》

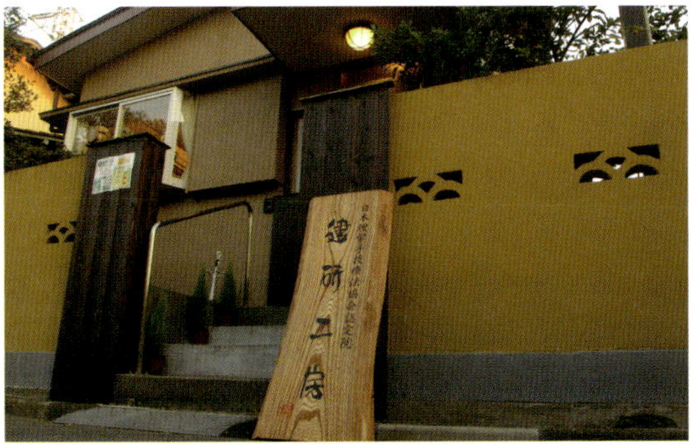

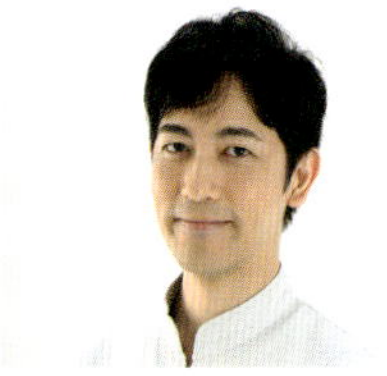

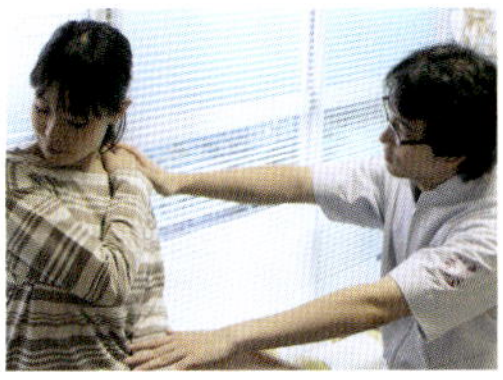

“本気で良くなりたい人を
独自のLIT(リット)療法で応援”

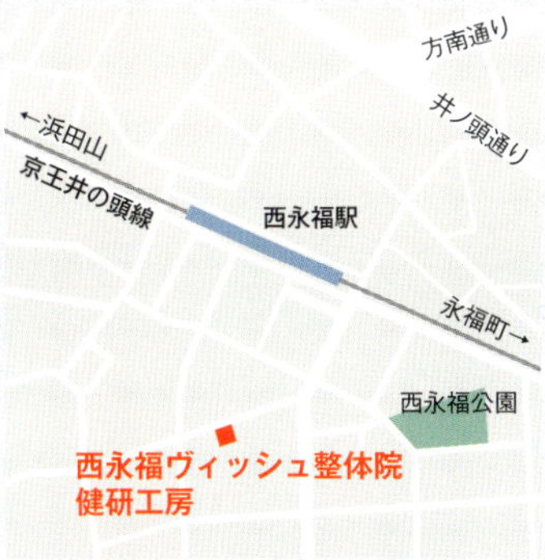

data

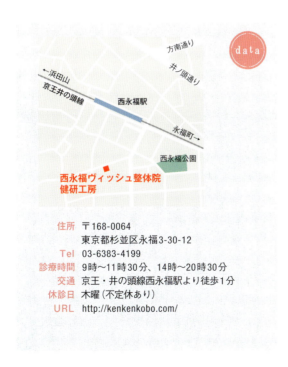

住所 〒168-0064
東京都杉並区永福3-30-12
Tel 03-6383-4199
診療時間 9時〜11時30分、14時〜20時30分
交通 京王・井の頭線西永福駅より徒歩1分
休診日 木曜(不定休あり)
URL http://kenkenkobo.com/

閑静な住宅街にある
サロンタイプの施術院

西永福駅からすぐとは思えない静かな環境にあるプライベートサロンのような整体院。波名城院長は「健康…健やかな身体」「健考…健やかな思考」「健幸…健やかな感情」という3つの“けんこう”を提案します。これらのバランスやアンバランスを、患者さんと協力しながら特定し、良くなるためのアプローチを実践します。

具体的には、疲労回復協会の理論に加え、波名城院長オリジナルのLIT(リット=統合調律へ導く)療法を活用。あたま(頭蓋骨)とおなか(内臓)のゆがみ、心(感情)と、脳(思考)と、身体(行動)のバランスを動作テストや関節可動域テスト、筋反射スピードテストなどでモニタリングしながら整えていきます。

頭・心・身体のつながりを感じ
治りたがっている箇所を見つける

「LIT療法の目指すところは、頭・心・身体のバランスなのです。調子の悪いところも、良いところも把握したうえで、その日に一番“治りたがっている”ところを見つけ、身体に負担のない最小限のソフトな刺激で最大の変化を引き出します」と波名城院長。患者さんの中には高校を中退し、引きこもりだったのが、同院に通ううちに身体と感情と思考のバランスがとれ、オーストラリアへサーフィンに行くほどアクティブな生活ができるようになった方もいます。今後は、マタニティ整体やベビー・キッズ整体、食育などを通じて将来を担う世代が心から笑顔になれる生活をサポートしたいと考えているそうです。

あきる野整体院 けんこう畑

院長 奈《な》良《ら》部《べ》 智《とも》則《のり》

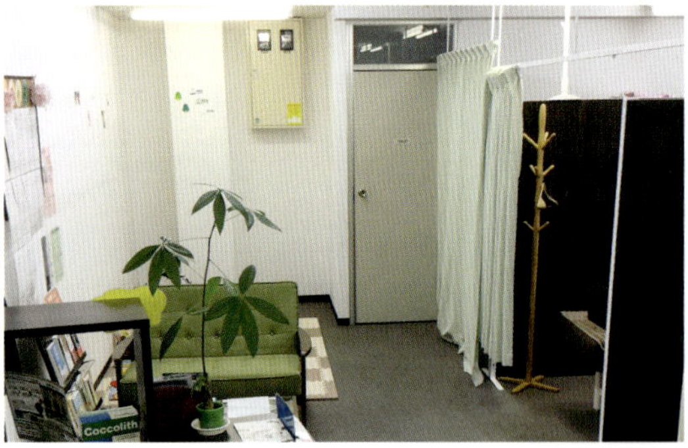

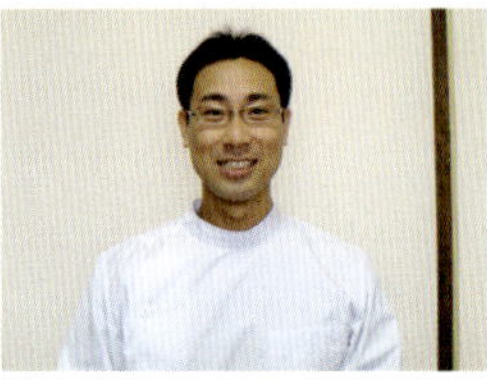

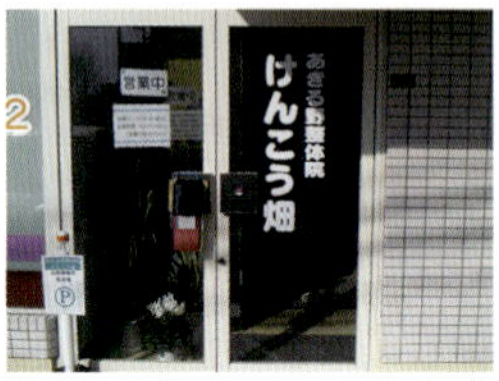

“負のスパイラルの原因を探求し
疲れにくい身体づくりをお手伝い”

患者さんとじっくり話し合い 検査数値に表れないつらさを軽減

「あなたに寄り添い、優しい気持ちで対応、患者さんの話をとことん聞きます」をモットーとする奈良部院長。レントゲンや検査数値に表れないつらさを抱える方が、悩みや痛みから解放され、自分らしい人生を送っていただけるよう心掛けています。

そのためには、「生活習慣による疲労」を改善することが大切。同院では、疲労によって体液循環不足が起こり、組織の栄養不足や老廃物停滞も加わって、ゆがみ・組織の劣化が生じると考えます。さらに、ゆがみによって体液循環不足が増幅される負のスパイラルも起こりがち。奈良部院長は、疲労しにくい身体をつくり、自律神経を安定させ、患者さんの幾重にも原因が重なったゆがみに対しても、適切な順番で施術し、取り除いていきます。

整体初心者も頼りたくなる ソフトなのに的確な施術

朝起きると身体がだるく、疲れが残るという女性患者さんの場合。1年前より膝や股関節にも違和感がありました。それが次第に疲れにくくなり、5回目の施術で股関節の開き具合も改善。「ゆがみが良くなると数値で評価してくれるので、状態が客観的にわかります。整体の初心者でも安心」と絶大な信頼を寄せられたそうです。

奈良部院長は、やりたいことをやって、健康で生きていくことを提案する「日本国民、健康寿命100歳プロジェクト」を提唱。食事や栄養の話、睡眠、正しい枕の選び方など、健康のために必要な情報をトータルにプロデュースしています。

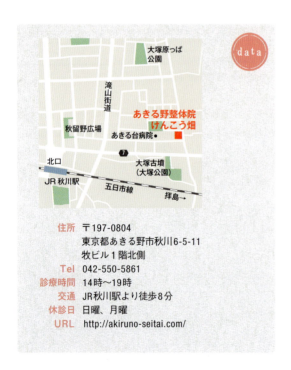

data

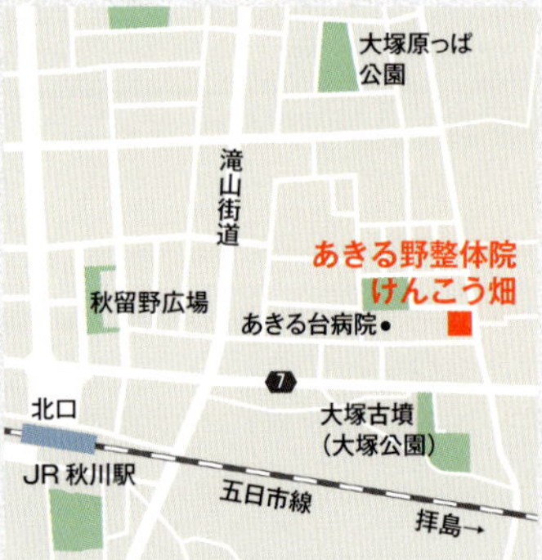

住所 〒197-0804
東京都あきる野市秋川6-5-11
牧ビル1階北側
Tel 042-550-5861
診療時間 14時～19時
交通 JR秋川駅より徒歩8分
休診日 日曜、月曜
URL http://akiruno-seitai.com/

はりきゅう･整骨院三玄堂

院長 村《むら》松《まつ》 剛《たけし》

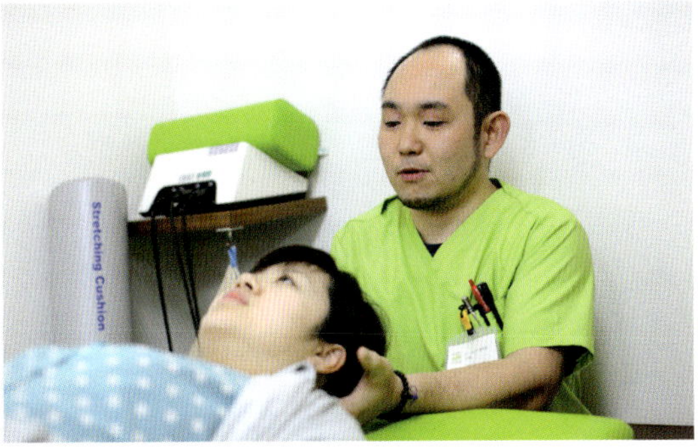

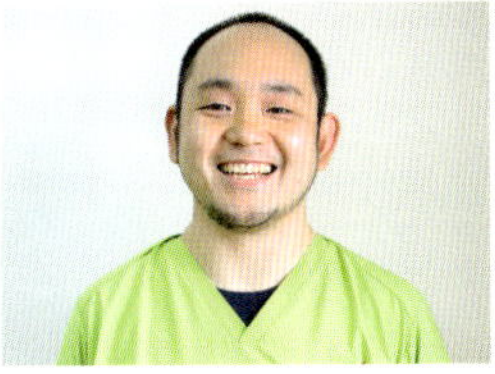

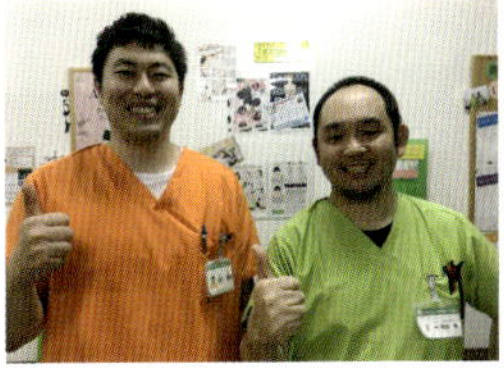

“自分のやりたいことを叶えられ、
100年使える身体づくりを”

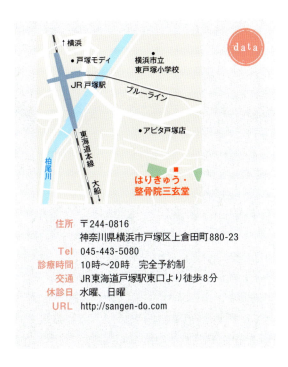

data

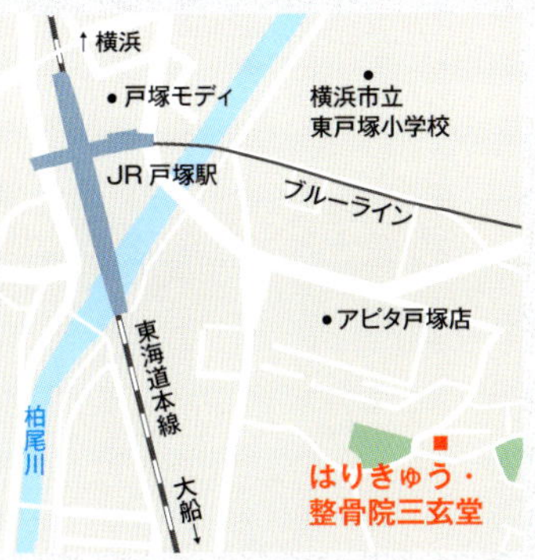

住所	〒244-0816 神奈川県横浜市戸塚区上倉田町880-23
Tel	045-443-5080
診療時間	10時～20時　完全予約制
交通	JR東海道戸塚駅東口より徒歩8分
休診日	水曜、日曜
URL	http://sangen-do.com

「疲労回復」と「循環」にアプローチする施術

腰や膝が痛くてやりたいことができない……。村松院長が目指すのは、痛みの改善だけでなく、100年使える身体づくり。仕事はもちろん、存分にゴルフや旅行を楽しんだり、やりたいことができるハッピーな日々をサポートすることです。

不調は、単に身体をもむだけでは取れません。身体のゆがみの原因は「疲労（特に内蔵）とストレス」から起こります。人間の約6～7割は水でできているので、老廃物を取り除き、栄養素を全身に巡らせるように循環を良くすることで、ゆがみを改善します。それにより、こりや痛みもなくなり循環も高まって、体の不調を根本から見直せるというわけです。ゆったり寝ている間に調整できるソフトな整体です。

ギックリ腰の治療もその場で動けるようにするのが目標

ギックリ腰の治療にも定評のある村松院長は、「なるべく短時間で、その場で動けるように」がモットー。長年の腰痛が改善され「もっと早く来れば良かった」と話す患者さんもたくさんいるそうです。また、ギックリ腰で来院された時には担がれて来院されたのが、帰りには自分の足で歩いて帰宅されたという患者さんも。あるいは色々な治療院に通ったけど良くならなかった方が、村松院長の施術で元気になられたとか。2011年に開業し、年間約5,000件の施術を重ね、痛みを克服し患者さんの理想とする「なりたい自分を叶える」ために奮闘中の村松院長。地域で愛される治療院を目指しています。

医療法人社団快晴会 田奈鍼灸院

院長 依田《よだ》 康貴《やすたか》

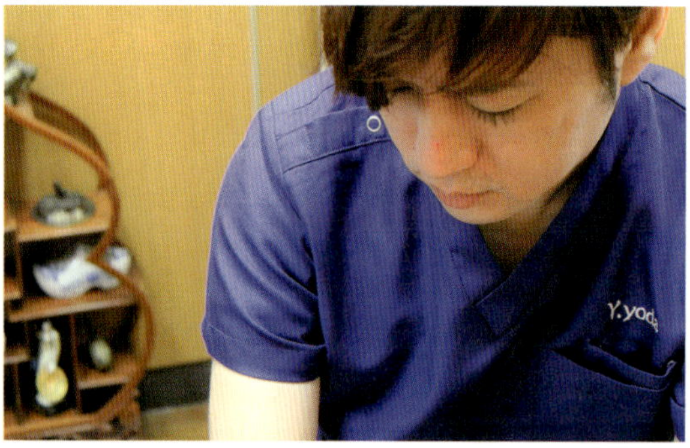

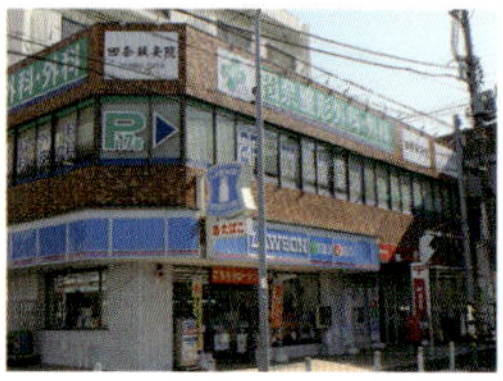

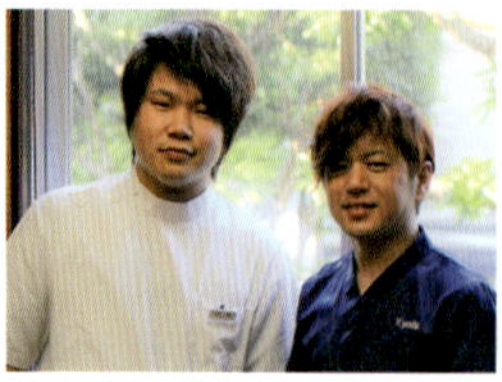

“鍼灸、マッサージ、整体を取り入れ
身体の悩みを解決へと導く”

西洋医学と東洋医学の連携で痛みやつらさを軽減

依田院長は、本物の鍼灸を極めるべく、明治鍼灸大学卒業後に北京へ留学した経験の持ち主。ですから、田奈鍼灸院では痛みを取るのはもちろん、東洋医学の見地から丁寧な検査で原因を見つけ、問題を解決し、痛みがぶり返さない身体を目指します。施術は疲労回復協会の整体や、経絡治療といって脈や舌を診て悪くなっている経絡を見つけだすツボを使った治療など、その患者さんの状態に合わせて選択。同時に、身体の持つ力を引き出すメディカルセラピー（自然療法）を組み合わせ、身体を本質的に改善することに主眼を置いています。整形外科付属なので、医療のサポートが受けられる点も大きな魅力です。

肩こり・腰痛・膝痛など原因を探り根本から治療

「驚くほどソフトな整体や鍼灸なのに、痛みがすっきりした」という患者さんの声が多い田奈鍼灸院。それは個人個人にマッチしたオーダーメイドの施術だからといえるでしょう。

以前、腰椎圧迫骨折で腰部に激痛を訴える患者さんが来院されたときのこと。杖なしでは歩けない状態でしたが、初回の治療で痛みの改善があり、1週間に2回の治療を4、5回受けたところ、杖を使わずスイスイ歩けるようになったそうです。

「痛みや症状が出る前に身体をメンテナンスしていただき、再発しない身体づくりを目指しましょう」と語る依田院長。全身の健康促進のために定期的に通う方も多く、気軽に通いやすいのも魅力です。

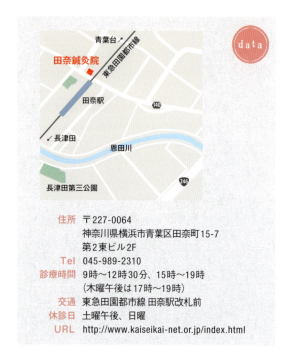

data

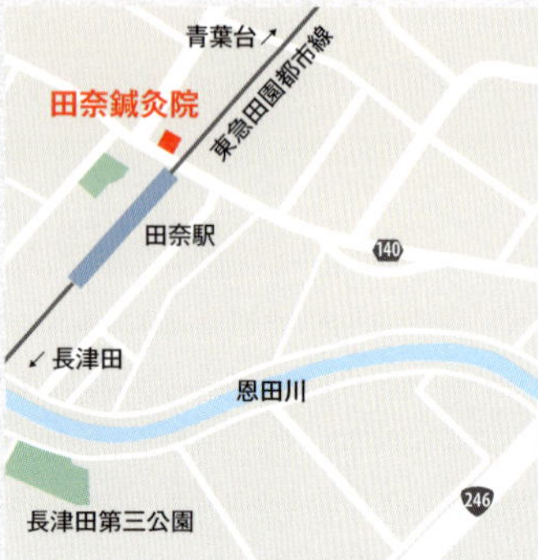

住所	〒227-0064 神奈川県横浜市青葉区田奈町15-7 第2東ビル2F
Tel	045-989-2310
診療時間	9時～12時30分、15時～19時 （木曜午後は17時～19時）
交通	東急田園都市線 田奈駅改札前
休診日	土曜午後、日曜
URL	http://www.kaiseikai-net.or.jp/index.html

けんごろう鍼灸整骨院

けんごろうメディカルグループ代表 藤田《ふじた》 憲一郎《けんいちろう》

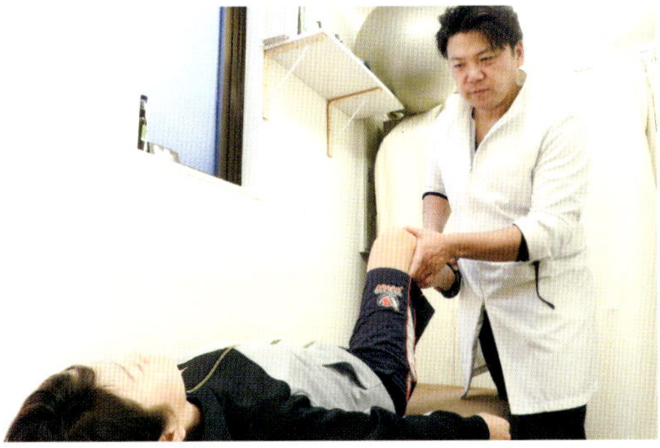

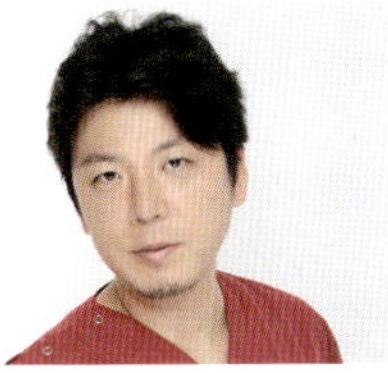

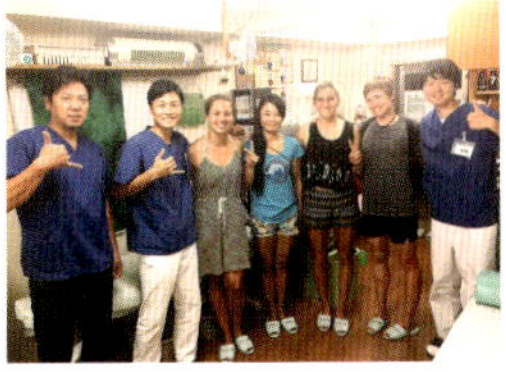

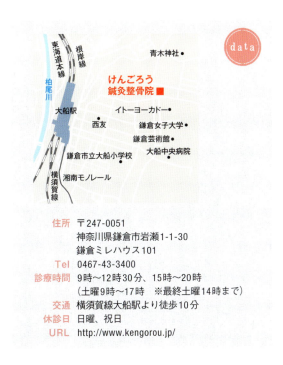

“感覚を研ぎ澄ました繊細な手技で、
ゆがみや痛みの原因を改善”

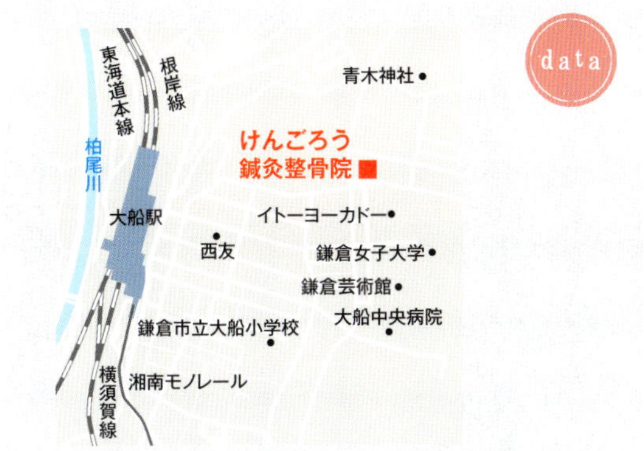

住所 〒247-0051
神奈川県鎌倉市岩瀬1-1-30
鎌倉ミレハウス101
Tel 0467-43-3400
診療時間 9時～12時30分、15時～20時
(土曜9時～17時 ※最終土曜14時まで)
交通 横須賀線大船駅より徒歩10分
休診日 日曜、祝日
URL http://www.kengorou.jp/

スポーツ障害から、腰痛、肩こりまで幅広くサポート

「新しい自分に出会える場所」をテーマに、きちんと治療計画を立てて対応します。色々な院で勉強し様々な治療法を経験してきた藤田代表が、患者さん一人ひとりに適した施術を提供。例えば、若い世代ならスポーツ障害。クラブ活動を頑張る小学生から、ウインドサーフィン日本代表選手のパフォーマンス向上にもひと役買っています。また中高年の場合は、ギックリ腰、寝違い、腱鞘炎にも対応。疲労回復協会の手技を駆使して最新機械に負けないぐらい指の感覚、五感、六感を大事に施術。筋・骨格バランスを診察し、痛みの根本原因から改善して、その後の生活の質をあげるアドバイスも積極的に行っています。

足病学、鍼灸、美容矯正まで専門スタッフが結集

同院には遠方から通ってくる患者さんも多数いらっしゃいます。中でも側弯症がひどく、片道2時間かけて通院している方もいて、「それでも通う価値がある」と喜んでくださるそうです。

また、スタッフはそれぞれに得意分野を持つ専門家揃い。足病《そくびょう》学を学んだ専門スタッフは、歩行から評価し足のゆがみを矯正すると同時に、オーダーメイドのインソールで偏平足、足底腱膜炎などの症状を改善することも可能です。他にも、鍼灸を得意とするスタッフや美容矯正、リハビリやトレーニング指導などもお任せ。けんごろう整骨院では、こうしたスタッフが一丸となって、ご家族の健康や美容をサポートしていくことを目指しています。

ABC整体スタジオ新潟院

院長 菅《すが》原《はら》 春《はる》樹《き》

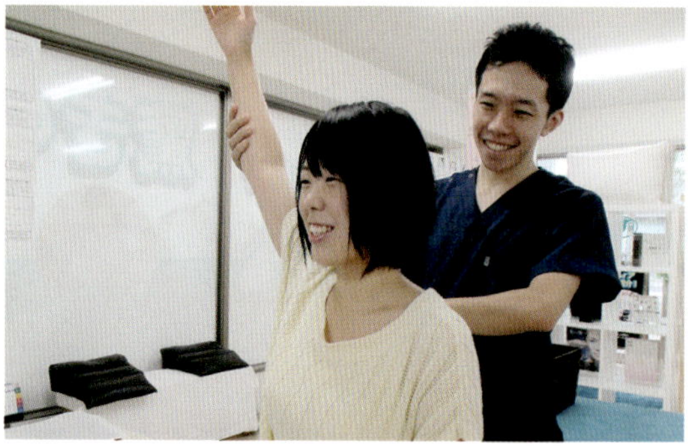

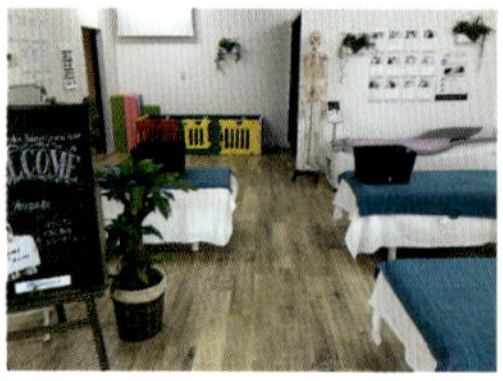

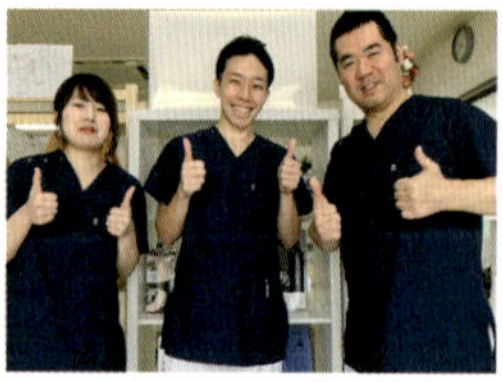

“ゆがみの根本を見つけ出し、
症状改善を全力でサポート”

患者さんの不安を取り除き丁寧な検査と施術を実践

「関わる人の笑顔のために。症状改善を全力で追求」をモットーに、患者さんの悩みに向かう菅原先生。疲労回復協会が提唱する原因を探す検査法を活用し、病院で原因不明と言われた患者さんの症状改善にも積極的に取り組んでいます。十数年前から、デスクワークをしていると腰の右側に鈍痛が発生し、夕方には肩こり、右膝や右足首に鈍痛があり、終業時には疲労困憊になってしまうという患者さんの事例。病院や他の接骨院に行っても原因がわからず、整体に不信感を持っていました。そこで、菅原院長はまず不安点を聞き、治療計画を説明し、施術。週に1回、2カ月ほどの通院で右肩の深いゆがみを調整したところ症状が大きく緩和し、「このような感覚は久しぶりです」と大変喜ばれたそうです。

身体への負担の少ない短時間の的確な治療が特徴

ABC整体スタジオ新潟院では、その場だけの処置ではなく、一人ひとりの問題に向き合い、根本的に改善ができるようにサポートしています。患者さんの身体への負担を考え、施術は約20分の短時間（初回のカウンセリングを除く）。施術後に身体の変化をきちんと実感していただくために、施術前には必ず検査を行います。施術自体は痛みのないソフトな整体なので、初めての方でも抵抗なく受けられるはずです。

菅原院長は今後、「健康情報の発信や一般の方も参加できるセラピスト講習などを充実させ、家族単位でのさらなる健康実現を目指したい」と語ります。

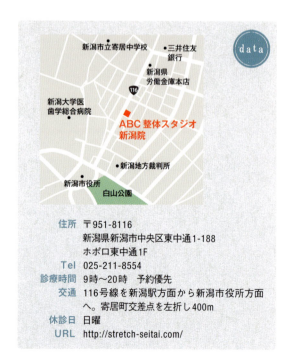

data

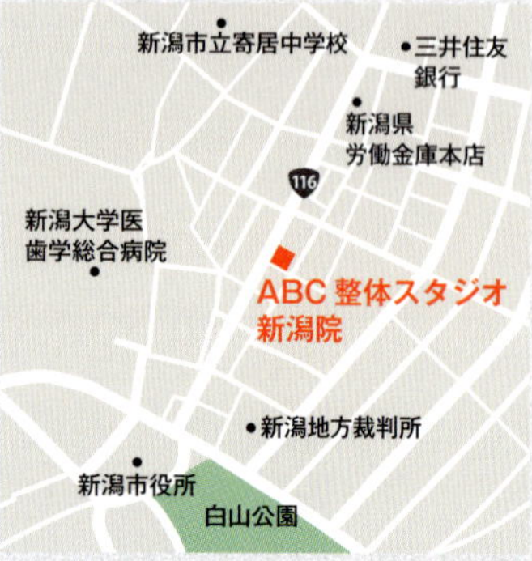

住所 〒951-8116
新潟県新潟市中央区東中通1-188
ホポロ東中通1F

Tel 025-211-8554

診療時間 9時〜20時　予約優先

交通 116号線を新潟駅方面から新潟市役所方面へ。寄居町交差点を左折し400m

休診日 日曜

URL http://stretch-seitai.com/

こはら治療院

院長 小《こ》原《はら》 大《だい》作《さく》

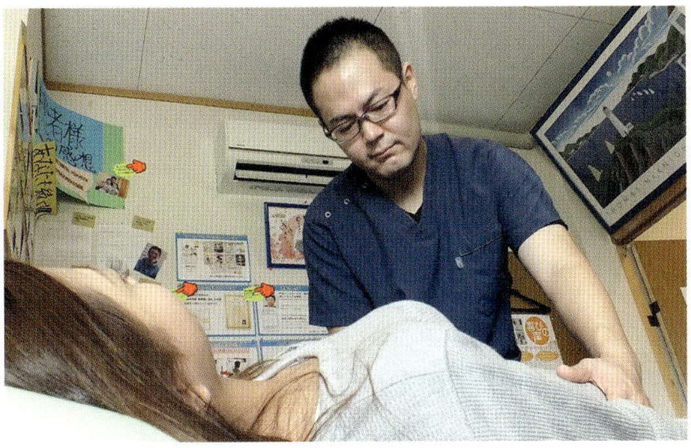

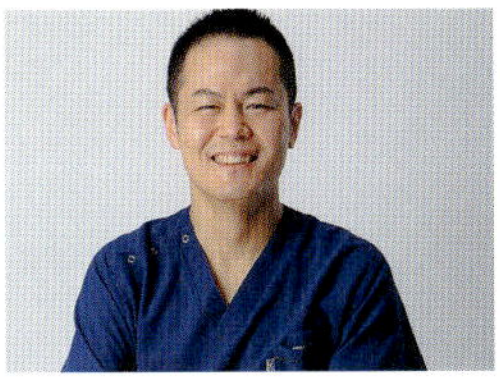

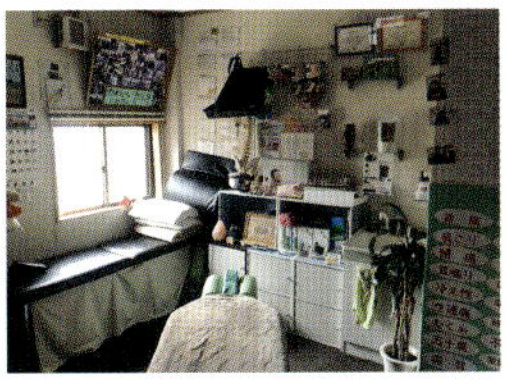

“ゆがみを整え自然治癒力をアップ。
スムーズに動ける身体をサポート”

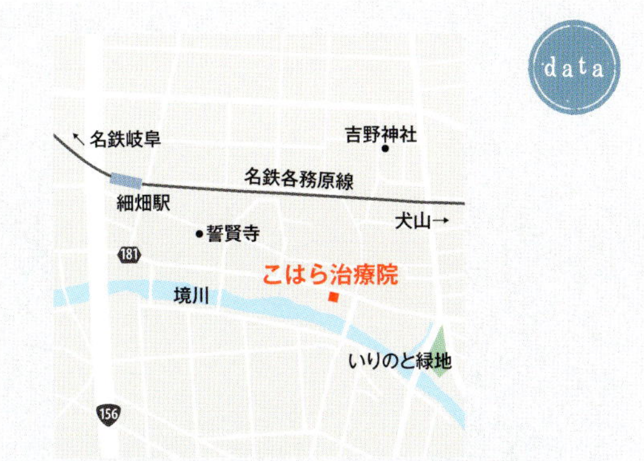

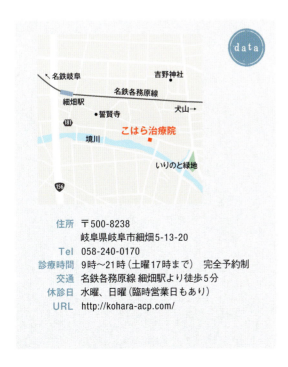

住所 〒500-8238
岐阜県岐阜市細畑5-13-20
Tel 058-240-0170
診療時間 9時～21時（土曜17時まで） 完全予約制
交通 名鉄各務原線 細畑駅より徒歩5分
休診日 水曜、日曜（臨時営業日もあり）
URL http://kohara-acp.com/

内臓・姿勢・筋肉のゆがみを整えて不調を改善

頭痛、肩こり、腰痛の改善や産後骨盤矯正などを得意とする小原院長。「人間の自然治癒力は何歳になっても存在します。ゆがみを整え、身体が本来あるべき位置に戻れば、身体は自然と疲れや痛みを回復してくれます」と語ります。

身体に痛みが出るのは、ストレスや日々の疲れが蓄積されてしまうから。筋肉のこりが生まれて血流が悪くなり、脳が不安を感じて「もう無理してはダメ！」という信号を出すためです。こはら治療院では、全身のバランスをみながら、内臓、姿勢、筋肉のゆがみを整えて、身体の持つ「治そうとする力」を引き出し、脳が安心し、良い状態を維持できる身体へと導きます。

短期間で痛みやつらさを改善してきた確かな実績

疲労回復整体をメインとして、これまで多くの方の痛みを治療してきた小原院長。例えば、脊柱管狭窄症で手術を勧められていましたが、こはら治療院で3回の施術の後、痛みがほぼなくなり6回で卒業。日常生活が取り戻せた患者さんがいました（53歳・女性）。また、小学生の頃から30年続いた頭痛が3回の施術で出なくなったという患者さんも（40歳・女性）。そして、妊活で通われている方から「懐妊しました」と連絡もらえたときは、命の芽を紡ぐサポートができたことに深い感慨を覚えたという小原院長。

「すべての患者さんに6回以内で症状の改善を目指したい。身体の“治る力”を信じてください」という頼もしい治療家です。

ここしあ整体院

院長 杉山《すぎやま》 雄一《ゆういち》

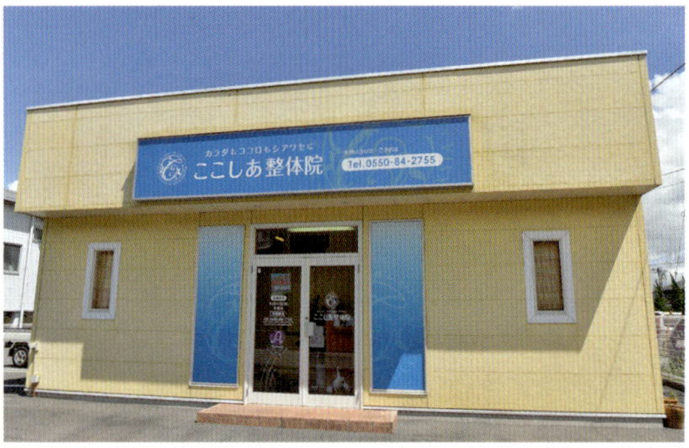

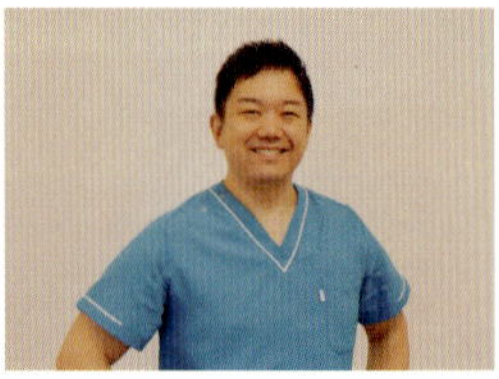

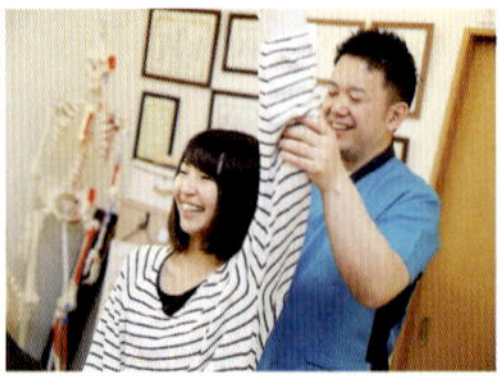

患者さんときちんと向き合う姿勢を大切にする整体院

なんだかほっこりする「ここしあ」という院名。患者さんの“ココロもカラダもシアワセに”を目標に、快適で健やかな人生のお手伝いをしたいという杉山院長の思いが込められています。というのも、杉山院長自身がいろいろな整体や接骨院に行った際、話をきちんと聞いてくれなかったり、流れ作業的な施術をされてきた経験があるからなのです。そこで、ここしあ整体院では、初回のカウンセリングでは、施術前後の説明や検査に時間を割き、患者さんとのコミュニケーションをとても大切にしています。

“ 疲れても回復しやすい
バランスよい身体づくりのために ”

短時間での回復を目指して3つのステップでアプローチ

人間の身体の6〜7割は水分でできており、水分の循環が滞ると疲労が抜けずに慢性化していきます。肩こりや 腰痛、むくみなどを引き起こし、ゆがみが生まれるわけです。杉山院長は、内臓機能の調整、筋肉ポンプ機能の調整、骨格の調整の3ステップで症状にアプローチ。循環を高め、バランスを良くすることで、疲れても眠れば回復できる状態へと導きます。

夜中に肩甲骨周辺が痛くて、2時間おきに目が覚めてしまうという70代の女性。股関節と足を一度施術しただけで、6時間たっぷりと熟睡できるようになりました。肩甲骨と股関節は一見関係がないようですが、杉山院長はプロの目で見極め、症状を改善させたのです。日常生活のアドバイスなども行い、患者さんと一緒に歩んでくれる杉山院長です。

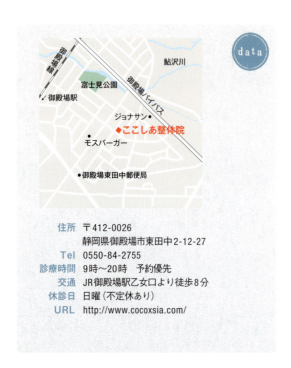

data

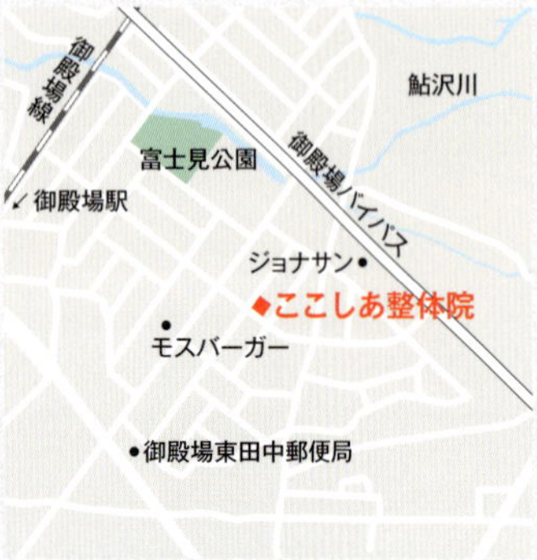

住所	〒412-0026 静岡県御殿場市東田中2-12-27
Tel	0550-84-2755
診療時間	9時〜20時　予約優先
交通	JR御殿場駅乙女口より徒歩8分
休診日	日曜（不定休あり）
URL	http://www.cocoxsia.com/

観空治療院

院長 山本《やまもと》 泰史《やすひと》

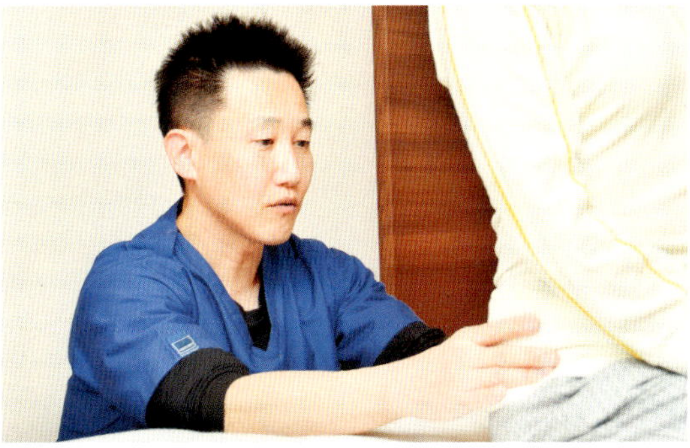

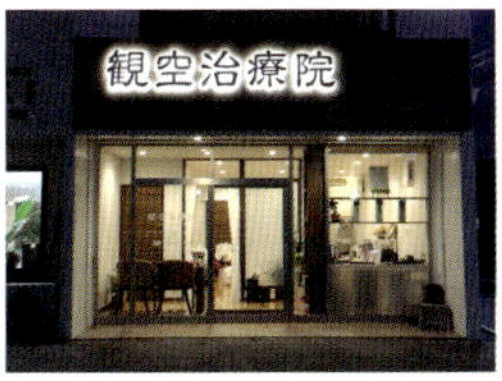

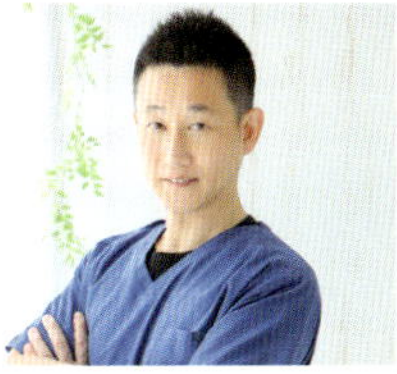

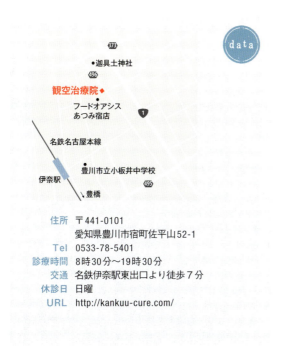

“99の症状に対応できる
整体法でつらい症状を軽減”

痛みの原因を探る
カウンセリングと検査を重視

開院から10年以上、確かな実績を重ねる観空治療院。「つらい症状が長く続き、再発を繰り返している場合、実は痛みが出ている箇所に原因がないことが多いのです」と山本院長は語ります。

そこで、痛みの原因を探し、どこを施術すべきか、きちんとしたカウンセリングと検査を実施。そのうえで、原因を改善する痛みの少ないソフトな整体を行います。骨盤を中心に、身体のゆがみを調整することで、血流や体液循環を改善し、本来人間が持つ自然治癒力を高めていくわけです。

自律神経系から不妊まで
幅広い症状にアプローチ

観空治療院には、99の症状に対応できる独自のアプローチ方法があります。骨盤を中心に「ゆがみの調整」や、腰椎骨盤・筋肉に不具合を起こさせる原因となる「内臓機能の調整」「骨盤調整」に加えて、自律神経を安定させるための「頭蓋骨の調整」など、8つのアプローチから患者さんの症状によって施術を組み合わせます。身体の構造と機能のバランスを取り戻し、長引く痛みや不調を整えます。脊柱管狭窄症とヘルニアを併発して、病院で即手術と診断された患者さんも、通院加療で今ではゴルフも楽しめるようになったそうです。筋肉、骨格、内臓、脳、神経、血液などのバランスを整えることで、腰痛や肩こりなどはもちろん、自律神経症状やアレルギー、不妊など様々な症状に対応する山本院長。これまで45,000人以上もの施術数が信頼の証といえるでしょう。

data

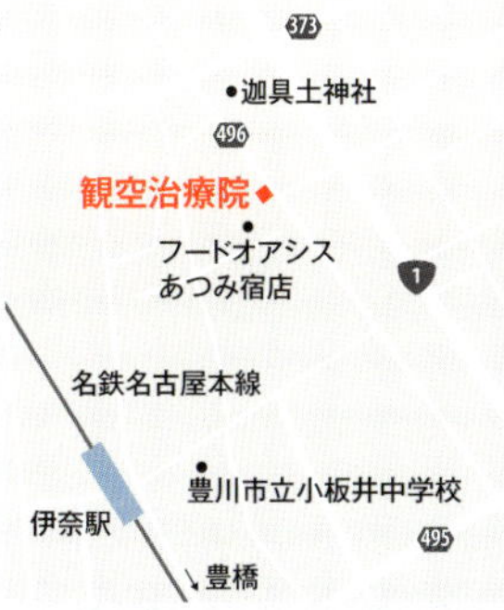

住所 〒441-0101
愛知県豊川市宿町佐平山52-1
Tel 0533-78-5401
診療時間 8時30分～19時30分
交通 名鉄伊奈駅東出口より徒歩7分
休診日 日曜
URL http://kankuu-cure.com/

アオラニ整骨院

院長 中野《なかの》 光典《みつのり》

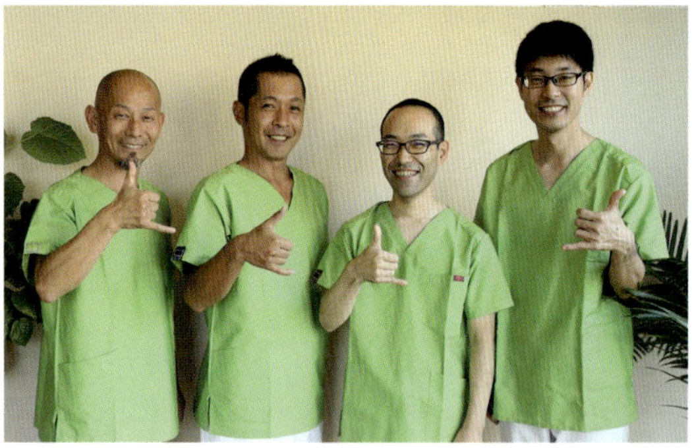

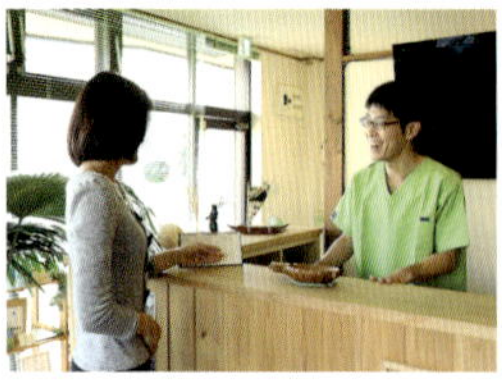

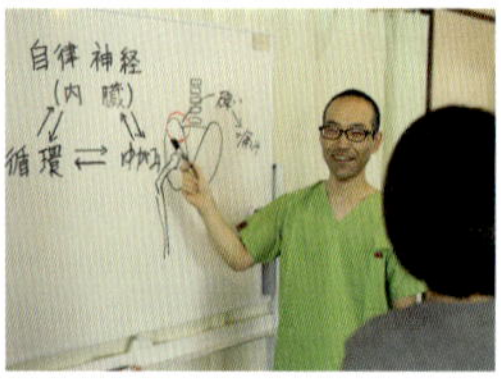

“患者さんの悩みに本気で向き合う
情熱あふれる整骨院”

慢性的な症状を改善できるから、他府県からも患者さんが来院

　アオラニ整骨院には、愛知県以外からも多くの患者さんが訪れています。医療従事者も内緒で通うほど施術には定評があり、骨盤・背骨・肩甲骨などすべての骨、関節を丁寧に矯正します。だから、ギックリ腰や片頭痛などの慢性症状も改善できるわけです。また、全身の循環力を高めることで悩まされていたこりも軽減！　ソフトな施術であることも患者さんに喜ばれています。病院で良くならず「一生治らないとあきらめていたのに改善しました」と喜びの声を寄せる患者さんも少なくありません。

もし不安に思うことがあるなら気軽に相談を

　アオラニ整骨院では、「今やる、すぐやる、必ずやる」が合言葉。“患者さんのために”という意識がとても強いのです。

　中野院長は、疲労回復協会の施術に加え、骨盤調整（関節内運動療法）、内臓循環矯正（自律神経と内臓にアプローチ）を習得。「内蔵機能を回復して自然治癒力を高め、健康が維持できる身体づくりをサポートしたい」と語ります。

　家の中では痛みのあまり四つん這いで移動していた患者さんを、内臓循環整体で自律神経の緊張を和らげ、骨盤調整でゆがみを改善、さらに全身の関節調整を行ったところ、今では完全に仕事に復帰して、月一度の旅行も楽しんでいるそうです。

　これからも「アオラニならなんとかしてくれる」と、患者さんに頼ってもらえるような整骨院であるべく、日々研鑽を重ねる中野院長です。

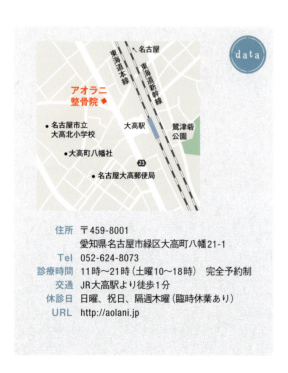

data

住所	〒459-8001 愛知県名古屋市緑区大高町八幡21-1
Tel	052-624-8073
診療時間	11時～21時（土曜10～18時）　完全予約制
交通	JR大高駅より徒歩1分
休診日	日曜、祝日、隔週木曜（臨時休業あり）
URL	http://aolani.jp

けんこう堂整骨院

院長 城《たち》 健彦《たけひこ》

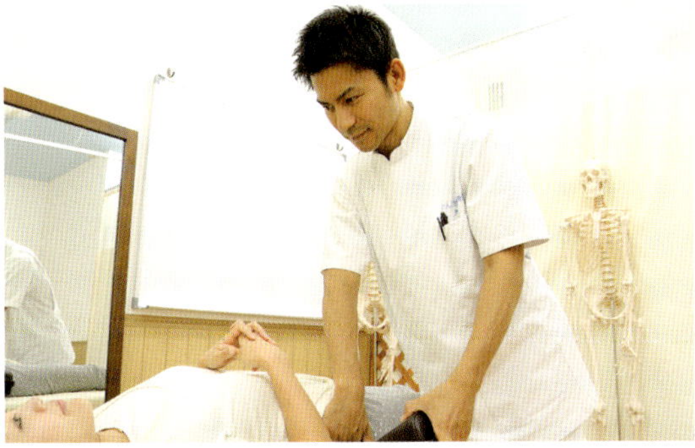

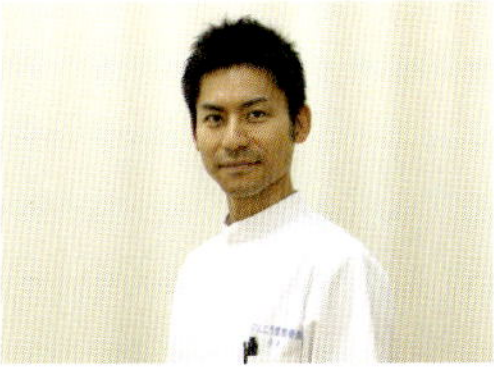

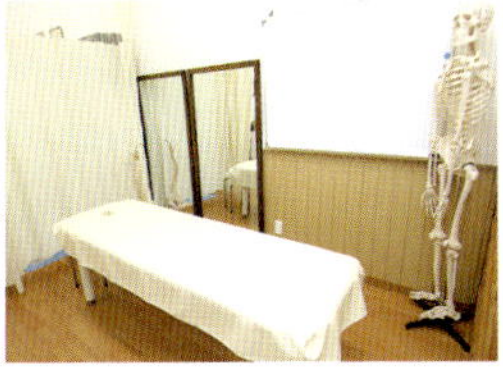

タチ式ヘルニア整体で、多くの人を笑顔に

城院長は、腰痛、腰椎椎間板ヘルニア、坐骨神経痛の改善を得意とする施術家です。自身がヘルニアで苦しんだ経験を元に、一人でも同じ悩みを持つ方に楽になってもらえるようタチ式ヘルニア整体を開発。疲労回復協会の理論である、血液や体液の循環が良くなるよう身体全体を調整しながら、ゆがみを改善すると同時に、城院長のこれまでのノウハウを活かした骨盤調整を行います。「ヘルニアとは一生付き合っていくつもり」と、あきらめかけていた患者さんも、笑顔を取り戻したそうです。

「施術＝痛い」イメージを払拭。病院で良くならなかった方も満足

30代から60代の女性で、腰痛、股関節痛、坐骨神経痛などで病院に行っても良くならず、来院される方が多いというけんこう堂整骨院。日常生活もままならないひどい腰痛、足のしびれで仕事もやめてしまった患者さんがいました。それが、治療を進めるうちに見事に仕事復帰。「先生に出会えてよかった、これからも私の身体のことをよろしくお願いします」と、いわれた言葉が心に残っていると城院長は語ります。

整体治療は痛いものと思い込んでいた患者さんが、「物足りなさを感じるほどの優しい治療で、着実に良くなっていくのが不思議」という人も少なくないとか。

本来、持っている身体の機能を取り戻すことにより、様々な症状改善を目指すけんこう堂接骨院。「一人でも多くの方に健康で幸せな人生を提供する」ことをモットーに、今日もより良い治療を追求しています。

> “治療院選びで失敗したくない方へ。
> 腰痛やヘルニアならけんこう堂”

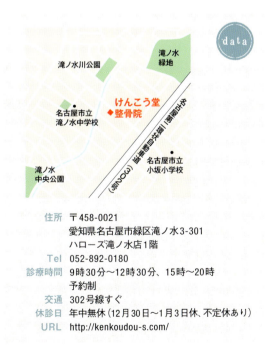

住所 〒458-0021
愛知県名古屋市緑区滝ノ水3-301
ハローズ滝ノ水店1階
Tel 052-892-0180
診療時間 9時30分〜12時30分、15時〜20時
予約制
交通 302号線すぐ
休診日 年中無休（12月30日〜1月3日休、不定休あり）
URL http://kenkoudou-s.com/

にじいろ接骨院

院長 山口《やまぐち》 敬介《けいすけ》

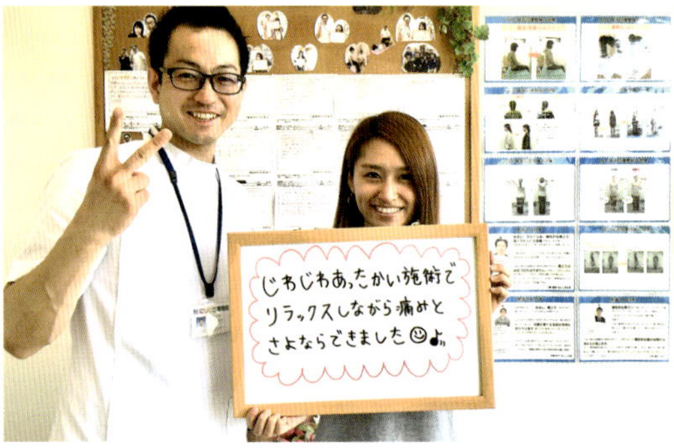

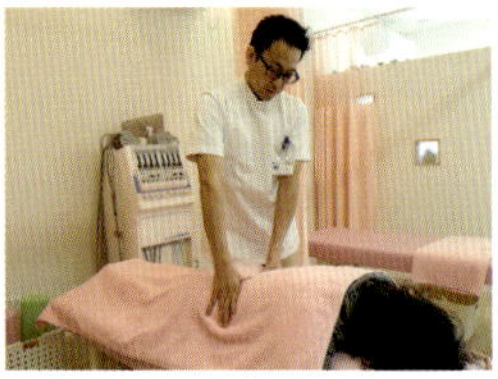

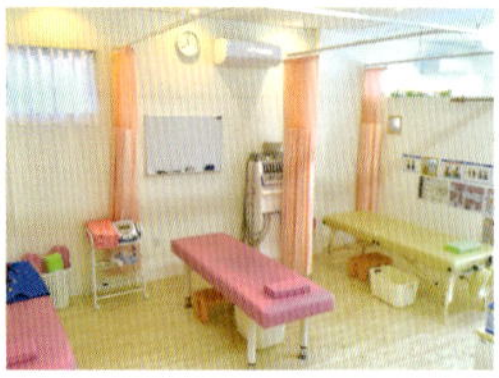

“常に知識と技術を磨き、患者さんを
健康へ導くコンシェルジュ”

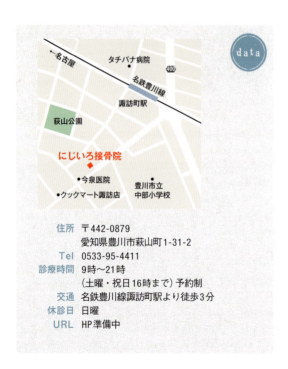

data

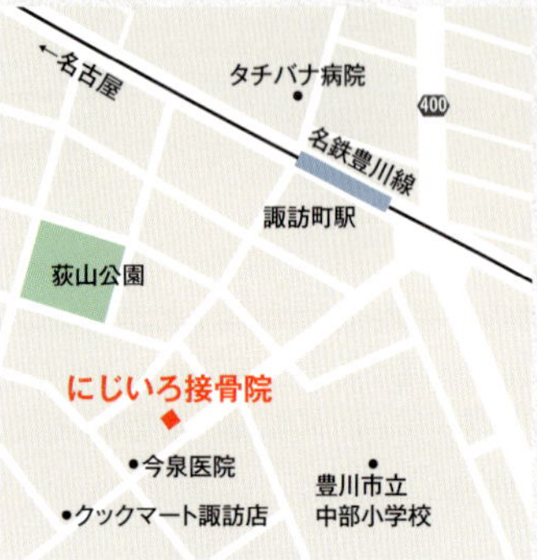

住所 〒442-0879
愛知県豊川市萩山町1-31-2
Tel 0533-95-4411
診療時間 9時～21時
（土曜・祝日16時まで）予約制
交通 名鉄豊川線諏訪町駅より徒歩3分
休診日 日曜
URL HP準備中

病院での豊富な臨床経験と
整体技術の融合アプローチ

整形外科での臨床で培った理学療法と、整体技術を合わせた総合的なアプローチが自慢の山口院長。というのも、病院勤務時に毎回レントゲンやMRIのデータを患者さんの身体と照らし合わせながらリハビリを行ってきたため、身体を触ると筋肉や骨の状態が手に取るようにわかり、的確な施術が行えるからです。早期に痛みやしびれをやわらげ再発予防を心掛ける、いわば健康へのコンシェルジュといえるでしょう。

疲労回復協会の理論に加え、肩甲骨はがし（可動域を広げるストレッチ）、関節モビリゼーション（適度な振幅で関節を操作）なども積極的に導入。今も月3回以上セミナーを受講するなど、確かな知識と技術を磨いている勉強熱心な施術家です。

一人ひとりの患者さんを大切に
親身な対応と施術で高い満足度

腰痛に悩まされていた患者さんから、「他の病院ではあまり説明もなかったのに、先生の丁寧な説明と的確さに感動しました。また、初診の際に言わなかった、足首の異常を指摘されたのも驚きです。身体の調子が良くなっている実感があります」という声も。清潔で衛生的な設備やリラックスできる雰囲気など、総合的に満足度が高いという感想も届いています。

「施術では、ゆがみを整え身体の持っている力をフルに上げること！ そして健康の三大要素である食事、睡眠、適度な運動を患者さんにいかに実践してもらうかをアドバイスします」と、患者さんとのご縁を大切に、親身な施術を心掛ける山口院長です。

ファミリー整体

院長 青《あお》木《き》 勇《はや》人《と》

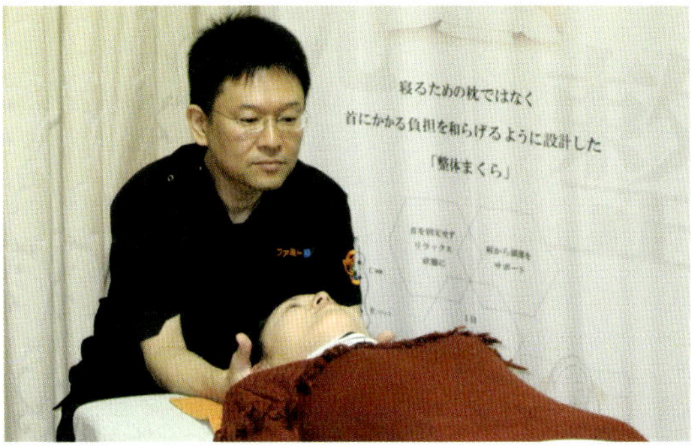

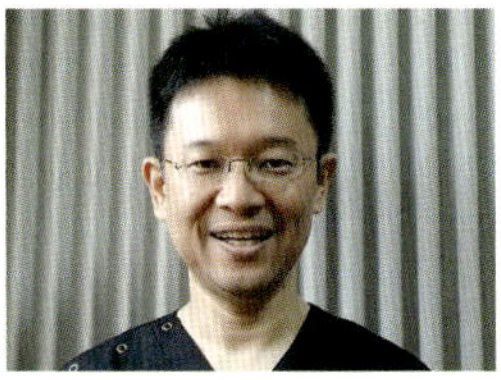

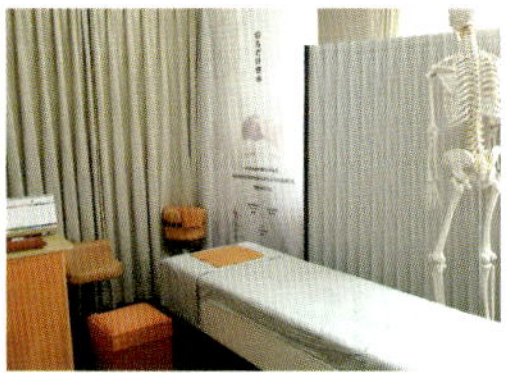

“自宅に帰ってきたような安心できる
雰囲気と信頼の施術を提供”

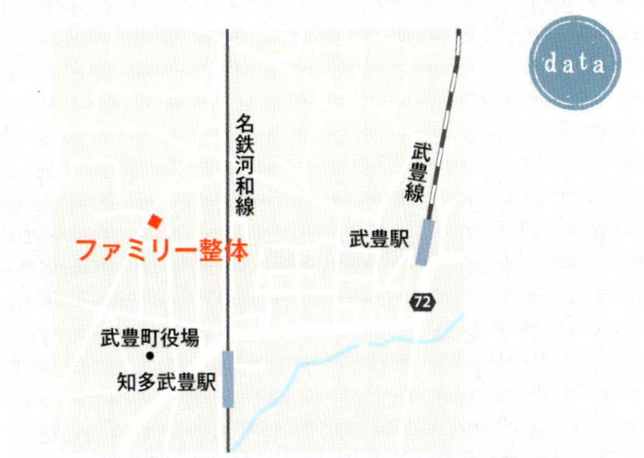

住所 〒470-2346
愛知県知多郡武豊町長尾山34
Tel 080-3629-9150
診療時間 10時～23時 予約制
交通 名鉄河和線知多武豊駅より徒歩5分
休診日 水曜
URL family358.com/

身体の声を聴きながらソフトな整体で自然治癒力が高まる

「ソフトな整体なのにどうして痛みや辛さが改善されるの？」。それは、内臓・筋肉・姿勢(骨・関節)の3つのバランスを整えゆがみの原因になっている部分に、的確に手技でアプローチするからです。特に青木院長はカイロプラクティックの理論も取り入れた“青木流検査手法（ABC筋力検査）”を実践。施術前と後にこの検査を行うことで、痛む箇所と離れた部分に原因があってもそれをつきとめ、的確に施術ポイントを把握できるのです。根本原因をケアし、身体が本来持っている“自然治癒力”を高める整体法です。痛みの改善だけではなく、疲労も回復して笑顔になる整体です。

患者さんが自分の生活を楽しめるよう健康づくり

腰痛で2カ月程寝たきりの60代男性は、青木院長の施術を受け1カ月後にはバリバリ仕事に復帰されました。以下、身体のバランスが整った患者さんの声――。

★ギックリ腰が解消し、腰痛・猫背も改善
★肩こり、ひどい頭痛がなくなり、何かを楽しもうという気持ちが出た
★足の痛み、シビレがなくなり姿勢も改善
★便秘、頭痛、生理痛もなくなりました
★妊娠中のひどい腰痛から解放され、家事、子どもの抱っこもできるようになった
★こんなに肩が楽になったのは初めて
★整体後はルンルン気分で仕事も快調です

ファミリー整体は、仕事や家事・育児、趣味にと幅広い世代の方が自分の生活を楽しめるようにサポートしてくれるアットホームな整体院なのです。

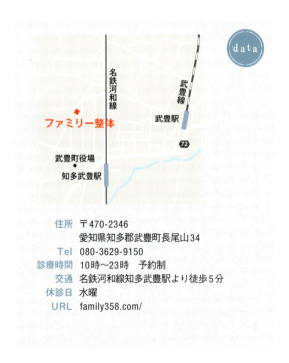

てらだ鍼灸整骨院

院長 寺《てら》田《だ》 喜《よし》和《かず》

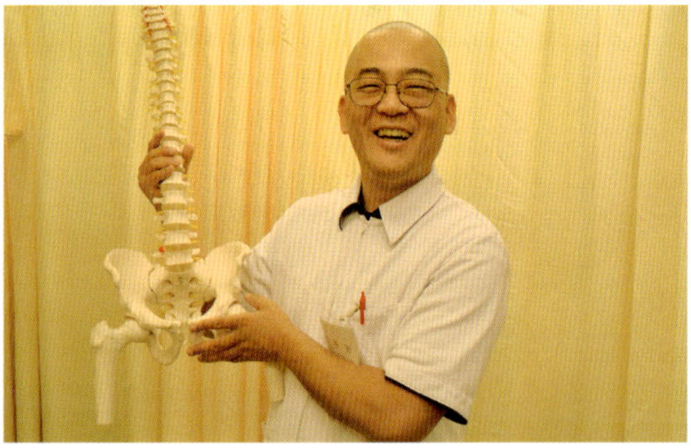

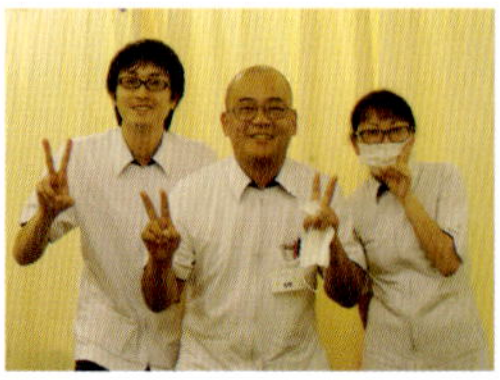

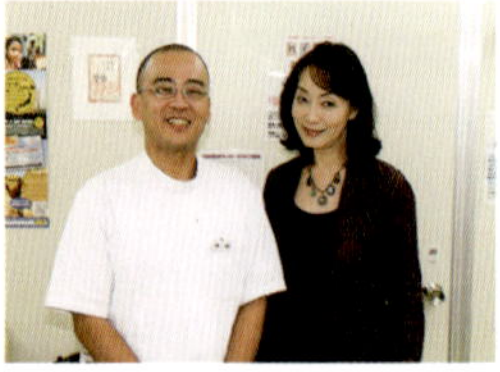

“薬に頼らない健康的な生活を目指し、
ソフトな施術で内臓の働きを改善”

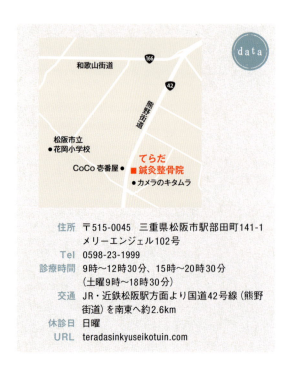

data

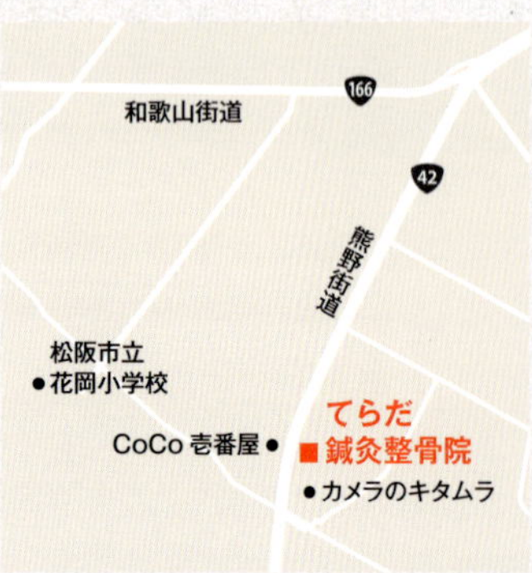

住所 〒515-0045 三重県松阪市駅部田町141-1 メリーエンジェル102号
Tel 0598-23-1999
診療時間 9時～12時30分、15時～20時30分（土曜9時～18時30分）
交通 JR・近鉄松阪駅方面より国道42号線（熊野街道）を南東へ約2.6km
休診日 日曜
URL teradasinkyuseikotuin.com

短時間で変化を実感できる施術が患者さんに好評

県外からも多くの患者さんが来院する、てらだ鍼灸整骨院。もともと寺田院長の奥様が重度の頭痛・肩こり・腰痛持ちで、患者さんに負担が少なく、症状が早く改善される施術を探求していたところ、出会ったのが疲労回復協会の技術でした。疲労回復整体の技術は、とてもデリケートな施術なのに、身体を根本的に改善する特長があり、短時間で変化がでます。患者さんの96％は頭痛や肩こりや腰痛の方ですが、わずか10分ほどのソフトタッチな施術で身体が軽くなると評判。自分の身体を根本から良くしたいという方にも好評です。

驚くほど痛みのない施術なのに、症状がぶり返さない

頭痛や肩こり、腰痛の原因は、内臓にたまった疲労物質のせいです。その疲労物質によって体液の循環が悪くなり、身体の表面に硬さが出ます。それをそのままにしておくと、姿勢が悪くなり身体が壊れてしまいます。「ですから、この内臓の疲労を取り除くことが大切です」と話す寺田院長。

10年間、頭痛とめまいと肩こりで漢方薬を飲み続けても治らず、外出もできなかった患者さんが同院の施術で回復しました。また、オスグット（骨軟骨炎）で5年間走ることもしゃがむこともできなかった少年が、1回の施術でしゃがめるようになったことも。他に、シンスプリント（スポーツ障害）や、県内では数少ない産前・産後の調整などにも幅広く対応。「施術してもらい、期待以上でした」という患者さんの声が寄せられる整骨院です。

高槻スポーツ整体 ぎの整体院

院長 宜《ぎ》野《の》座《ざ》 安《やす》雄《お》

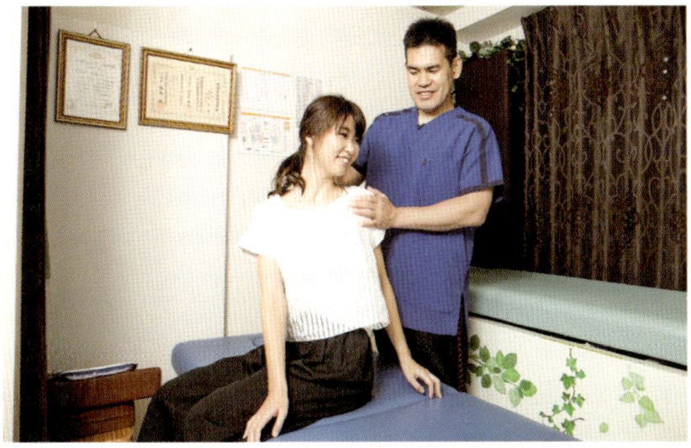

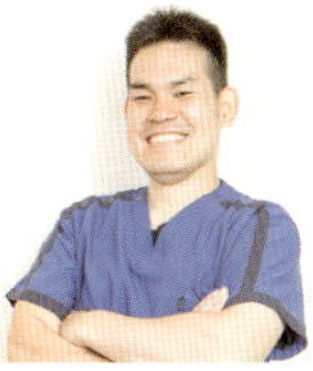

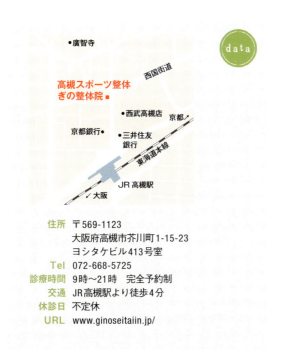

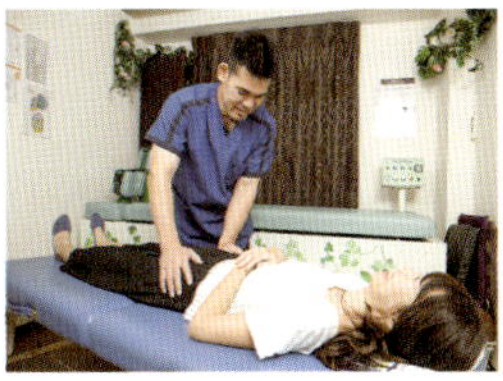

関西

“より高いパフォーマンスを目指す
人のためのスポーツ専門整体院”

能力を100％発揮できる身体を取り戻す

宜野座院長は、靭帯損傷で柔道をあきらめた経験があり、「怪我で悩んだり、実力が発揮できないでいる人を減らしたい」とスポーツ専門整体院を開院。疲労回復協会の技術に加えて、自身で体得したノウハウをプラスして、早期回復だけでなく、パフォーマンスを上げる手技を開発しました。

これまでプロの整体師用教材DVDを手掛けたり、国内最大級のゴルフトーナメント大会公認トレーナーとして参加した実績を持っています。現在、スポーツ障害に悩む小中学生や高校生、競輪選手、バレリーナなど幅広い層の方が来院されています。

スポーツ障害の早期改善に特化。動きやすい身体へと導く

最短で本来のパフォーマンスを取り戻すことを目指す宜野座院長。スポーツ障害を改善するポイントは、1つめは痛む原因や関係性を考えて、全身施術で複数の症状を改善すること。2つめは身体の動きをスムーズにし、血液循環を促進して修復スピードをアップすること。3つめは筋力を向上させながら、疲れにくい身体にすること。

高校への野球推薦が決まっていた中学生が、腰椎分離症によって野球ができなくなって来院。週1～2回ペースで通い、計6回の施術でほぼ改善、無事に高校でも野球を続けられるようになったそうです。

腰痛で悩む30代から40代の女性も多数来院。優しいタッチの施術で、全身が軽くなるのを実感できます。動ける身体を取り戻したい方には、きっと力になってくれる宜野座院長です。

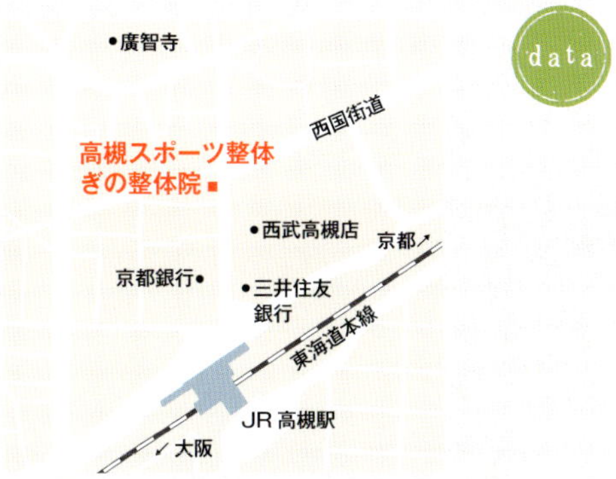

住所 〒569-1123
大阪府高槻市芥川町1-15-23
ヨシタケビル413号室
Tel 072-668-5725
診療時間 9時～21時　完全予約制
交通 JR高槻駅より徒歩4分
休診日 不定休
URL www.ginoseitaiin.jp/

元氣カイロプラクティック院

院長 山《やま》本《もと》 雅《まさ》三《み》

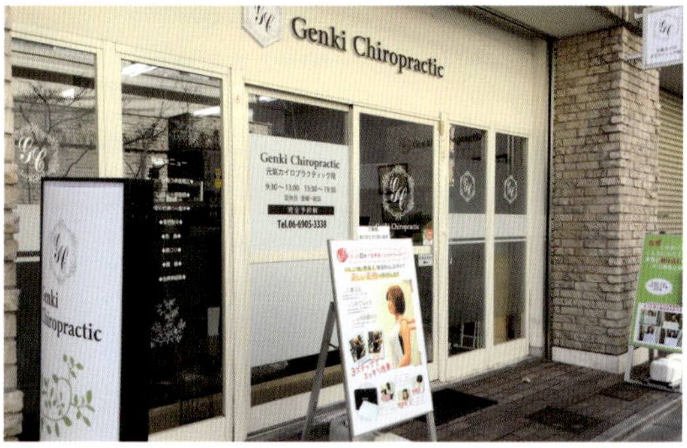

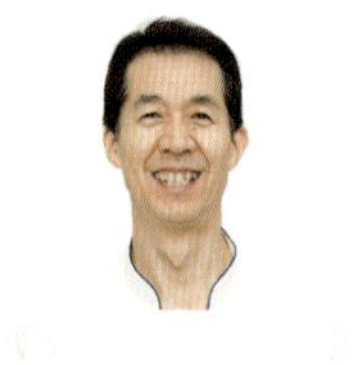

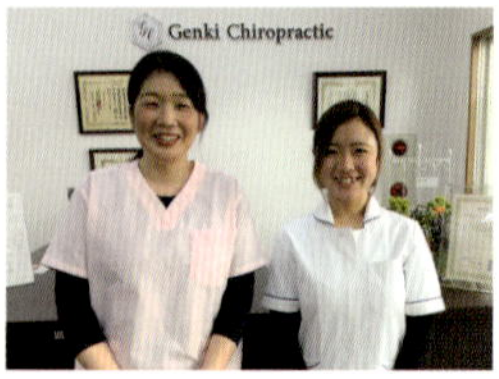

“頭部、内臓、筋肉骨格に的確にアプローチ、心身を元氣に!”

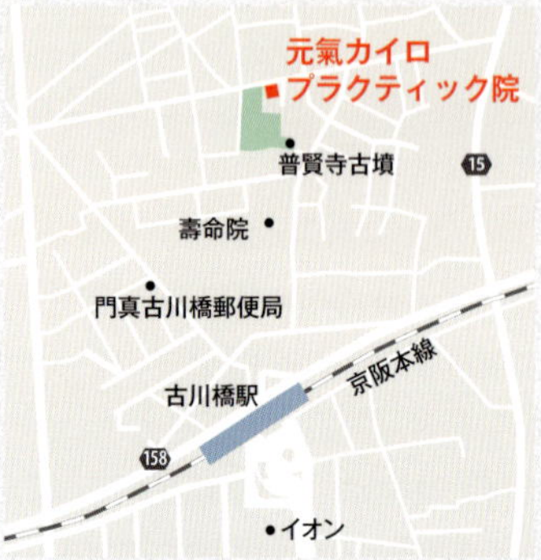

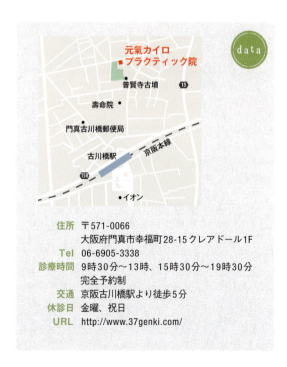

data

住所 〒571-0066
大阪府門真市幸福町28-15クレアドール1F
Tel 06-6905-3338
診療時間 9時30分～13時、15時30分～19時30分
完全予約制
交通 京阪古川橋駅より徒歩5分
休診日 金曜、祝日
URL http://www.37genki.com/

つらい症状の原因すべてにアプローチ

「心と身体は密接な関係があり、どちらが欠けても真の健康とは言えません」と語る山本院長。その両面をフォローするのが元氣カイロプラクティック院なのです。

疲労回復整体・内臓テクニック・クラニアル（頭蓋骨矯正）を織り交ぜた施術で、患者さんの元気を応援しています。同院の場合は、骨盤や背骨だけを施術するのではなく、内臓・頭・筋肉骨格に的確にアプローチ。つらい症状が出る原因すべてに対応でき、なかなか変化がなかった症状も改善へと導き、良い結果が得られるのです。首や肩のこり、腰痛などで来院される30～40代の女性が多い同院。歩けなくなるほどの骨盤や股関節などの痛みで、車いす生活を覚悟していた患者さんからは、「様々な所に行ったけれど、身体が良くなると実感できたのはここだけ」との声が。

美顔から不妊、骨盤矯正まで女性特有の症状を改善

また山本院長は独自の美顔整顔の施術も行います。小顔矯正の技術を進化させたもので、整形手術を考えるほど顔のゆがみを気にしていたのが、山本院長の施術によって変わった自分の顔を鏡で見るのが楽しみになったという女性患者さんもたくさん。院長主催で美顔整顔のセミナーを行い、整骨院・整体の先生やアロマ・エステのセラピストへの技術指導も行っています。

他に、妊活・不妊症をはじめ生理痛や生理不順など女性特有の症状、妊婦さんの施術、産後の骨盤矯正なども得意とする山本院長。女性にとっては心強い味方です。

ゆうだい整骨院

院長 山田《やまだ》 雄大《たかひろ》

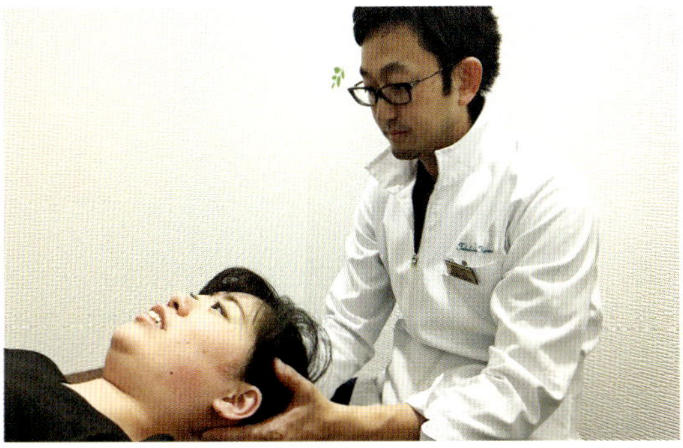

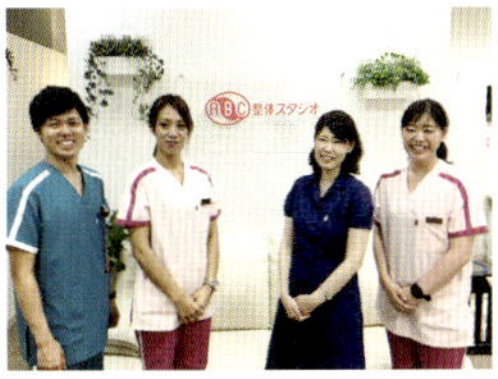

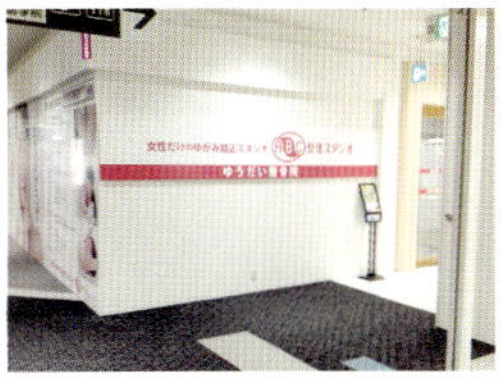

“身体に負担が少ない施術が人気!
女性専門整体院”

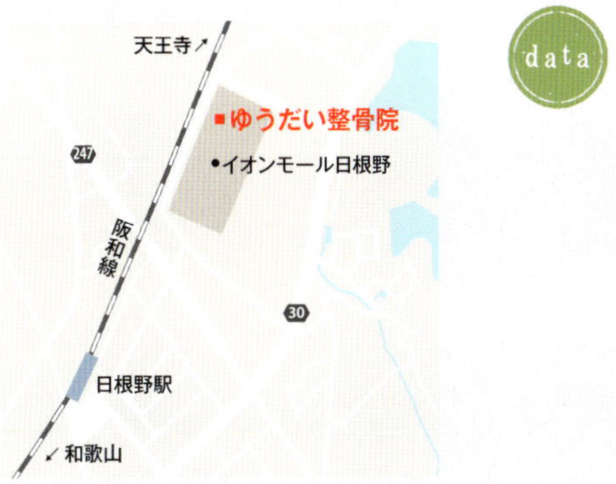

住所 〒598-0021
大阪府泉佐野市日根野2496-1
イオンモール日根野2階
Tel 072-488-7151
診療時間 10時〜19時(水曜・土曜17時まで)
完全予約制
交通 JR日根野駅より徒歩4分
休診日 日曜、祝日
URL yu-daiseikotuin.com

施術前のチェックがポイント。わずか10分で身体が軽く!

「朝起きると身体がだるい」「出産後どうも調子が悪い」という女性たちの支えになっているのが、ゆうだい整骨院。「えっ？いまのが施術？」と思うほど、ソフトな整体で患者さんの身体の負担が少ない施術が特長です。しかも、約10分の短時間。これが、山田院長が得意とする循環骨盤調整で、その秘密は身体を細かくチェックし、不調の原因を見極める点にあります。全体の姿勢やねじれ、首や肩など骨格のゆがみ、関節の動き、筋肉の状態、内臓までチェックし、原因を特定したうえで施術するため、必要最低限の刺激で症状が改善するのです。例えば、腰痛。「首と足、骨盤のポイントを整え、身体のゆがみを改善し、血液やリンパ液の流れを良くします。ねじれたホースを直すのと同じです」と山田院長。

身体が本来持つ力を引き出す!合言葉はN・Y・K

ギックリ腰でご主人にしがみついて歩くのがやっとの女性が来院された時のこと。痛みが強く、施術ベッドに横になることもできない状態でしたが、施術開始約5分後、「痛くない！」と、その女性はスキップまでできるほど痛みが軽くなったそうです。

他に、産後の骨盤矯正から坐骨神経痛、自律神経まで様々な方が来院されます。その日の身体の状態に対してベストな施術を実践する山田院長。「身体は本来、寝たら良くなるはずです。N(寝たら)Y(良くなる)K(カラダ)を目指しましょう」。そう語る山田院長と一緒に健康づくりをしてみては？

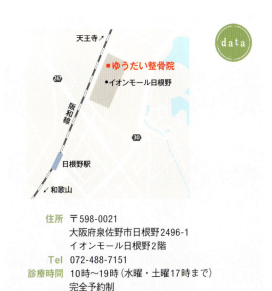

ひろ整骨院

院長 板坂《いたさか》 浩志《ひろし》　副院長 川内《かわち》 なつみ

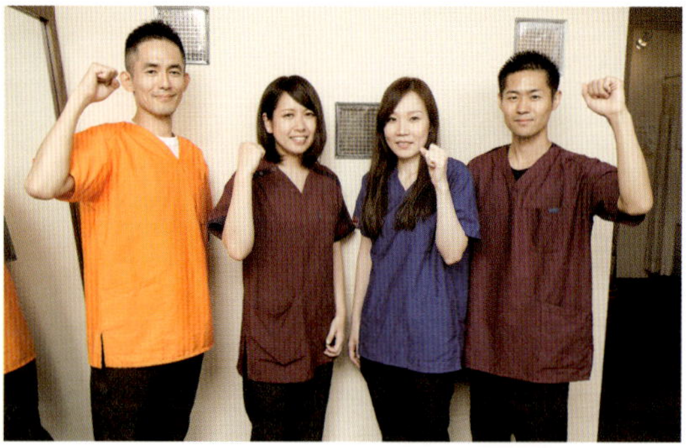

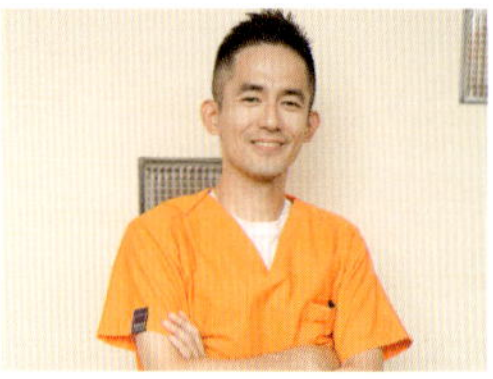

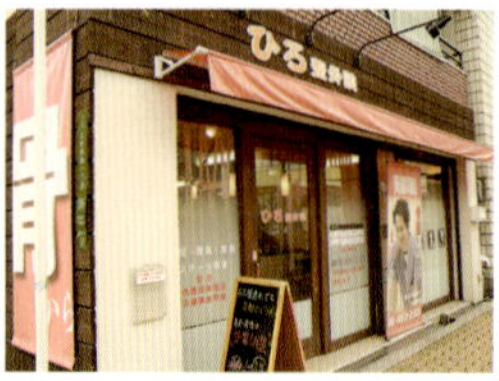

“耳鳴り、顎関節症、膝痛などを
全力で改善し再発を防止”

data

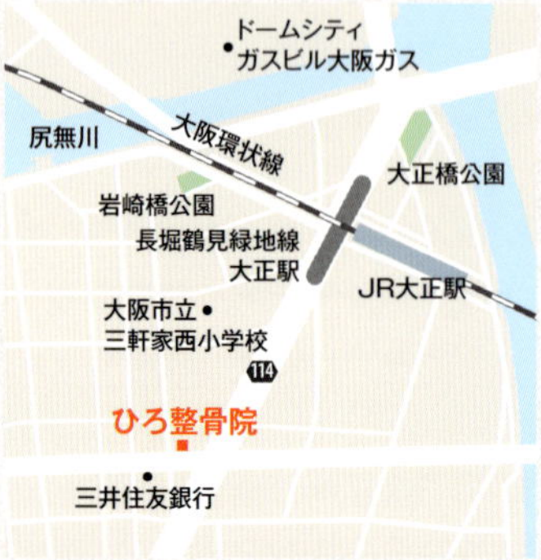

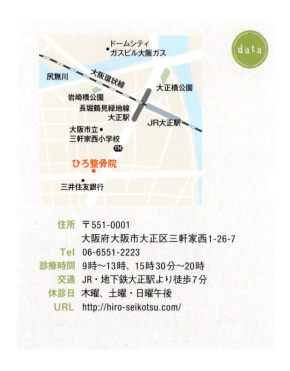

住所	〒551-0001 大阪府大阪市大正区三軒家西1-26-7
Tel	06-6551-2223
診療時間	9時～13時、15時30分～20時
交通	JR・地下鉄大正駅より徒歩7分
休診日	木曜、土曜・日曜午後
URL	http://hiro-seikotsu.com/

あきらめていた症状にも根気よく対応

「身体が確実に良くなることを目指します」と話す板坂院長。慢性の痛みを抱え、最後に藁をもすがる思いで来院する方が多くいます。例えば、耳鳴りの症状で国立病院でも治らないと言われた患者さんが来院。はじめは疑心暗鬼だったのが、1カ月も通院すると耳鳴りが軽減、「生活も気持ちも楽になった」と。また、5年以上もあごの痛みに悩まされ、口腔外科でも骨格の問題と言われてあきらめていた患者さん。それが、週2回、2カ月の治療で固いものを食べても痛みがなくなり、普通に食事ができるようになりました。

板坂院長は、「疲れやこり、痛みは身体のゆがみからくるリンパや血液の循環の悪さ」にあるといいます。そこで、リンパなどの流れを改善し、顎や頭蓋骨を調整するため、耳鳴りやそれらの痛みも解消されるというわけなのです。

妊婦さんや産後ママの腰痛の悩みにも頼れる整骨院

同院では、手技をメインとしたソフトタッチの施術。「えっ、今、何かしましたか？」と驚かれる患者さんも。ですから、一般の方はもちろん、妊婦さんや産後ママの腰痛改善にも定評があります。以前、院長の奥さまが出産後、腰痛だったのをきっかけに、妊婦さんや産後のお母さんにも不安なくできる施術を勉強し、ノウハウを蓄積。今では多くの患者さんの快適な毎日をサポートしています。「自分にしか治せない人と、一人でも多く出会うこと」を目標に、患者さんと真摯に向き合う板坂院長です。

ほのか整骨院

院長 石《いし》水《みず》 孝《たか》幸《ゆき》

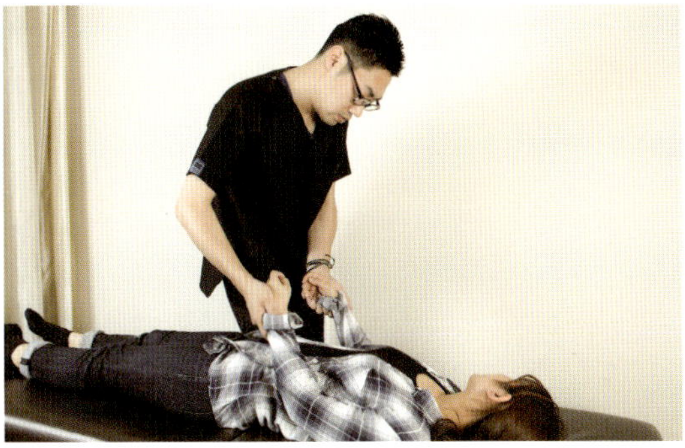

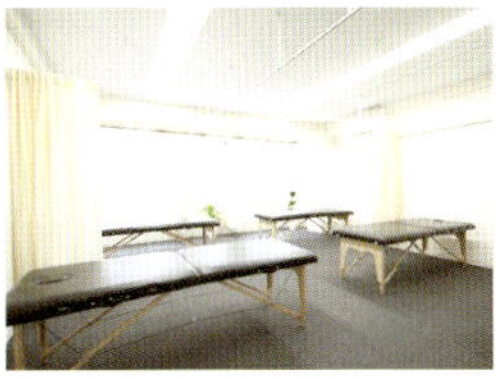

“内臓循環整体で慢性的な症状を改善。再発防止にも力を注ぐ”

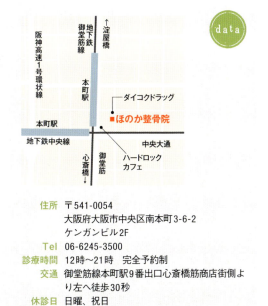

data

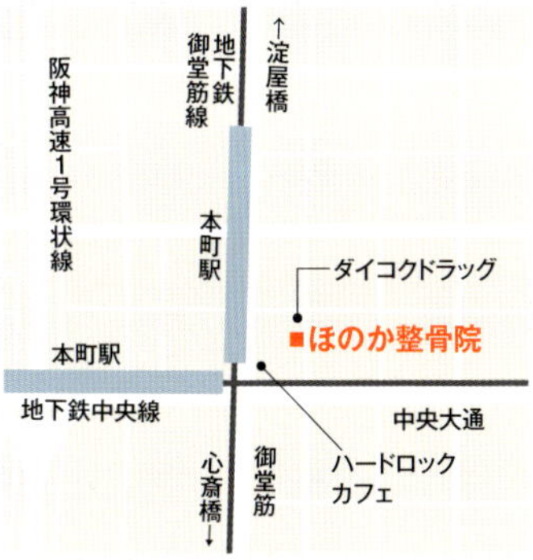

住所 〒541-0054
大阪府大阪市中央区南本町3-6-2
ケンガンビル2F

Tel 06-6245-3500

診療時間 12時～21時　完全予約制

交通 御堂筋線本町駅9番出口心斎橋筋商店街側より左へ徒歩30秒

休診日 日曜、祝日

URL honoka-seitai.com

痛い箇所には触れず内臓を優しく揺らす整体

石水院長は、27歳でほのか整骨院を開業し、疲労回復整体をベースにして様々な手技を組み合わせた内臓循環整体を開発。電気治療やマッサージをするだけでは、身体の痛みやこりはその場しのぎで終わってしまいます。そこで院長は、そうした症状の原因が内臓の弱さや疲労にあることに着目。内臓の位置や働きを調整することで、腰などのつらい症状を改善させる内臓循環整体によって、患者さんの状態をより良い方向へと導きます。痛い所に触れず、施術も短時間なので患者さんたちに喜ばれています。「今までできなかったことをできるようにサポートする」ことを目標に、慢性的な症状改善に取り組んでくれる整骨院であり、手技だけで自律神経症状を改善させる施術も好評です。

腰痛、頭痛、外反母趾、首や肩の痛みなど幅広く対応

ゴルフのやり過ぎで腰痛が悪化し、歩く度に腰の痛みと太ももの裏側のしびれを感じる状態で来院した患者さんの場合。肝臓疲労と股関節の動きの悪さで症状が出ていると特定でき、2回目の施術で歩く時の痛みは緩和。6回の施術で再びラウンドできるまでに回復されたそうです。

同院には腰痛や頭痛、外反母趾など色々な症状で通われる患者さんがいますが、病院や整体院など3軒以上回った経験がある方がほとんど。そうした悩める患者さんたちを、院長はじめ他の先生方も健康へと導く専門家集団として全力でサポート。再発防止のアドバイスも行っています。

畝傍《うねび》カイロプラクティック

院長 坂田《さかた》 英輝《ひでき》　副院長 岩崎《いわさき》 政史《まさし》

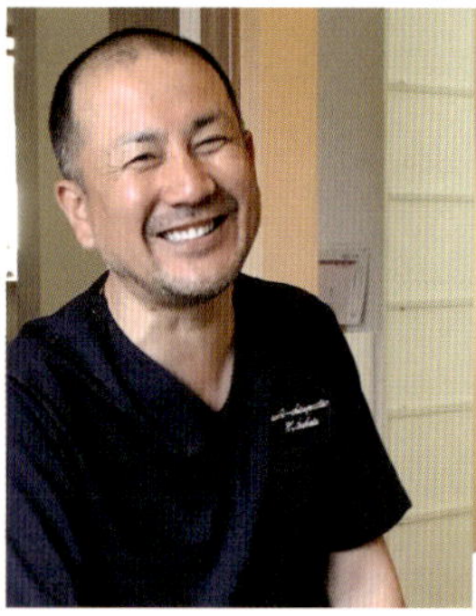

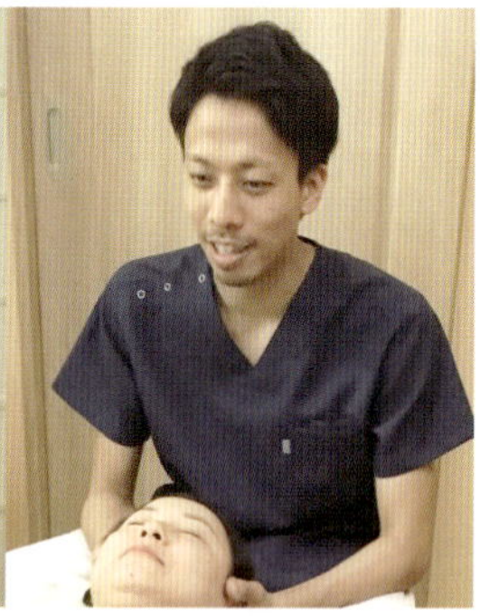

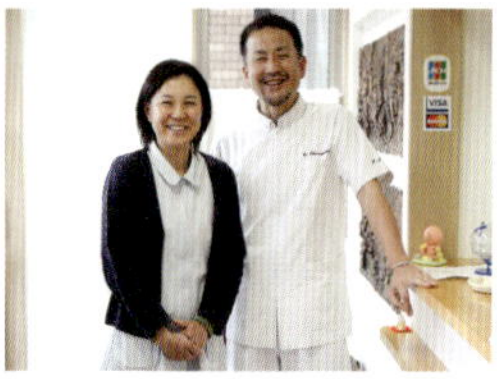

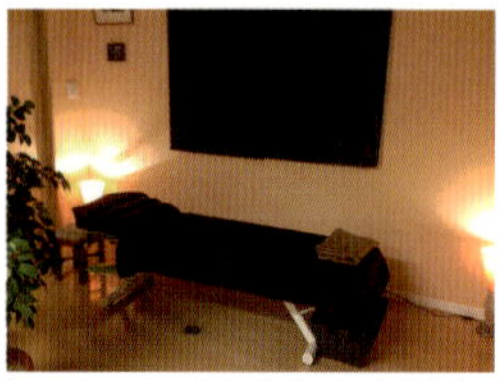

“自己治癒力を引き出す
健康への水先案内人”

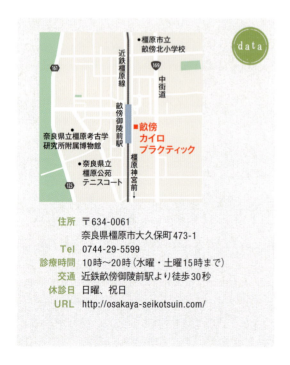

data

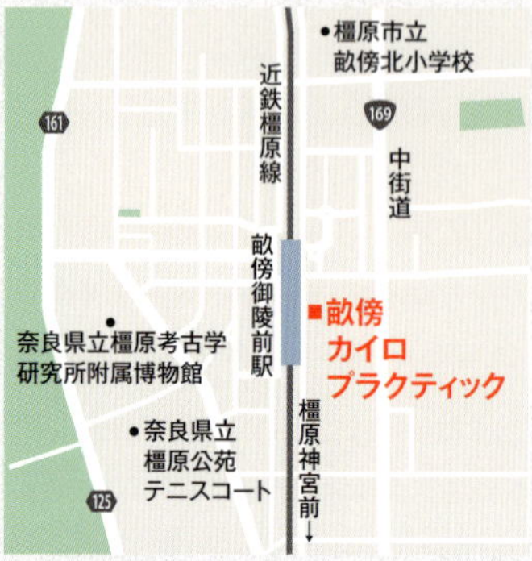

住所　〒634-0061
奈良県橿原市大久保町473-1
Tel　0744-29-5599
診療時間　10時〜20時（水曜・土曜15時まで）
交通　近鉄畝傍御陵前駅より徒歩30秒
休診日　日曜、祝日
URL　http://osakaya-seikotsuin.com/

自己治癒力を高めるために「脳」と「腸」にアプローチ

「人には本来、自分自身で身体を治そうとする力が備わっていて、我々はその行先を教える水先案内人に過ぎません」と語るのは、畝傍カイロプラクティックの坂田院長と岩崎副院長。そのカギとなるのが、身体へのストレスを軽減させる「脳」と、免疫力をアップする「腸」。この両方へのアプローチから症状の根本改善をはかる整体として、地元の人に愛されています。

特に25年以上の臨床経験を持つ坂田院長は、疲労回復協会の技術に加えて、SOT（仙骨後頭骨テクニック）などカイロプラクティックの技術を患者さんの状態に合わせて使います。「慰安目的の施術とは異なりますが、究極の慰安はいつも健康でいられることなのではないでしょうか」と語る言葉通り、患者さんの自己治癒力を高めるために日々、奮闘しています。

無駄な通院は促さず患者さんファーストで

クラブ活動をしている学生から高齢者の方まで、幅広い年齢層が来院する畝傍カイロプラクティック。どこに行っても症状が改善されず、治療院難民になっていた患者さんが、数回で笑顔を取り戻すことも。例えば、大好きな社交ダンスをあきらめていた60歳の女性は、治療を受けて大会参加までできるようになりました。

また、メンタルストレスが原因の患者さんも多く、同じ肩こりや頭痛でもその原因は様々です。同院では、必要のない通院は促さず、患者さんファーストで早期改善をモットーとしています。

愛YOUカイロプラクティック院

院長 友《とも》田《だ》 義《よし》大《ひろ》

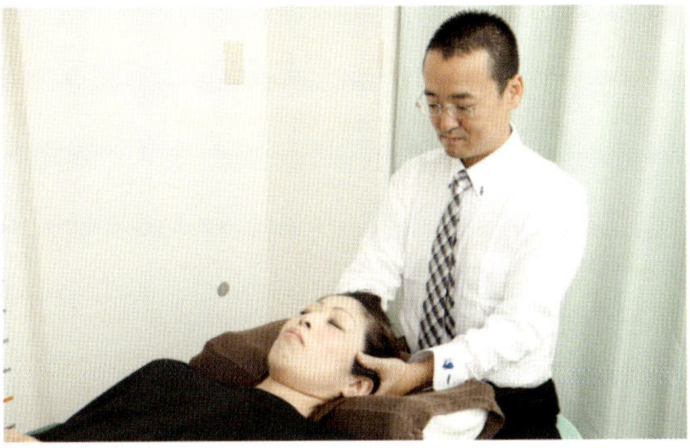

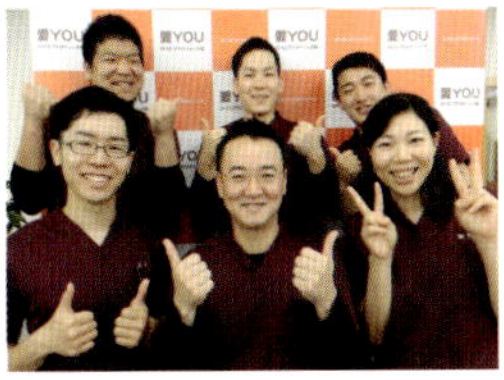

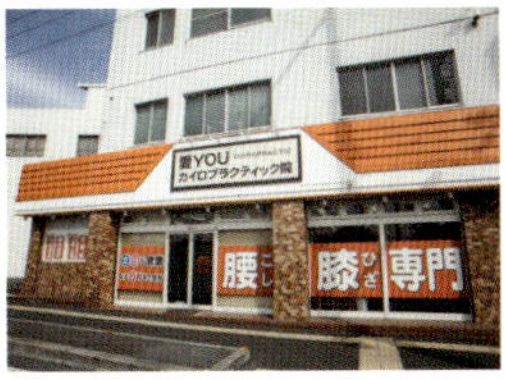

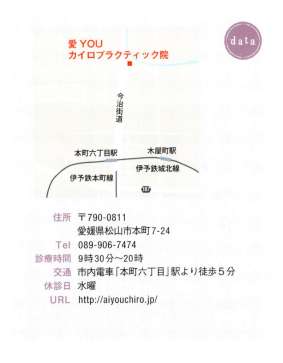

“長年のつらい症状にも、
最後の砦となるようベストを尽くす”

難治性の痛みも「足」に重点を置いた施術で改善へ

友田院長は、看護師として勤務している時に無理がたたり腰のヘルニアを発症。病院で治らず、カイロプラクティックで症状が改善したのに感動し、治療家に転向。「良くならない症状も当院が最後の砦になるよう全身全霊で応えたい」と語るのも患者さんのつらさがわかるからなのです。

様々な勉強を重ね、「足」に重点を置いた施術方法を実践。一般的には骨盤が身体の土台と言われますが、同院では「足」こそ土台であると考えます。難治性症状の患者さんを救うためには、骨盤がゆがむ原因を見つけなければなりませんが、それが「足」なのです。良くならない腰痛も、足指のゆがみが取れたら改善した例もあり、同院では必ず足をみて、外反母趾やO脚などの足のトラブル改善に力を入れています。

多くの患者さんの笑顔と「ありがとう」が励みに

友田院長は、背骨循環整体という施術により、手術しかないといわれた腰痛や、数年来患っている腰痛も改善させてきました。内臓の問題からくる腰痛、自律神経の問題からくる腰痛など、幅広く対応します。「“寝たら治る”が治療のゴールと考え、自然治癒力を発揮するために大切な骨盤や股関節にゆがみがない状態を維持していくメンテナンスを提供することが最高のサービス。幸せな人生を歩むお手伝いができるのは、この仕事の魅力です」と話す友田院長。疲労回復協会の技術認定講師としても活躍し、業界のレベルアップをはかるべく、今日も研鑽・努力を重ねています。

data

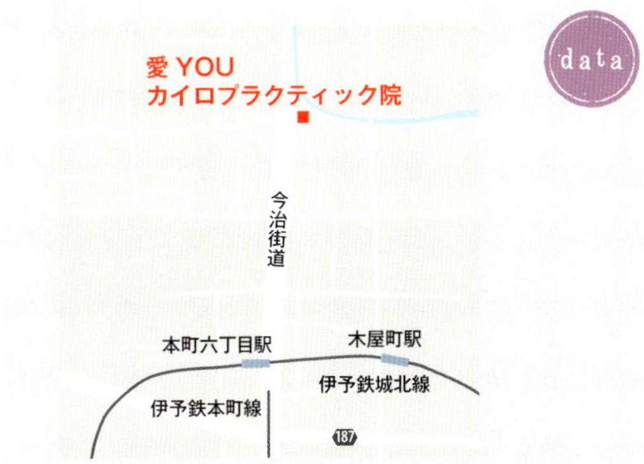

住所	〒790-0811 愛媛県松山市本町7-24
Tel	089-906-7474
診療時間	9時30分～20時
交通	市内電車「本町六丁目」駅より徒歩５分
休診日	水曜
URL	http://aiyouchiro.jp/

すこやか整骨院 富久院

院長 中越《なかごし》 俊兵《しゅんぺい》

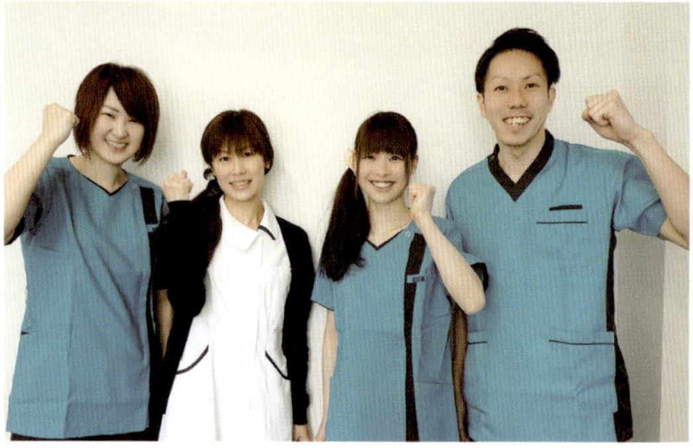

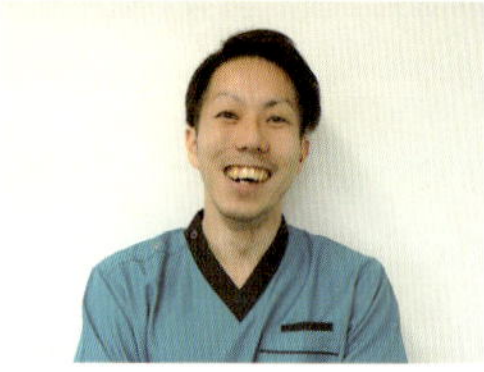

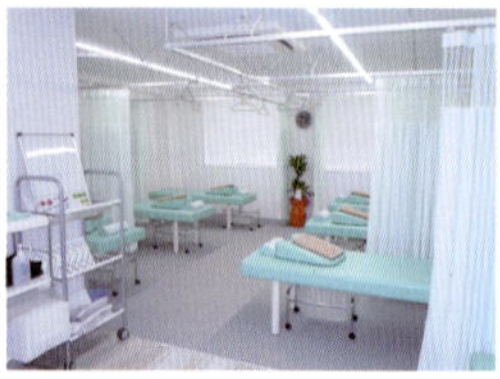

“患者さんに感動を提供できるよう
常に研究と進化を目指す”

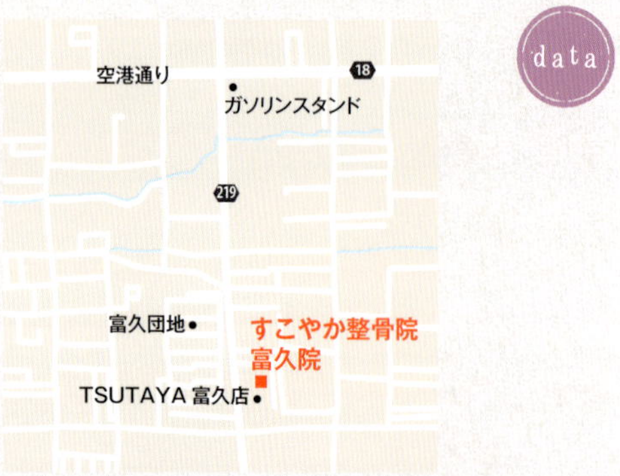

住所 〒791-8034
愛媛県松山市富久町430-2
Tel 089-973-6171
診療時間 10時～13時、15時～20時
交通 空港通り（18号線）から219号線との交差点を曲がり500m
休診日 第1火曜
URL http://www.daiya-grp.co.jp/

原因をきちんと説明し、納得してもらうことで早期改善へ

繰り返し起こる腰痛や肩こりに悩まされ、「なぜマッサージでは良くならないのか？」と疑問に思う方は多いはずです。すこやか整骨院では、“もまない”施術がモットー。というのも、腰痛や肩こりなど症状は、疲労物質がたまることによって体液の循環やゆがみが起こり、つらい症状が発生することが多いのです。「どうすれば楽になるのか、という原因を当院ではちゃんと説明します。患者さんが納得し、施術を受けていただくことで、症状の改善スピードも変わってくるんですよ」と語る中越院長。丁寧なチェックとカウンセリングで、安心して施術が受けられる整骨院なのです。

複合施設内にある足を運びやすい立地

複合施設内で便利な立地のため、気軽に足を運べるすこやか整骨院。また、口コミや家族の紹介で来院される方も多いとか。例えば、庭師という仕事の負担からくる腰痛、ヘルニアに悩まされていた患者さんの場合。病院で手術したものの良くならず、1年ほど休職中で家族の紹介で来院。それが同院で施術開始から半年ほどで無事に職場復帰され、現在は週1回、メンテナンスのため通院中。一時は仕事をあきらめるしかないと言われていましたが、無事に復帰できたのでとても感謝されたそうです。
「どのようにすれば患者さんに感動してもらえるのだろうか？」。この合言葉をスタッフ全員で共有し、現在も毎月の大阪、東京研修で最新の情報・技術を学びながら技術力アップを目指す施術院です。

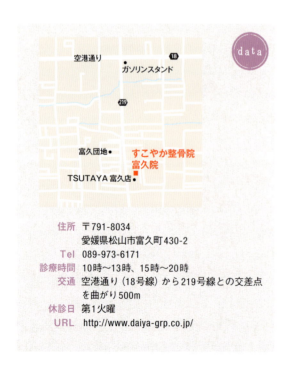

骨盤王国

院長 内村《うちむら》 大輝《だいき》

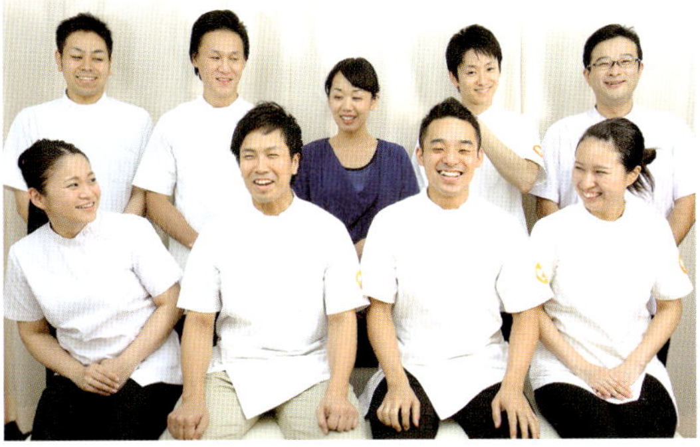

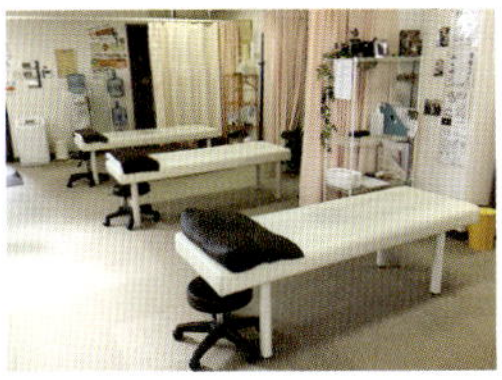

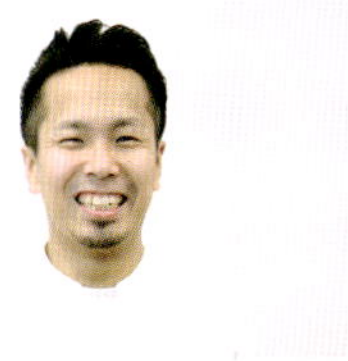

“すべての症状の基本・骨盤矯正で
快適な毎日をつくる”

骨盤は身体の基礎。ズレやねじれを正すことが大事

骨盤王国とは、ユニークな名前です。それは多くの治療院がある中で、どこに行ったらいいか迷っている患者さんに、「症状が悪化する前に、気軽に来院してもらいたい」という内村院長の思いから、覚えやすいネーミングにしたのだそうです。

もちろん、骨盤にこだわっているのも事実で、頭痛や肩こり、腰痛など多くの原因は骨盤にあると内村院長は考えます。骨盤は背骨の一番下に位置し、体重を支えるなど、身体の基礎として大事な働きをしています。つまり基礎にズレやねじれがあると身体本来の機能が十分に発揮されず、腰痛、肩こり、頭痛からあごの問題まで様々な不調の原因になるのです。そこで内村院長は、骨盤を中心とした施術で、患者さんを改善へと導くのです。

良い治療をするためには治療家自身も器を広げること

がんの手術をしてから、自分で歩けず、夜も眠れないくらいお尻や腰の痛みがひどい患者さんがいました。それが、骨盤王国で骨盤や内臓に対する施術を行うと半年で改善されたそうです。「“先生のおかげで生きています”という一言が心に残りました。今後も、一人でも多くの患者さんにとって“最初で最後の治療家”でありたい」と、語る内村院長。また、治療には治療家の人生の縮図が表れるともいいます。良い治療をするためには人間としての器を広げないといけないと考える院長。どこまでも前向きな姿勢がきっと患者さんたちの気持ちまでも元気にしているに違いありません。

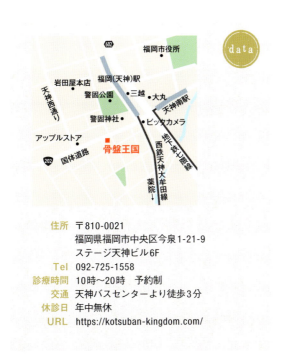

data

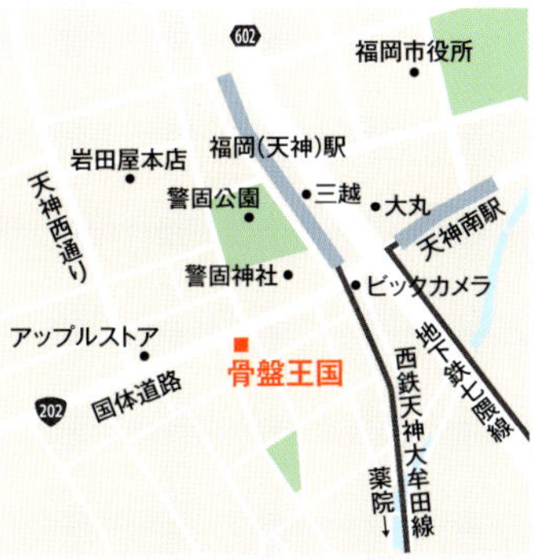

住所 〒810-0021
福岡県福岡市中央区今泉1-21-9
ステージ天神ビル6F
Tel 092-725-1558
診療時間 10時～20時 予約制
交通 天神バスセンターより徒歩3分
休診日 年中無休
URL https://kotsuban-kingdom.com/

笹部整体院

院長 笹《ささ》部《べ》 豪《つよし》

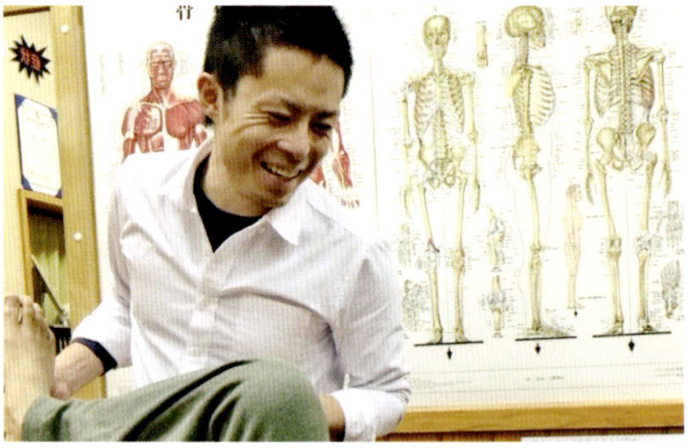

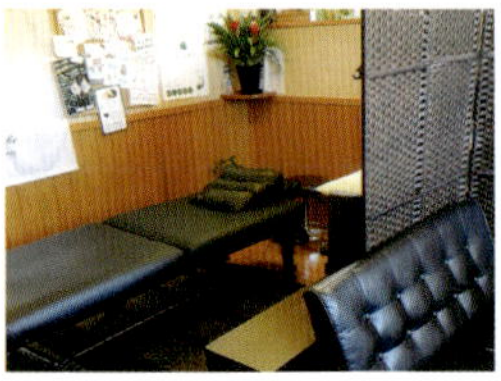

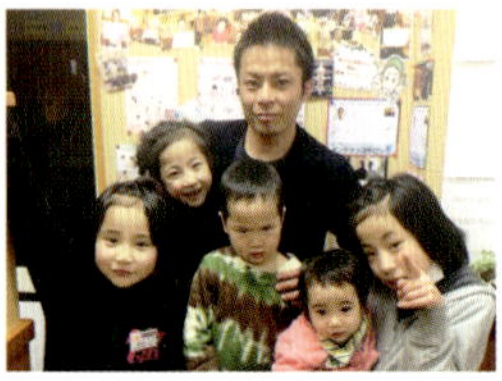

“原因を的確に調整するから
ソフトな施術でも抜群の効果”

自分自身の経験から患者さんの不安を取り除くよう配慮

笹部整体院では、カウンセリングをしっかりと行い、痛みなどの不調の原因を突き止めることから施術が始まります。施術ではボキボキと鳴らすようなことはしません。とてもソフトな感触です。しかし、原因を的確に見つけ出しているからこそ十分な効果が期待できる施術となるのです。

笹部院長自身、22歳の時にとても重い腰痛を経験。整形外科でも改善しなかったそうです。それが、知人の紹介で初めて整体院で施術を受け、3日で歩けるようになりました。「同じように困っている人のためになりたい」と、治療家になることを決意。当時の気持ちを大切に、カイロプラクティックなど様々な治療法の研究を重ね、熊谷剛先生に出会ってからはほぼ疲労回復整体の技術に集約しているとのことです。

痛くない整体で、肩こり頭痛、腰痛、女性疾患など悩みを軽減

60代女性で、腰痛がひどく、常に横になった状態という患者さんがいました。精神的にも憔悴されていたそうです。それが、笹部先生による週に2、3回、計1カ月間の施術で、「また孫と外出ができます！」と、元気に歩けるまでに回復しました。また、不妊で悩む30代後半の方は、約3カ月の通院で妊娠するなど、産前産後の調整のために通われる方も多いそうです。

「人口4千人の地元を元気で”健幸”の町にしたい。健康であることが目的になるのではなく、目的のために健康であることが大切であると皆さんにお伝えしています」と語る笹部院長です。

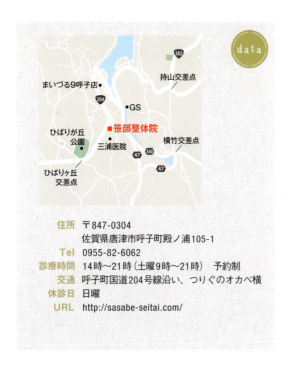

data

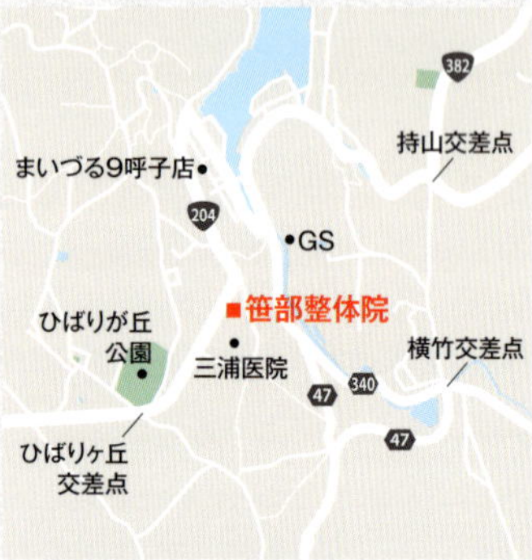

住所	〒847-0304 佐賀県唐津市呼子町殿ノ浦105-1
Tel	0955-82-6062
診療時間	14時～21時（土曜9時～21時） 予約制
交通	呼子町国道204号線沿い、つりぐのオカベ横
休診日	日曜
URL	http://sasabe-seitai.com/

ほりうち鍼灸整骨院マッサージ院

院長 堀《ほり》内《うち》 悟《ご》郎《ろう》

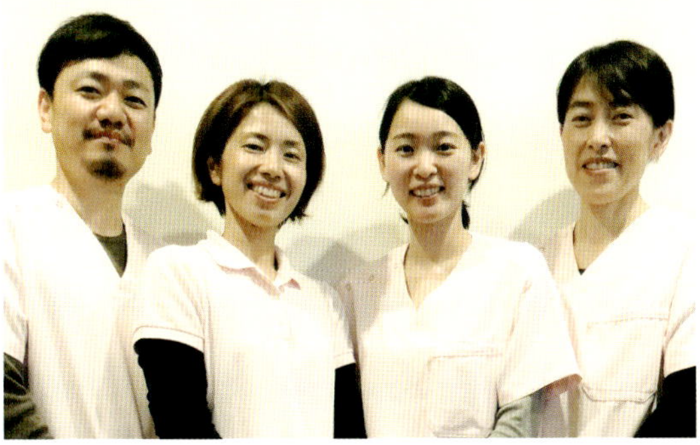

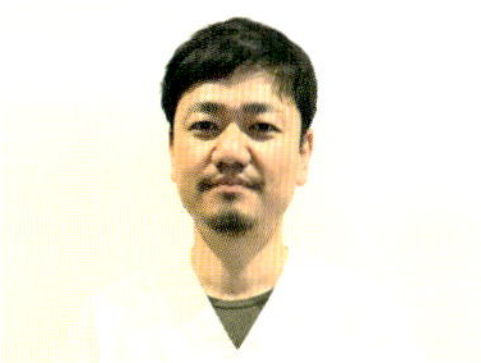

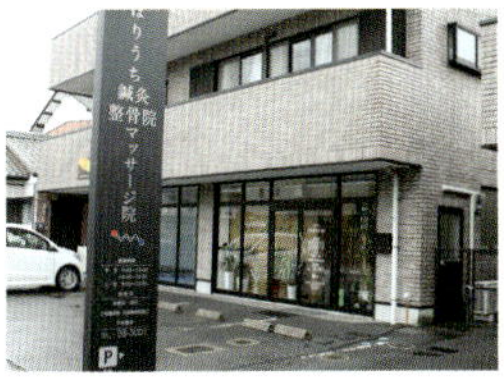

“すべての患者さんの人生を
改善できるような施術が目標”

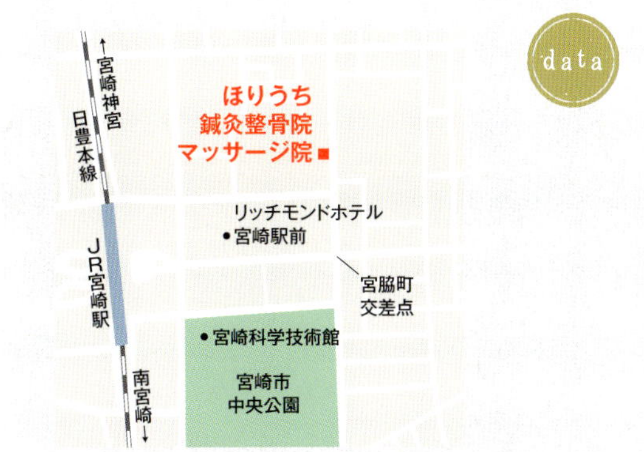

住所 〒880-0879
宮崎県宮崎市宮崎駅東2-4-9-102
Tel 0985-28-3001
診療時間 10時～14時、15時～19時（土曜13時まで）
交通 JR宮崎駅より徒歩7分
休診日 日曜、祝日
URL http://horiuchi89.com/

自らのつらい経験を生かし根本改善の大切さを実感

堀内院長は、かつて利き手が腱鞘炎になり治療の仕事を継続することが危ぶまれたことがありました。それが有名な施術家と出会い、再び利き手が使えるように。「根本改善が必要だったんです。あの時の感動は忘れられません」と堀内院長。以来、鍼灸、整骨、整体、マッサージの資格を持つ院長ですが、患者さんの人生を変えられるような施術家を目指し、日々研鑽。現在は、疲労回復整体に加え、全身の関節を微細な力で調節するパーフェクト整体や、解剖学、運動力学をベースにしたKYT（ケンヤマモトテクニック）などを取り入れ、地元の皆さまのお役に立ちたいと奮闘中です。

「原因の原因」を追究するプロフェッショナルな施術

慢性的な痛みがある方は、その原因が症状のある場所と違うところにあるかもしれません。例えば、腰痛だから腰をもむのではなく、腰痛の原因が骨盤のゆがみにあったとしたら？　さらにそのゆがみはなぜ起きたのか？　そうした「原因の原因」を、施術で養われた鋭い感覚と独自の検査で突き止め改善していきます。慢性的な肩こりや腰痛、頭痛で来院した男性医師は、「身体に負担がなく、持続的な効果がありました」と喜ばれたそうです。また、産後の腰痛で悩んでいた女性は「今までの施術とまったく違う」と感激。堀内院長とともに活躍する谷川優先生も、「女性に施術して欲しい」という方や整体初心者の方に親身に対応してくれます。治療院難民を経験した方でも、快適な毎日が目指せるはずです。

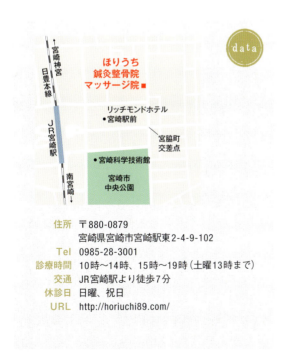

一《はじめ》整骨院

院長 原村《はらむら》 一平《いっぺい》

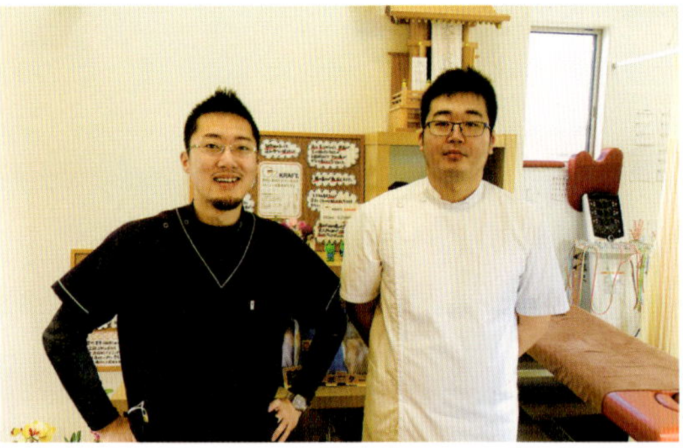

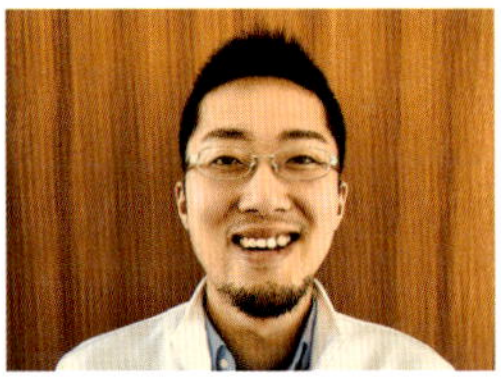

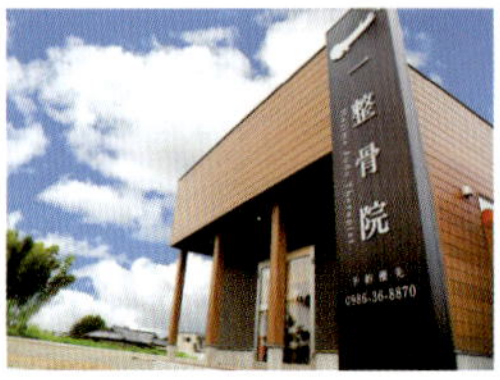

“健康迷子の方を本当の健康へ。
自然治癒力促進がテーマの施術院”

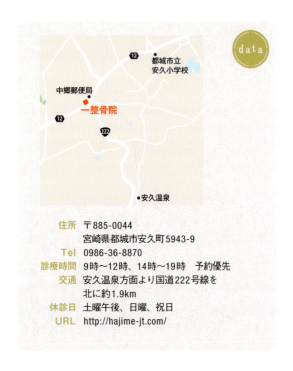

data

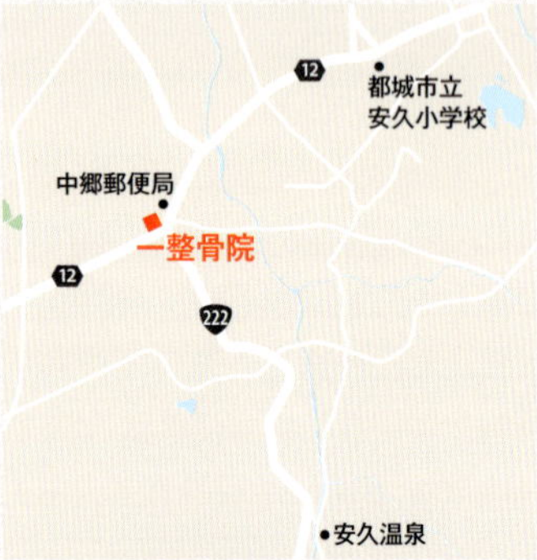

住所 〒885-0044
宮崎県都城市安久町5943-9
Tel 0986-36-8870
診療時間 9時～12時、14時～19時 予約優先
交通 安久温泉方面より国道222号線を北に約1.9km
休診日 土曜午後、日曜、祝日
URL http://hajime-jt.com/

根本的な痛み・症状の改善を目指す施術

「昔は寝たら疲れや身体のつらさがとれたのに…」と思う方は多いはず。疲労回復協会では、まさに“疲れが回復しやすい身体”づくりを目指しており、丁寧な施術やカウンセリングでそれを実践しているのが、一整骨院なのです。「自分自身で気づかなかった身体のゆがみや不調の根本原因を探し出し、自己回復力が高められるよう施術を行います」と原村院長は話します。

また、同院ではアクチベーターメソッドも導入。カイロプラクティックの一種で、身体を動かした時の神経系のエラーを見つけ出し、神経の働きを正常化して動きを整える施術です。特に慢性的な腰痛は身体の癖や動きで神経系のエラーが起こるため、その調整を行うことが効果的といいます。

紹介で来院される患者さんが多い地域の駆け込み寺

以前、ギックリ腰を何度も起こしていたという、腰痛持ちの患者さんがいました。腰が曲がらなかったのが、3カ月の治療で痛みも引き、ギックリ腰も出なくなりました。「先生に会わなければ、仕事も辞め、家族を養うことができなくなっていたかもしれません」と感謝されたそうです。

一整骨院に来院されるのは、慢性腰痛、頸椎症、五十肩、坐骨神経痛、腰部ヘルニアなどでお悩みの方。そのほとんどが紹介というのですから、患者さんの信頼度の高さがわかります。それは一整骨院が、情報過多で健康迷子になっている人や、間違った努力をしている人を本当の健康へと導くことを心掛けているからでしょう。

バランスセンター整体らくしょう

院長 齊《さい》藤《とう》 寿《かず》拡《ひろ》

再発を防げるように、痛みの原因にもアプローチを

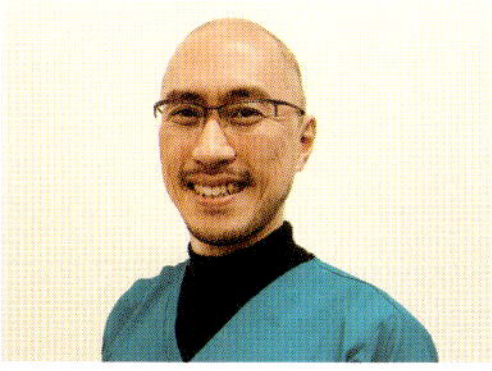

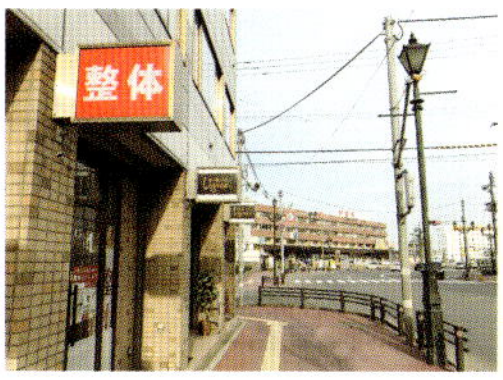

「自身では『治りにくい身体』を、『治る身体』へと導ける整体院を目指しています」という齊藤院長。眠ってしまうくらいソフトな施術法により、本人が気づけていない不調の部分も見つけ出せるよう、原因からの解決を心がけていくことで、腰痛や首・肩のこり、頭痛や不眠なども、より軽減へ。脳脊髄液減少症の30代の女性は、「片道3時間かけて通っていますが、それだけの価値があります」と語り「結婚や出産にも希望を感じます」と齊藤院長に感謝。「『治る身体』になってもらい、人生を謳歌してほしい」が齊藤院長の切なる願いです。

data

住所 〒085-0018
北海道釧路市黒金町14-9-1
サンモリン オフィ102号室
Tel 0154-65-1929
診療時間 10時～20時
交通 JR釧路駅より徒歩1分
休診日 不定休
URL http://rakushow946.com/

ひらの整骨院

院長 平《ひら》野《の》 毅《きよし》

ソフトな刺激で骨盤や背骨を調整 免疫力を高めて快適な毎日を

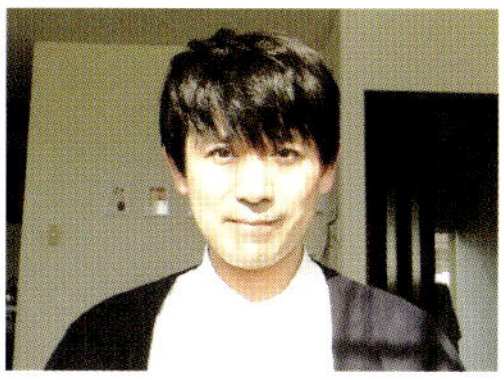

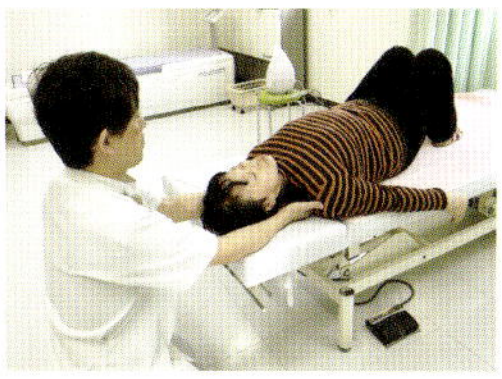

肩こり、腰痛、膝痛などで来院される方が多いひらの整骨院。「痛みをがまんして生活している方の症状を取り除くお手伝いをしています。気軽にどうぞ」と話す平野院長。症状にとらわれていると原因を見逃しがちですが、平野院長は痛みの少ないソフトな刺激の施術で患者さんの免疫力をアップ。身体全体のバランスを整えることで、毎日を楽しく過ごせるようサポートしてくれます。「慢性的な肩こりや腰痛が一度の施術で軽くなった」と話す患者さんも少なくありません。院長自身も80歳まで現役でいたいと語る頼もしい整骨院です。

data

住所 〒030-0845
青森県青森市緑3-2-13
Tel 017-773-0721
診療時間 8時～12時30分、14時～19時
（土曜17時まで）
交通 観光通り（国道103号線）サンロード青森＆
イオンより徒歩1分
休診日 祝日午後、日曜
URL msd322.com/hirano

やわらぎ整骨院

院長 田《た》澤《ざわ》 元樹《もとき》

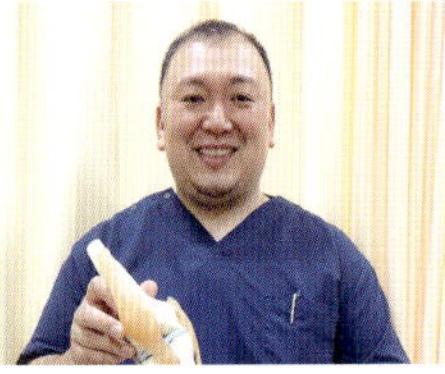

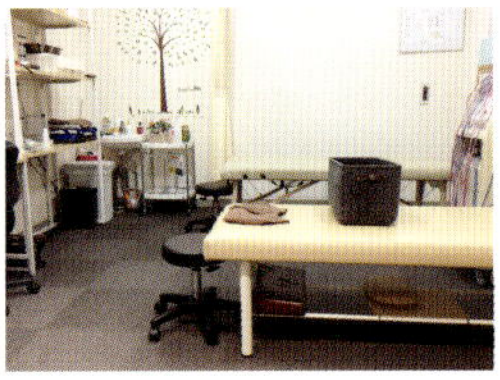

data

住所	〒020-0107 岩手県盛岡市松園3-18-20 ベルフまつぞの2F
Tel	019-601-6144
診療時間	9時30分〜13時、15時〜19時30分
交通	岩手県交通東松園２丁目バス停より徒歩２分
休診日	日曜、祝日

よく診る、よく聴く、そして わかりやすい説明がモットーです

「自分が患者だったらどうしてほしいか、どんな先生に診てもらいたいか」を常に考えて治療にあたる田澤院長。患者さん本意の姿勢を実直に守り、地域の“かかりつけ整骨院”を目指しています。特に腰痛の患者さんに対しては、弱っている筋肉の安定性をトレーニングによって向上させ、パフォーマンスを上げることで痛みを取り、再発しない身体づくりを行っています。手術が必要といわれた脊柱管狭窄症の患者さん。あえて腰部に触れず、下腿と臀部の筋ポンプの施術を行ったことで重い痛みが改善、手術も回避することができました。

北海道・東北

ほりごめ鍼灸院

院長 阿《あ》部《べ》 麻衣子《まいこ》

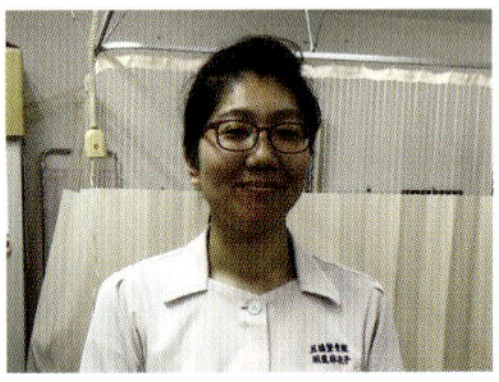

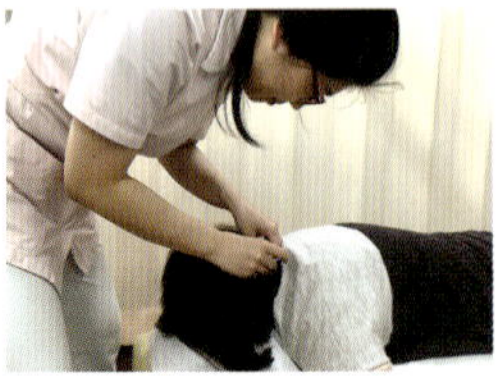

data

住所	〒984-0053　宮城県仙台市若林区 連坊小路128　オバラハウス1F
Tel	022-211-8230
診療時間	9時〜12時、14時30〜19時 （土曜18時まで、日曜8時〜12時　午後休診）
交通	地下鉄五橋駅より徒歩1分、地下鉄連坊駅より徒歩7分
休診日	水曜、祝日
URL	http://www.seikotu5.com

肘を使った整体で、こりと痛みを元から治療します

腰痛、肩こり、スポーツ障害などを得意とする治療院です。治療・施術は、肘圧治療、筋膜整体から、バランスダイエット、美容鍼まで広範に実施。特に肘を使って行う肘圧治療は、痛みが少なくソフトな感触で苦痛を軽減して患部を元から治療します。うつ伏せになれないギックリ腰の患者さんや妊婦さんも安心して受けられると好評です。ギックリ腰の患者さんで、肩甲骨間を肘圧で治療したら、すんなり起き上がれるようになったという例も。生理痛や更年期障害などに悩む女性の患者さんが多く訪れ、治療の成果をあげています。

五橋《いつつばし》整骨院

院長 石川《いしかわ》 晴輝《せいき》

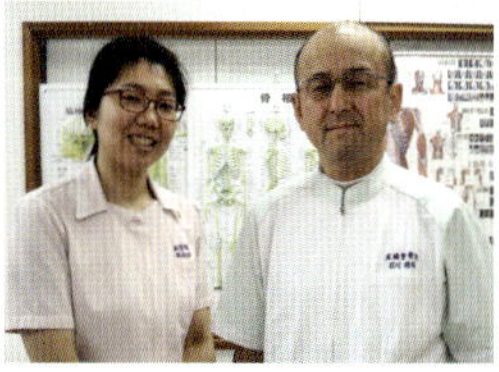
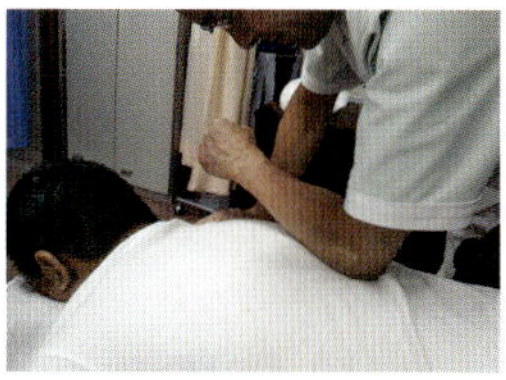

data

住所 〒984-0053 宮城県仙台市若林区
連坊小路128 オバラハウス1F
Tel 022-211-8220
診療時間 9時～12時、14時30～19時
(土曜18時まで、日曜8時～12時、午後休診)
交通 地下鉄五橋駅より徒歩1分、地下鉄連坊駅より徒歩7分
休診日 水曜、祝日
URL http://www.seikotu5.com

肘圧筋膜整体などにより、効果的に腰痛を治療します

「痛みやこりは、バランスを崩した身体からのSOSです。患部は治療の目安の一つとして推し量るところ。原因を正しく知り、治療していきます」と、石川院長。特に腰痛の治療には、肘を使って全身のこわばりを取っていく、肘圧筋膜整体が効果的。横向きで施術ができるため、うつ伏せ、仰向けになれない、ギックリ腰の患者さんに対してしっかりと治療ができます。股関節が痛くて病院に入院していた患者さんが、肩甲骨周辺から腰部にかけてこの方法で治療したところ痛みが消え、大好きなゴルフも再び楽しめるようになりました。

もみの木整骨院仙台鈎取店

院長 小川《おがわ》 剛志《たけし》

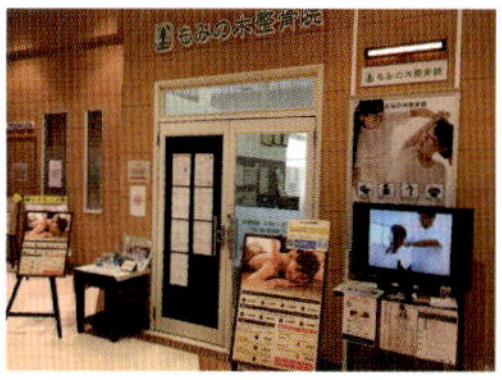

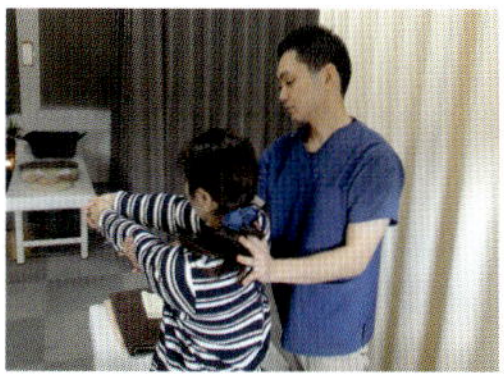

data

住所 〒982-0805
宮城県仙台市太白区鈎取本町1-21-1
イオンスーパーセンター鈎取店2F
Tel 022-243-2523
診療時間 9時～21時
第2、第4木曜17時まで
交通 国道286山田交差点よりすぐ
休診日 無休
URL http://mominoki-kagitori.com/

"美健同源"健康だから美しい！身体を労わる施術を行います

患者さん一人ひとりに合った、丁寧な手技・施術を心がけている同院では、30歳から60歳代の慢性腰痛や膝痛、頸部痛、肩関節周囲炎、ギックリ腰、自律神経失調症などで悩む、多くの方が訪れています。「健康な身体に美しさが宿る」が、小川院長の考え方。その治療法は、疲労回復協会の理論にのっとり、内臓調整、筋膜リリース・ストレッチテクニック、PNFストレッチ、カイロプラクティックなどを駆使。内臓疲労に起因する身体の痛み・ゆがみを整えます。より健康的な状態を保つため、栄養面や運動の指導なども積極的です。

関村接骨院

院長 関村《せきむら》 幸太郎《こうたろう》

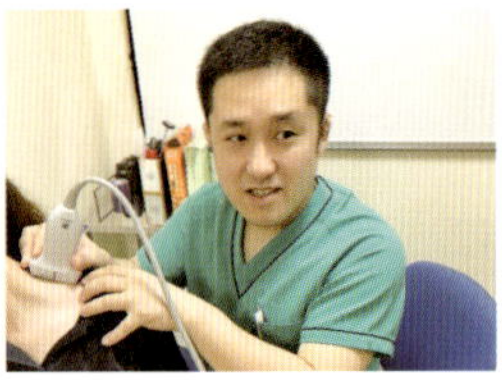

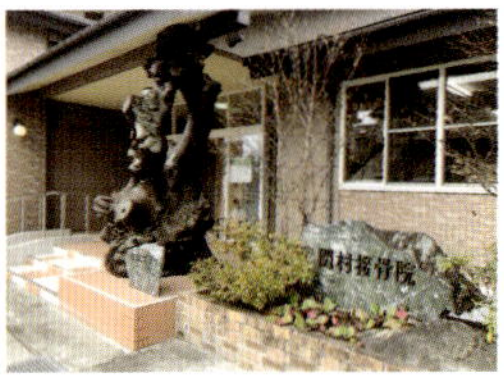

data

住所	〒987-2205 宮城県栗原市築館宮野中央1-7-7
Tel	0228-22-3070
診療時間	8時～12時30分、14時30分～19時
交通	栗原市役所より国道4号線を北に1.5km
休診日	木曜・土曜午後、日曜、祝日
URL	sekimurasekkotuin.com/

痛みの原因をAIで究明。完全オーダーメイドの施術です

最新のエキスパート型AI（人工知能）を使用した分析システム「E-FAS」により、痛みの原因箇所を科学的に究明。同時に、院長の優れた手技により全身のバランスを整えて痛みを改善します。しかも、患者さん一人ひとりに合った完全オーダーメイドの施術。慢性腰痛や肩こりに悩む50歳代女性が多く来院。「どうせ治らないとあきらめていた」患者さんから、感謝や喜びの声が多く寄せられています。痛みを根本的に改善した後、さらに症状が出ないように患者さんと向き合う関村院長の姿勢に、信頼を寄せる方が多くいらっしゃいます。

隠れ家整体サロンDOLMIL（ドルミール）

院長 野口《のぐち》 千賀子《ちかこ》

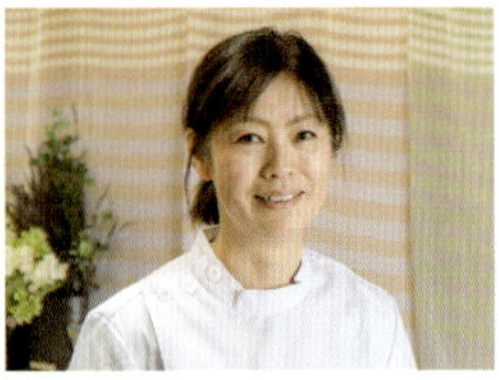

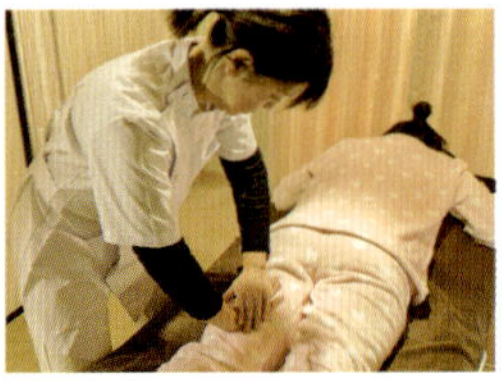

data

住所	〒989-2441 宮城県岩沼市館下1-5-26-506
Tel	050-5819-4473
診療時間	10時～18時
交通	JR岩沼駅東口より徒歩1分
休診日	水曜
URL	http://iwanuma.jirowave.com/

アロマをメインに筋膜リリース、骨盤矯正で自己治癒力を高めます

女性セラピストである野口院長が、女性の患者さんを対象に施術を行う、アットホームで隠れ家的存在の治療院です。骨をゴキゴキ鳴らしたり強い力で揉んだりせず、ソフトな施術で効果はテキメン。施術中、眠ってしまうほどの心地よさも評判です。「脳がリラックスできる環境をつくり、自己治癒力を高めていくこと」が野口院長の治療の基本。筋膜リリースや骨盤矯正、頸椎調整も得意です。内臓のバランスを良くして体液循環をスムーズにして、負荷のかかる手や足を施術することで、脳を休める環境を整え、腰痛の軽減を目指します。

ピュア整体院

院長 古《こ》田《た》部《べ》 文《ふみ》孝《たか》

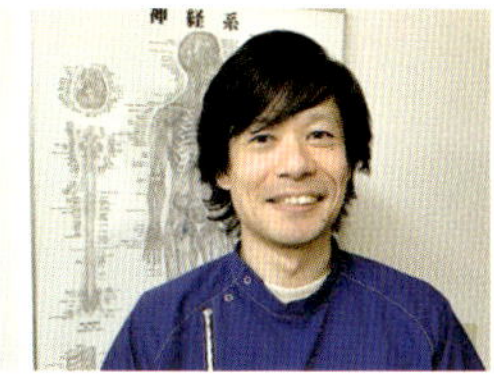

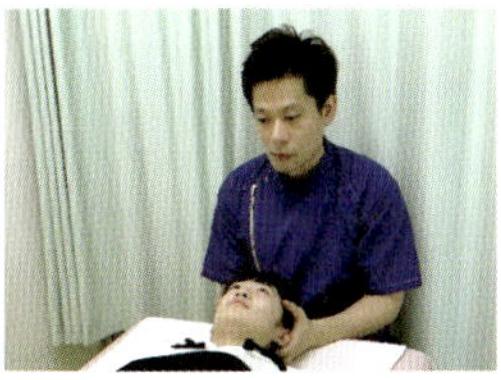

data

住所 〒960-0112
福島県福島市南矢野目字菅原30-11
Tel 024-529-6186
診療時間 9時～12時、14時～19時
交通 国道13号線北矢野目より車で2分
休診日 木曜午後、金曜、祝日
URL http://www.insite-net.jp/pure-seikotsuin/

ソフトで安心の施術により、ゆがみを矯正、痛みを改善します

「地域から、身体のゆがみで悩んでいる人をなくしたい」と話すのは、福島市内で唯一の疲労回復協会認定院、ピュア整体院の古田部院長。「身体に痛みなどの症状が出る場合、その原因は身体のゆがみにより体液の循環が悪くなっているから」と指摘。内臓疲労の調整と、筋肉・関節の調整を同時に行い、痛みを改善し、健康な身体に戻していきます。症例では、やっと歩けるほどの重度の腰椎椎間板ヘルニアの患者さんが、「古田部先生のソフトでやさしいたった1回の施術で、痛みがなくなりました」と、感激の言葉を寄せています。

なかむらファミリー接骨院

院長 中《なか》村《むら》 慶《けい》太《た》

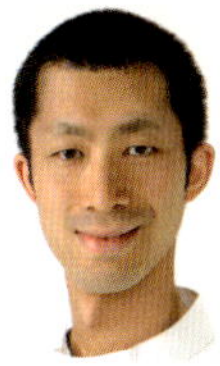

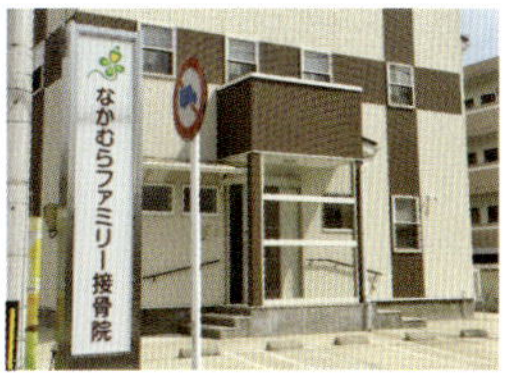

data

住所 〒965-0005
福島県会津若松市一箕町亀賀字藤原276
Tel 0242-85-8310
診療時間 8時30分～12時、14時～19時30分
(土曜17時まで)
交通 JR会津若松駅より車で5分
休診日 日曜、祝日
URL http://www.n-family.jp

内臓系や神経系を考慮した施術。腰痛を改善に導きます

腰痛とひと言でいっても、原因は人それぞれ。中村院長は、微妙な症状の違いを見極め、筋肉や関節に対するアプローチはもちろん、内臓や神経系を考慮した施術や、体液の質を改善する栄養面からのサポートなど、総合的な健康支援を行っています。また、時代や環境によって症状も変化するという考えから、人工知能を用いた動作分析や最新の内臓・頭蓋骨調整法など、常に進化を続けながら万全の態勢で臨みます。女性の患者さんからの信頼が厚く、腰痛のほか、不妊症や骨盤矯正あるいは自律神経疾患の治療においても定評があります。

かさまカイロプラクティック

院長 遠藤《えんどう》 宏之《ひろゆき》

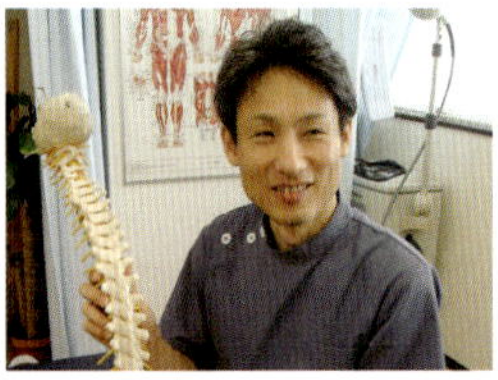

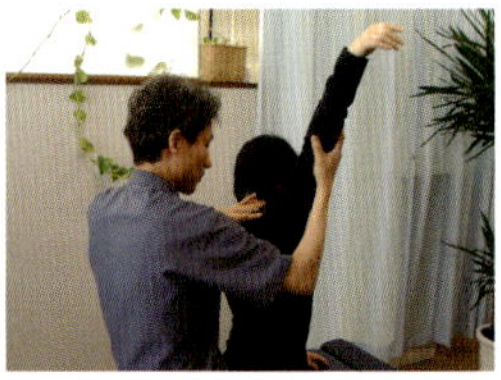

脚の痛み、腰痛、産後の骨盤矯正、しびれなど、多彩な手技で改善

腰痛、脚の痛み、しびれに悩まされていたご婦人が、1回の施術で症状が消え、「信じられない！」という言葉を繰り返したそうです。坐骨神経痛を含めた、腰痛、骨盤まわりのトラブルを抱えた30代から40代の女性が多く来院。疲労回復協会の技術に加え、DRT（骨盤から上部胸椎までの揺らし調整）、緩消法（圧をかけて収縮、伸長させながら調整）、操体法（身体を楽な方向に動かし、負荷をかけて調整）、さらに脊柱・背骨に直接コンタクトして関節を広げていく方法など、多彩な手技で患者さんを症状改善に導く遠藤院長です。

data

住所	〒309-1611 茨城県笠間市笠間2680-1
Tel	0296-73-4530
診療時間	9時～13時、14時30分～20時
交通	JR笠間駅より徒歩12分
休診日	日曜、祝日、指定日（事前に電話で確認）
URL	http://www.kasama-chiro.com/

関東

柳生整体院

院長 柳生《やぎゅう》 剛《たけし》

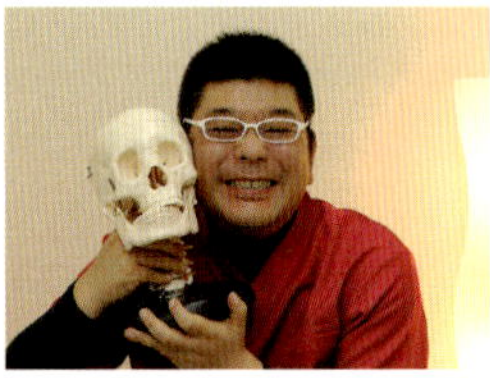

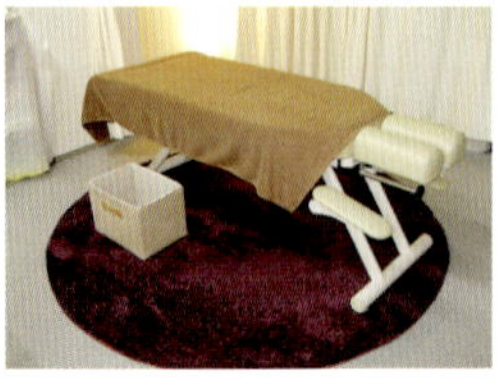

手技による骨格矯正で、腰痛、肩こりを根本改善します

腰痛、肩こり、頭痛などのほか、自律神経失調症の患者さんも多く通う柳生整体院。「施術を通して皆さまの幸せのお役に立ちたい」と話す柳生院長。治療に機械は一切使わず、独自に身に付けた手技により、骨格を矯正することで、身体の不調を改善していきます。疲労回復整体の手技に加えて、ディバーシファイドやSOT（腰痛治療に最適）、オステオパシー、整体術、そしてうつや自律神経失調症のアプローチに適した自律心体療法などを駆使。「腰が痛くなったら柳生先生へ、と決めている」という50代男性の声が印象的でした。

data

住所	〒300-1206 茨城県牛久市ひたち野西3-24-7 ノースアヴェニュー104
Tel	029-875-6530
診療時間	9時～12時、14時～19時
交通	JRひたち野うしく駅西口より徒歩5分
休診日	水曜・土曜午後、祝祭日
URL	yagyuseitai.com

整体院IGNIS

院長 渡《わた》辺《なべ》 到《いたる》

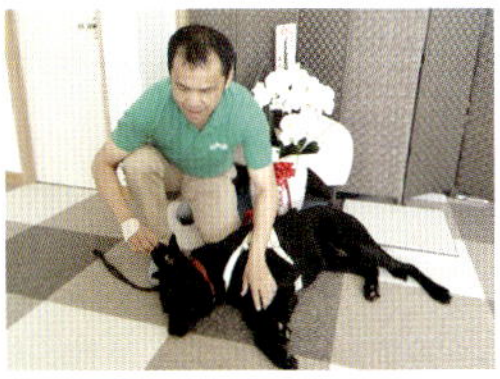

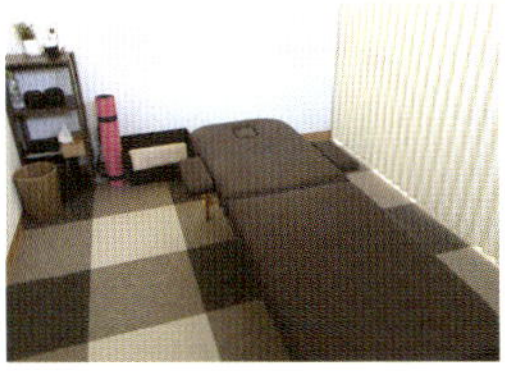

data

住所 〒300-3261
茨城県つくば市花畑3-9-1
シュガーハイツ102
Tel 029-869-8007
診療時間 9時～21時
交通 国道55号線花畑1丁目交差点すぐ
休診日 日曜、祝日（不定休あり）
URL http://ignis-tsukuba.com/

腰痛・ギックリ腰、肩こり、生理痛・不妊治療なども得意です

「笑顔になれる治療院」を目指すという渡辺院長は、疲労回復整体の他に妊活整体を習得し目下実践中。生理不順などが原因で腰痛を起こす女性が多い中、「妊活整体で内臓の位置やゆがみ、頭部のゆがみを整えることで生理痛による腰痛や頭痛を取り除きます」と、渡辺先生。同院に、婦人科疾患で悩む20歳から40歳代の女性が多く訪れるのも納得させられます。院内にはキッズスペースもあり、お母さんも安心。施術により高齢者出産のリスクを少しでも取り除くことが渡辺院長の目標。ご夫婦へのカウンセリングなどにも力を入れています。

PSLプラナ整体ラボ

院長 石《いし》川《かわ》 敦《あつし》

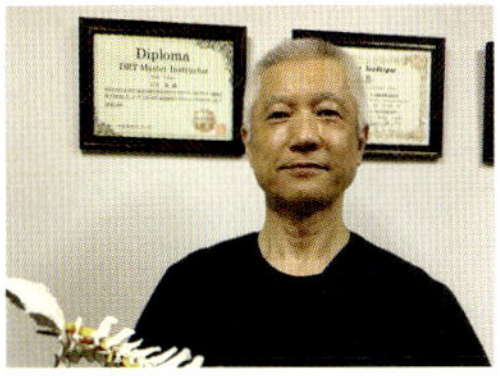

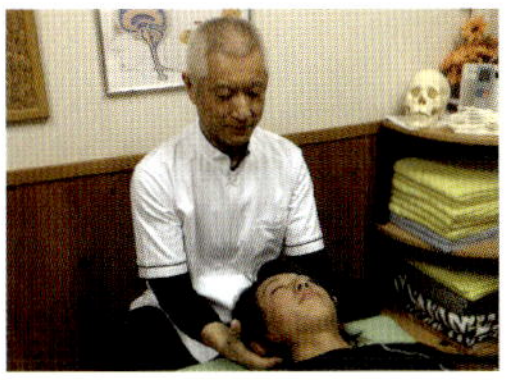

data

住所 〒321-0965
栃木県宇都宮市川向町3-21
K'sガーデン1F
Tel 080-5172-8773
診療時間 13時～20時
交通 JR宇都宮駅東口ロータリーより徒歩1分
休診日 木曜
URL https://purana-seitai-labo.com/

健康寿命を延ばし、再発のない幸せな毎日をお手伝い

「施術前と施術後で整体のイメージが変わりますよ」と、石川院長。疲労回復協会の手技だけでなく、背骨を5分間揺らすだけで様々な不調の軽減が期待できるDRT（ダブルハンド・リコイル・テクニック）や筋膜療法、気エネルギー療法といった方法で、優しく改善に導きます。PSLプラナ整体ラボが目指しているのは、健康寿命を延ばし、幸せな健康生活をお手伝いすること。施術や身体の悩みに耳を傾けるだけでなく、アフターケアも重視しているので、痛みの再発を防ぐお手入れ法もしっかりアドバイスしてもらえます。

前橋リバース整体院・鍼灸整骨院

院長 九澤《くざわ》 健一《けんいち》

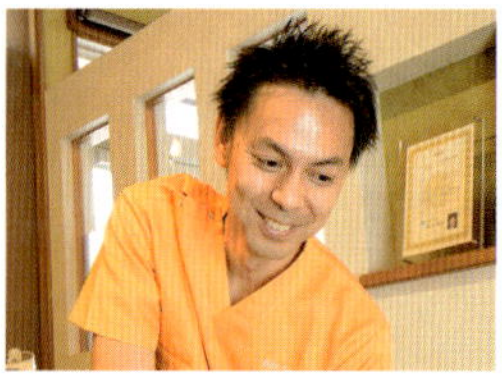

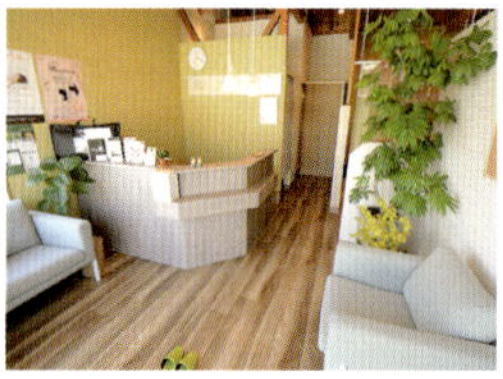

data

住所	〒371-0841 群馬県前橋市石倉町1-13-6 トモgハウス東号室
Tel	027-251-8101
診療時間	9時～13時、15時～20時
交通	JR前橋駅・新前橋駅より車で3分、徒歩17分
休診日	日曜、祝日
URL	https://maebashi-seitai.com

根本施術で新しい
自分に生まれ変わるお手伝い

院名には、身体を「reverse＝元に戻す」「rebirth＝生まれ変わる」という意味が込められています。医師の推薦を受けている疲労回復整体をはじめ、オリンピックメダリストなど、世界のトップアスリートが絶賛するVIM療法／マツエセラピー等を駆使し、つらい症状を改善します。また、良い状態が続くようにさまざまな運動療法の指導も行っています。患者さんの中には、頸椎ヘルニアと診断され、寝ているのも苦痛だったのがすっかり元気に回復された方も。「出会った方と一緒に笑顔になるのが信条」と語る九澤院長です。

カイロプラクティック113

院長 佐藤《さとう》 忠夫《ただお》

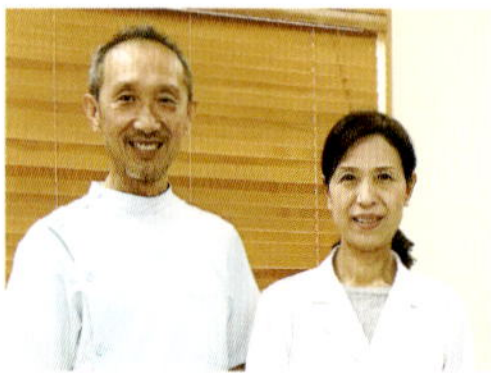

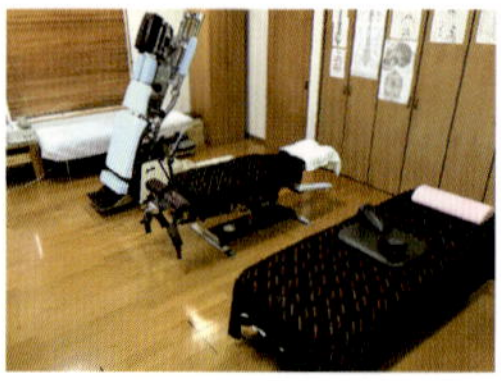

data

住所	〒373-0807 群馬県太田市下小林町32-38
Tel	0276-48-5777
診療時間	9時～12時、14時～19時　予約優先
交通	東武伊勢崎線太田駅より2.7ｋｍ
休診日	日曜午後、祝日
URL	kairo113.jimdo.com

太田市に開業して30年。
地域の健康を支える施術院です

開業30年の実績あるカイロプラクティック113。佐藤院長は「健康は心と身体のバランス。このバランスが一番大切」と考え、最小限の調整での改善を心掛けています。疲労回復整体や、カイロプラクティックのテクニックであるSOT（後頭骨と仙骨に注目した施術）や、AKAテクニック（関節の滑りをよくする）など長年の経験を活かし、患者さんの症状に合わせて駆使。治ろうとするその人の持つ自然治癒力を高めていきます。常連の方の中には定期的にメンテナンスで通われる方も多いという、地域に欠かせない施術院です。

関東

あかり接骨院

院長 鈴《すず》木《き》 秀《ひで》行《ゆき》

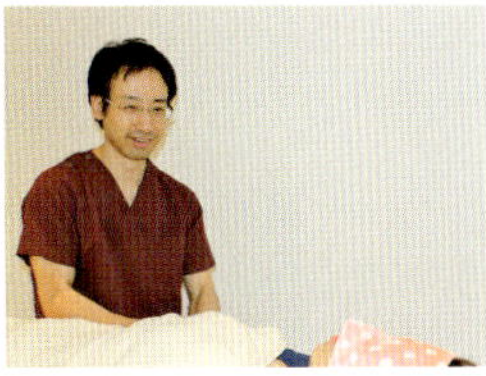

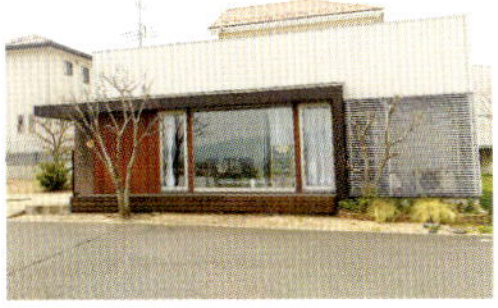

data

住所 〒379-2311
群馬県みどり市笠懸町阿左美2597-3
レンブラントガーデンAZAMI D号室
Tel 0277-70-8310
診療時間 10時〜20時
(土曜・日曜14時まで)
交通 JR岩宿駅より徒歩5分
休診日 木曜、祝日
URL http://www.akari-sekkotsu.com/

身体を整えることと、その使い方の両軸から患者さんの健康を支える

身体の不調や痛みに対し、自然治癒力を高める施術で、根本的な改善をはかる鈴木院長。再発防止のために、快適で無理のない動きを学んで、自分で痛みをつくらないようにする「フェルデンクライス・メソッド」のレッスンも行っています。60代男性で、腰痛で右足に激痛が走り、杖なしでは歩けなかった患者さんの場合。ゆがみを整え、体液の循環を促す施術を行い、帰りには杖なしで歩けるようになったそうです。関わった方が笑顔になれる空間づくりを心がけ、院名の通り「痛みや不調で暗くなった心にあかりを灯す」鈴木院長です。

関東

みゆ整体院

院長 高《たか》橋《はし》 美《み》律《つ》雄《お》

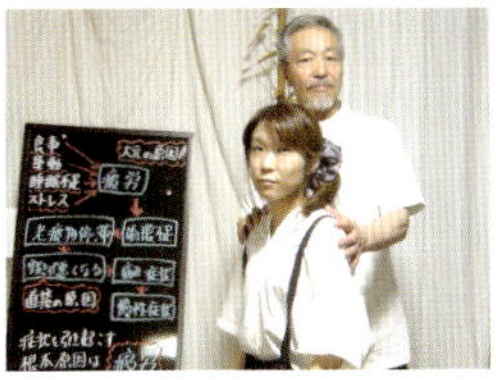

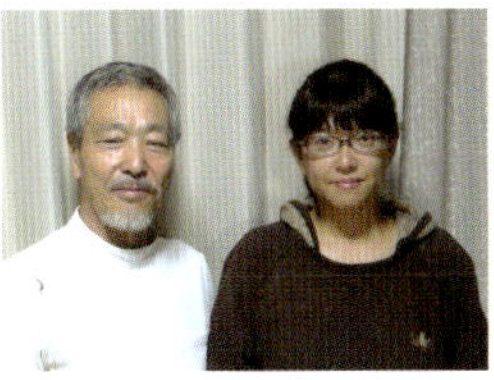

data

住所 〒370-0862
群馬県高崎市片岡町3-2000
Tel 027-321-2321
診療時間 11時30分〜14時30分、19時30分〜23時
日曜・祝日10時〜23時
交通 JR高崎駅西口より車で8分
休診日 不定休
URL http://kenkoulabo.com/nerudakeseitai/rlp80/index.html

腰痛、肩こりから、むくみまで。骨盤と背骨のゆがみを正して改善

「笑顔で暮らせる日々を応援します！」と話す高橋院長。治療はまず、姿勢分析と内臓検査で痛みの原因を徹底検査することから。施術は、特殊な枕で横になっている間に身体全体のゆがみを調整。痛みを伴わないので安心して受けられます。さらに高橋院長は、患者さんの食事の指導や生活習慣に関わることもサポート。自宅でできる的確なケア・ストレッチも合わせて指導します。痛みや不調を根本的に改善するには、毎日の規則正しい生活が重要。健康寿命を少しでも延ばして笑顔の毎日を送ってもらうことが、高橋院長の願いなのです。

元氣が一番整体室

院長 宮《みや》 誠《せい》二《じ》

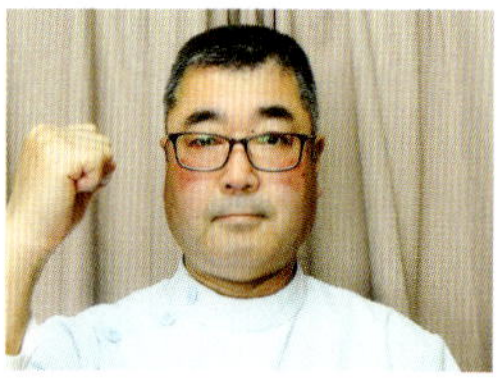

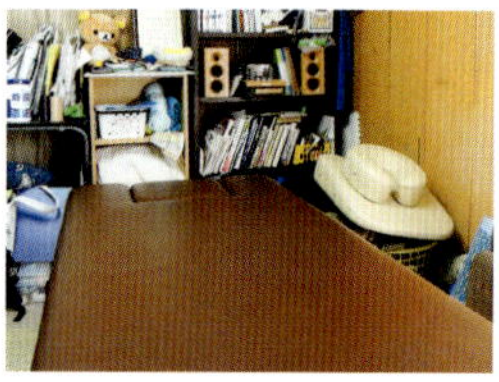

腰痛・肩こりから、スポーツ障害まで、結果重視の治療系整体院

高崎駅前の便利な場所で、長い実績を誇る、元氣が一番整体室。病院や他の治療院へ通っても改善せずに来院する患者さんは、生理バランス（疲労）や神経バランス（ストレス）が乱れ、構造バランスが崩れていることが多いのだとか。そこで宮院長は、疲労回復協会の理論や操体法を取り入れ、身体をホリスティック（全体的）に捉えて検査・施術を行います。腰痛・肩こり・膝痛など慢性症状から、オスグット・シンスプリントなどの成長障害やスポーツ障害の治療まで。痛みの原因を患者さんと共有し、セルフケアの指導にも努めています。

data

住所 〒370-0831
群馬県高崎市あら町2-10
Tel 027-326-3323
診療時間 8時～20時　完全予約制（当日予約も可）
交通 JR高崎駅より徒歩7分
休診日 木曜　不定休あり
URL http://genki-1ban.net

わらびカイロプラクティックセンター

院長 秋葉《あきば》 靖《やす》士《し》

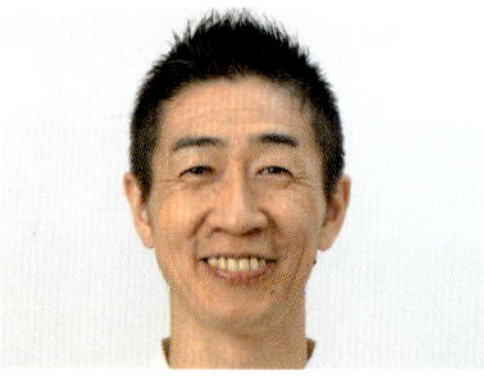

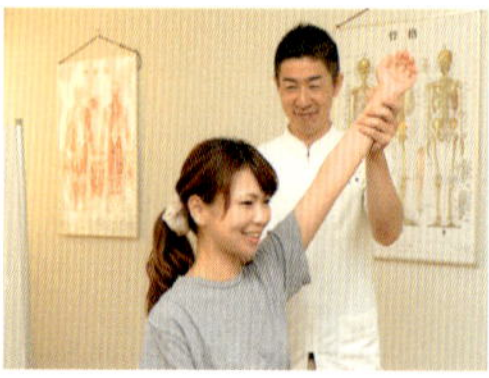

妊婦さんやお年寄りも安心。無痛整体でゆがみを調整します

「毎日を元気に過ごせる身体づくりに貢献したい」と語る秋葉院長。カイロプラクティック歴12年、開業8年にして延べ3万人以上の患者さんの悩みを解決してきました。施術は“無痛整体”で、緊張感や恐怖感を患者さんに与えません。妊婦さんや、子どもからお年寄りまで、安心して通えると評判です。秋葉院長が臨床に取り入れているのは、古典調整法や頭蓋反射テクニック。腰椎ヘルニアと診断され、薬も効かず通勤にも不自由があった40代女性が、4回の施術で通勤が楽に、2カ月後には治療を終え、家族旅行ができるまでになりました。

data

住所 〒333-0851
埼玉県川口市芝新町9-3 田村ビル2F
Tel 048-261-4441
診療時間 9時～12時、14時～20時
（完全予約制）
交通 JR蕨駅東口より徒歩5分
休診日 木曜、不定休
URL http://www.warabi-chiro.jp/

さきたま整骨院

院長 新《あら》井《い》 雄《ゆう》二《じ》

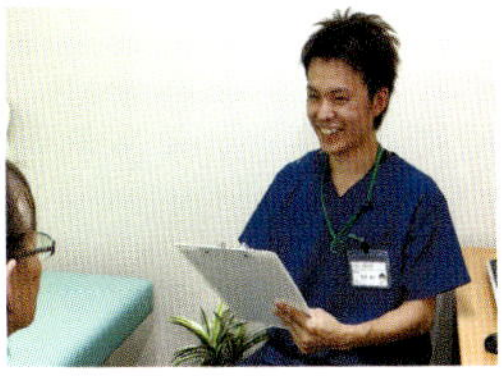

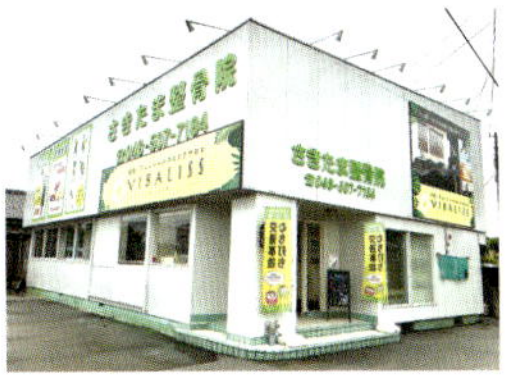

長年悩まされた痛み、しびれ、こりの改善に向け全力サポート

痛み・しびれ・こりの原因は、神経、筋肉、骨の変形よりも、疲労や内臓の疲れが原因となり、様々な関節の動きが悪くなっている可能性があります。悪循環を断ち切り、自然治癒力を高めて改善してくれるのが新井院長です。首・肩・背中が凝り固まり、痛み止めを服用していた40代女性は、1度の施術で身体が軽くなり、その後も施術のたびに症状が改善されるのを体感。スポーツも楽しめるほどになりました。「どこに行ってもよくならなかった痛みやしびれでお悩みの方の駆け込み寺に！」という思いで日々取り組んでいます。

data

住所	〒361-0075 埼玉県行田市向町13-12
Tel	048-507-7184
診療時間	9時～13時、16時～20時
交通	JR吹上駅・行田駅より車で10分
休診日	不定休
URL	http://sakitamas.com/

関東

小暮鍼灸マッサージ

院長 小《こ》暮《ぐれ》 大《だい》介《すけ》

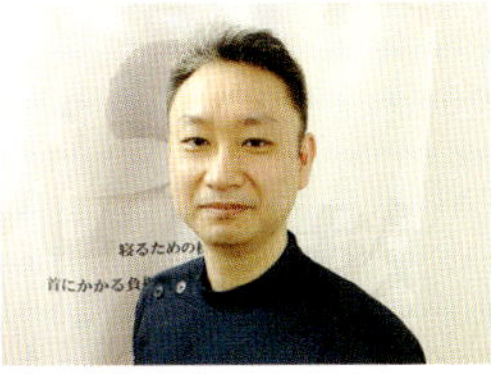

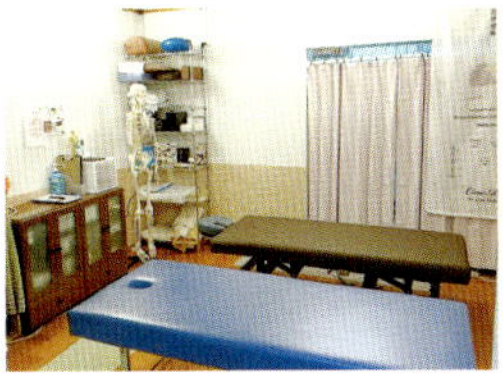

整体や鍼灸、最新マシンまで、多角的な施術で患者さんを笑顔に

「自分の施術は治すのではなく、普通に戻すことなのです」と小暮院長は語ります。以前できたことがまたできるようになる、そのような施術を心掛けています。疲労回復協会の手技を基本に、DRTの技術も習得。首を触らず、背骨を揺らすことで全身のゆがみを整える矯正術です。また、鍼やお灸なども組み合わせ、ベストな施術を提供。肩の手術をして1年半リハビリをしても腕が肩より上げられなかった患者さんが、継続治療1カ月で普通に腕が上がるようになって、びっくりされていたとか。感謝と感動の声にあふれる治療院です。

data

住所	〒331-0065 埼玉県さいたま市西区二ツ宮840-1
Tel	048-625-8355
診療時間	9時～21時（土曜、日曜、祝日18時まで） 予約優先
交通	大宮駅方面から県道56号線、二ツ宮交番を過ぎて埼玉県警察機動センター手前を右折
休診日	月曜、日曜不定休あり
URL	kogure-massage.com/

幸手整体院 やわらぎ

院長 齋《さい》藤《とう》 博《ひろ》子《こ》

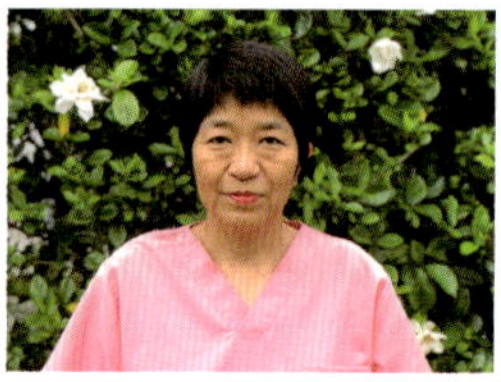

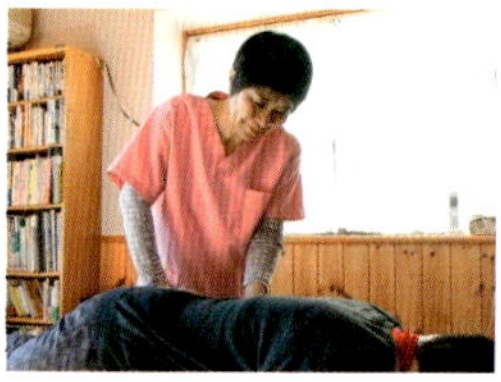

data

住所 〒340-0145
埼玉県幸手市平須賀2-289
Tel 0480-31-8191
診療時間 10時～18時
交通 東武日光線杉戸高野台駅より車で7分
休診日 火曜午後、水曜、日曜、祝日
URL http://358smile.com/

“やりたいことを、やりたい時にできる身体になる”をお手伝い

齋藤院長は、20年近いキャリアの持ち主。開院当初は、骨格骨盤矯正を基本とした関節療法の施術でしたが、「高齢者にも適した痛みの少ない施術を」と模索していたところ、疲労回復協会の手技に出会ったそうです。今では慢性症状に悩む患者さんからも「施術はソフトなのに身体が軽くなる」と喜ばれています。また、クラニアル（頭蓋骨調整）や理学操体、4DS（姿勢分析）などを組み合わせて患者さんに適した施術を行っています。「一人ひとり“やりたいことを、やりたい時にできる身体になる”ことをお手伝いします」と院長は語ります。

関東

所沢の早朝訪問マッサージ【しみず】

院長 清《し》水《みず》 信《のぶ》行《ゆき》

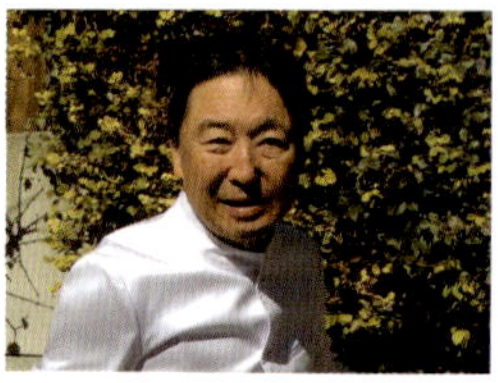

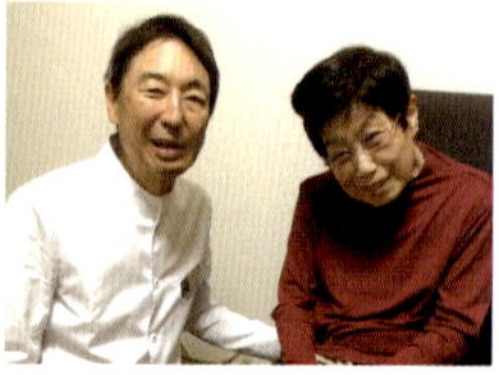

data

住所 〒359-1145
埼玉県所沢市山口395-10
Tel 080-5262-6901
診療時間 6時～19時（土曜15時まで）
交通 西武池袋線西所沢駅より徒歩10分
休診日 木曜、日曜
URL massage-shimizu.com/

朝6時から対応可能！訪問・リハビリマッサージ

患者さんの希望を聞いた上で、治療計画を決め、自宅に伺う訪問リハビリマッサージです。清水院長は、「症状改善には根本原因を見つけ出すこと」と考え、患者さんの状態を丁寧に見極めます。疲労回復整体の施術や、ゆる体操（武術・ヨガ・呼吸法など様々なよい所を取り入れた体操）をベースとした「心身を緩める」技法を実践。脳梗塞、脳血管からの出血などによる後遺症、パーキンソン病、坐骨神経痛などの症状に対応します。自然治癒力を高めるために、食事・睡眠・運動・心の健康の大切さのアドバイスも行っています。

関東

川越鍼灸院

院長 鈴《すず》木《き》 宏《ひろ》秋《あき》

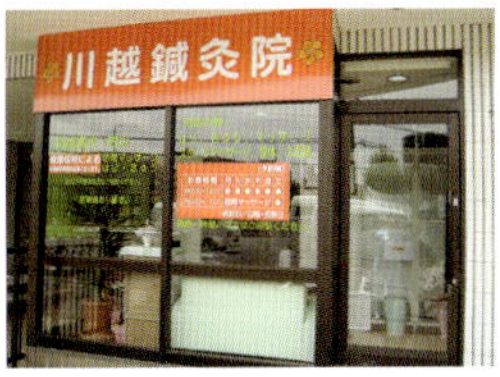

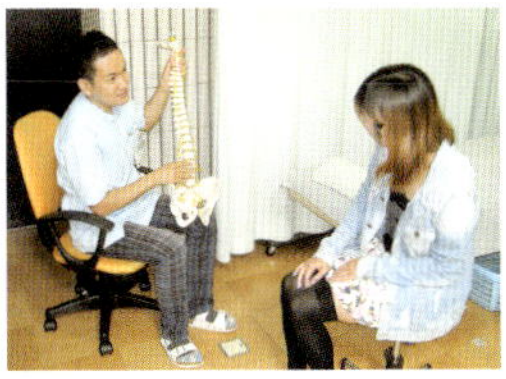

data

住所 〒350-1114
埼玉県川越市東田町15-5
エルドラド文1F店舗
Tel 049-293-5105
診療時間 8時30分～12時、15時～19時　完全予約制
交通 ＪＲ・東武東上線川越駅より徒歩10分
休診日 日曜、祝日
URL http://www.kawagoe-sinq.com/

症状ごとの全身のバランス調整で、つらい身体の痛みを解消

腰が痛くて背筋をまっすぐ伸ばせない。足にも痛みやしびれがある。川越鍼灸院では、症状に合わせて全身のバランスを整えることで、つらい身体の不調を改善へと導きます。鈴木院長は、スポーツトレーナーを経て施術家の道へ。疲労回復整体をはじめ、鍼灸、PNFテクニック（柔軟性を高める手技）などを学び、「一期一会　あなたの明日の笑顔のために！」をモットーに、患者さんに満足してもらえる治療の提供を心掛けています。腰痛で日常生活が困難な女性が、3～4回の治療で普通に歩行できるようになるなどの事例が豊富です。

関東

せんげん台優しい整体院ゆらり

院長 瀬《せ》戸《と》 栄《えい》一《いち》

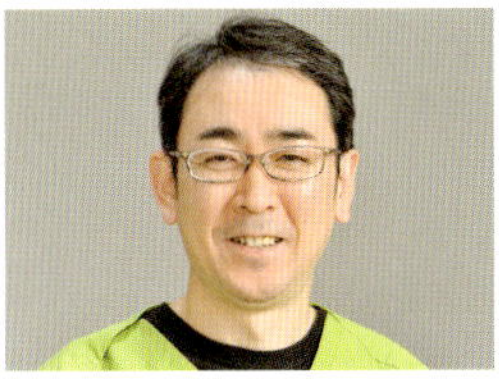

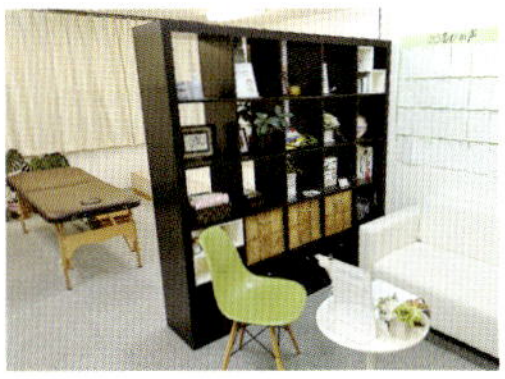

data

住所 〒343-0041
埼玉県越谷市千間台西1-5-2
千間台KMビル303号
Tel 048-971-1236
診療時間 9時～12時、14時～20時（日曜13時30分まで）　予約優先
交通 東武伊勢崎線せんげん台駅西口より徒歩3分
休診日 土曜、祝日（不定休あり）
URL https://www.yurayura.info/

軽い刺激で、身体を根本から改善。地域一番を目指す整体院

ボキボキしないソフトな施術で根本から身体の改善を目指すのが瀬戸院長です。「身体を元の状態に戻すために、強く押したりもんだりすると、刺激を与えられた脳は“身体への攻撃”と判断して防衛状態になります。ですから、強い力で一時的に緩み身体は楽になりますが、前にも増して緊張の強い筋肉に戻ってしまうのです」と、院長は話します。身体（脳）が抵抗しない軽い刺激を入れることで、緊張をほぐし、時間とともに根本から改善していくのです。あなたが本気で回復を望むのであれば、必ず瀬戸院長が助けになってくれます。

巡り整体院

院長 高橋《たかはし》 教文《のりふみ》

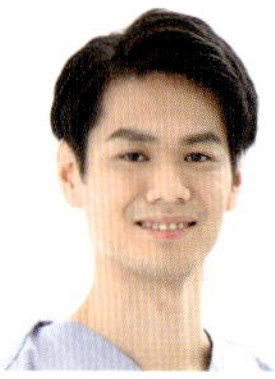

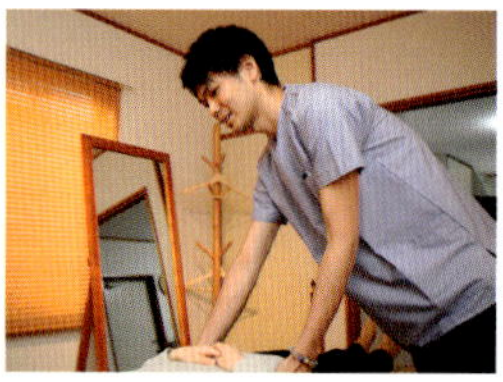

data

住所 〒336-0017
埼玉県さいたま市南区南浦和3-2-9
若菜ビル2F
Tel 048-717-5432
診療時間 9時～20時
交通 JR南浦和駅より徒歩4分
休診日 日曜、祝日
URL https://www.meguriseitai.com/

痛くなく、怖くなく、ソフトに。整体が初めての方も安心です

人の自然治癒力を引き出し、寝ればスッキリ回復する身体にしてくれる治療院。しかも、プロの治療家も通うという地域では知られた“無痛整体”を行っています。首・足首・内臓からくる“体のゆがみ”を整えるスペシャリスト。自律神経整体を得意とし、自律神経の乱れが原因となる腰痛も、身体のストレスを取り除く治療で快方へ導きます。腰椎椎間板ヘルニアの患者さんが、数回の治療で普通に生活できるまでになり、今ではマラソン大会に参加するまでに。少ない回数の治療で終了し、通院しなくても大丈夫な治療を目指しています。

朝霞のちいさな鍼灸整骨院

院長 西尾《にしお》 正範《まさのり》

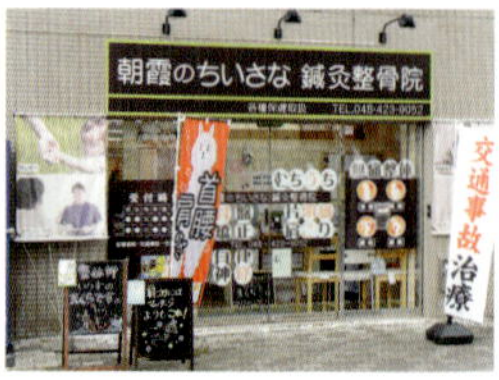

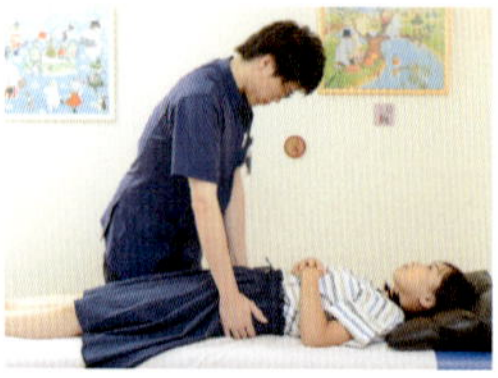

data

住所 〒351-0011
埼玉県朝霞市本町2-1-7
パークハイム朝霞1F
Tel 048-423-9052
診療時間 9時～20時　完全予約制
交通 東武東上線朝霞駅より徒歩3分
休診日 水曜
URL http://asaka-seikotu.com/

患者さんに寄り添い、悩みを希望に変えることが目標

「一人でも多くの方の悩みを希望に変える」という理念にこだわり、西尾院長以下、東先生、内田先生が患者さんにとって一番望ましい未来をサポートしようと、日々研鑽を重ねています。患者さんの話を親身に聞き、今の状態や施術方針を丁寧に説明、納得してもらった上で施術を行います。疲労回復協会の理論であるリンパや血液の循環をスムーズにし、ゆがみを整えて不調を根本から改善し、自然治癒力を高めます。加えて、腰椎や骨盤などを正しい位置に整えるパーフェクト整体なども取り入れ、オーダーメイドの施術を行っています。

あさぬま整骨院

院長 浅《あさ》沼《ぬま》 浩《ひろ》幸《ゆき》

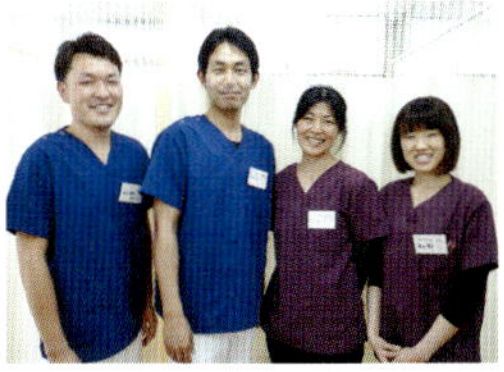

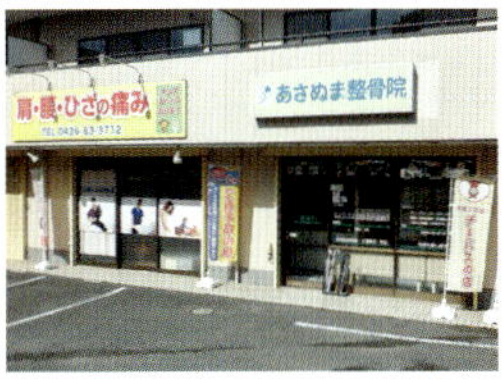

data

住所 〒290-0143
千葉県市原市ちはら台西5-23-5
丸藤会館107号
Tel 0436-63-3712
診療時間 9時～12時、15時～19時（水曜・土曜12時まで）
交通 京成千原線ちはら台駅より徒歩15分
休診日 日曜、祝日
URL https://asanuma-seikotsu.com/

根本治療と再発予防プログラムで、痛みを引き起こさない身体に

あさぬま整骨院では、スポーツによるケガやスポーツ障害、交通事故などを中心に幅広い症状に対応しています。特に、患者さんは回復する力に差があることから、根本から身体を整えて本来の回復力を取り戻せる疲労回復整体をメインで施術を行っています。また、一度良くなっても再発してしまうことがないよう、再発予防のプログラムも開発。これにより、「痛みを引き起こさない身体づくりを患者さん自身が意識してくれるようになりました」と浅沼院長は話します。より早く回復し、ずっと健康な身体づくりを目指せる施術院です。

飯山満駅前接骨院・鍼灸院

院長 遠《えん》藤《どう》 久《ひさ》夫《お》

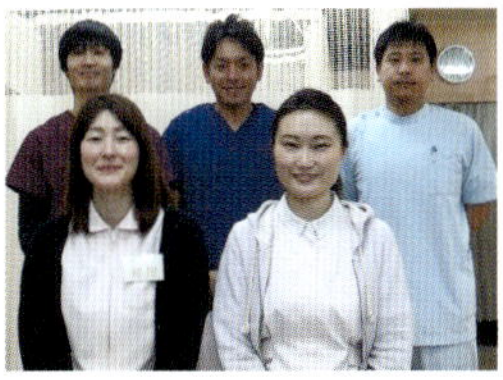

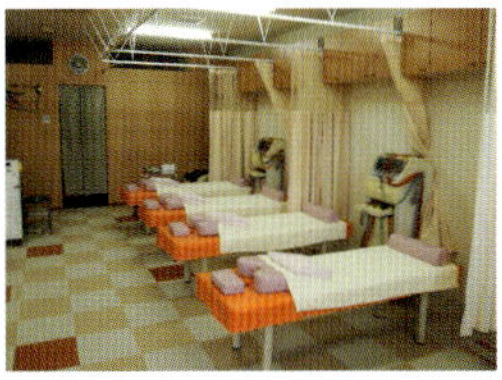

data

住所 〒274-0816
千葉県船橋市芝山3-12-15
メルベーユマンション1階
Tel 047-466-5876
診療時間 9時～12時30分、15時～20時（土曜9時～14時　予約優先）
交通 東葉高速鉄道飯山満駅より徒歩30秒
休診日 第3水曜午後、日曜、祝日
URL http://www.hasamaekimae.com/

痛みを早期に改善、関節痛をはじめ巻爪もサポート

運動不足になりがちな現代社会では、姿勢も悪くなる傾向に。日常生活から生じる負担がゆがみとなり、身体の不調が起きます。そこで「疼痛を除去し、いかに早く通常の生活を取り戻していただくか」をテーマに施術を行うのが遠藤院長です。骨盤離開によって骨盤を一瞬で調整、関節可動域（ROM）拡大で疼痛を除去。これは急性期のギックリ腰をはじめ、下肢の硬結除去や動きの向上にも効果があります。また、同院では巻爪補正も行っています。遠藤院長の目標は「美容系を含む身体のトータルサポートに力を注いでいくこと」なのです。

貝塚ヒーリング整骨院

院長 田代《たしろ》 伸《しん》

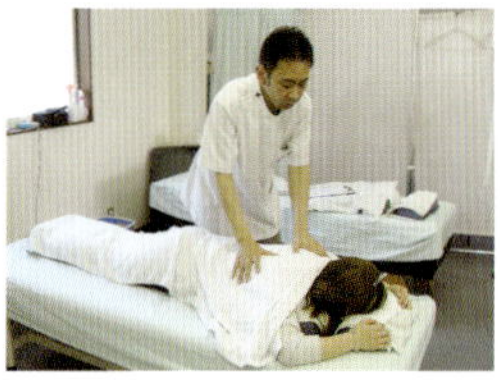

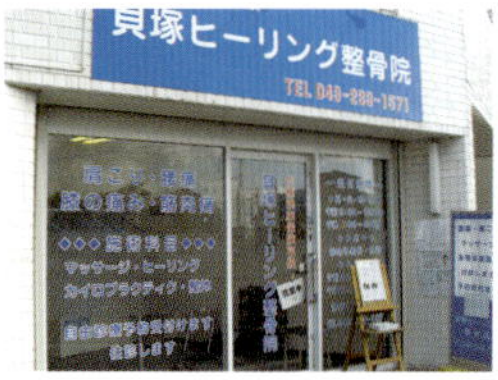

data

住所 〒264-0028
千葉県千葉市若葉区桜木6-24-4
Tel 043-233-1571
診療時間 9時～12時、14時～20時 （水曜 完全予約）
交通 千葉都市モノレール桜木駅より徒歩７分
休診日 土曜午後、日曜、祝日
URL http://www.chiba-healingmethod.com/

心と身体、両面からアプローチ。自律神経失調症の改善に注力

　自律神経失調症をはじめとし、頭痛、めまい、ストレス症状を整体で改善する整骨院。ストレスの多い現代社会には心強い限りです。田代院長は、疲労回復協会の手技に加え、操体法やカイロプラクティックなどの理論を施術に導入しています。特にヒーリングの「手当て法」は、エネルギーを浸透させることで深いリラックス状態が得られ、自律神経失調症やうつ病などの心と身体の不調に働きかける整体プログラムです。交通事故で怪我をされ、片道約2時間をかけて通院し、心身ともに改善された患者さんもいらっしゃるそうです。

たなか整骨院

院長 田中《たなか》 誠一《せいいち》

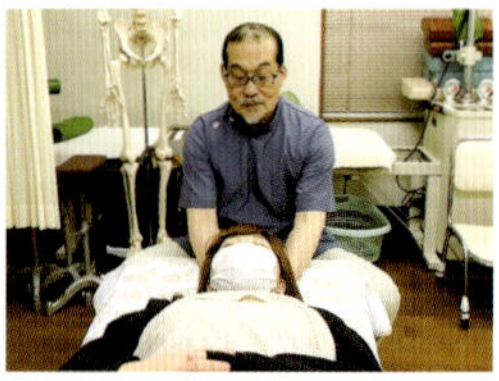

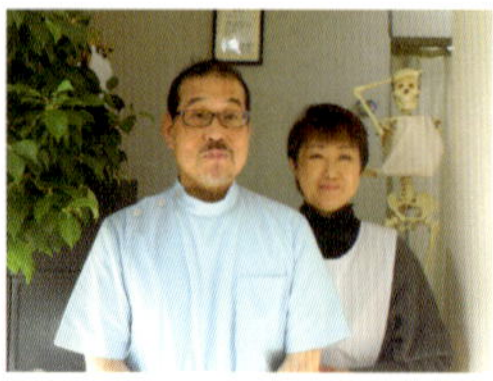

data

住所 〒292-0045
千葉県木更津市清見台1-1-9
Tel 0438-25-0007
診療時間 8時30分～19時（土曜・祝日13時まで）
完全予約制
交通 JR祇園駅より徒歩10分
休診日 日曜
URL http://tanaka-seikotsuin1991.com/

カウンセリングと独自の検査で、症状の根本を探って施術

　人にはそれぞれ生活習慣や異なる仕事、クセがあります。ですから、同じ肩の痛みという症状でも施術ポイントは異なります。そこで田中院長が、症状の原因をカウンセリングと独自の動作検査を通して探り、施術するのです。脳の反射機能を利用して行う徒手検査法をはじめ、複数の方法を駆使するなど、その人にとってより良い施術を心がけているそうです。とくに、自律神経の不調に悩まれる女性の患者さんからは、症状の改善に対する感謝だけでなく「話をよく聞いてくれる、説明してくれる」といった感想が寄せられています。

関東

柏カイロプラクティック整体院

院長 丹羽《にわ》 鈴加《すずか》

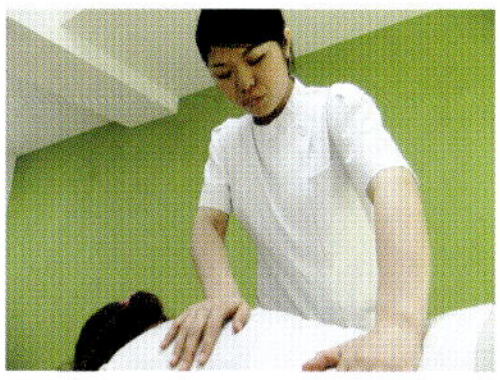

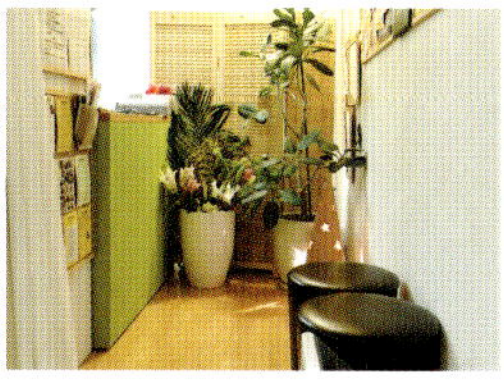

data

住所	〒277-0021 千葉県柏市中央町2-29 CITY COURT K-1 102
Tel	04-7157-2163
診療時間	9時～20時　予約制
交通	JR柏駅南口より徒歩4分
休診日	火曜、金曜午後
URL	www.kasiwa2010.com

全身の検査を行い、2.8万例の経験をもとにベストな施術を追求

「女性の院長なので身体の悩みを相談しやすい」と、患者さんの約7割が女性という柏カイロプラクティック整体院。施術経験2万8,000例を超える丹羽院長が、腰痛やあごの不調などで悩む方たちをサポートします。第一に、全身の検査。「現状を検査することで、すべきことがわかりますから」と丹羽院長。そして、患者さんに自分の状態を理解してもらえるように説明。そのうえで、しっかり背骨と骨盤を調整していきます。身体の土台である背骨と骨盤のズレをその人に合った施術で調整し、早期の改善を目指します。

関東

石井治療院 広尾サロン

院長 石井《いしい》 幸夫《ゆきお》

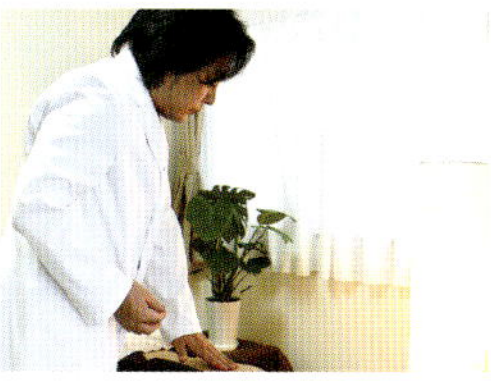

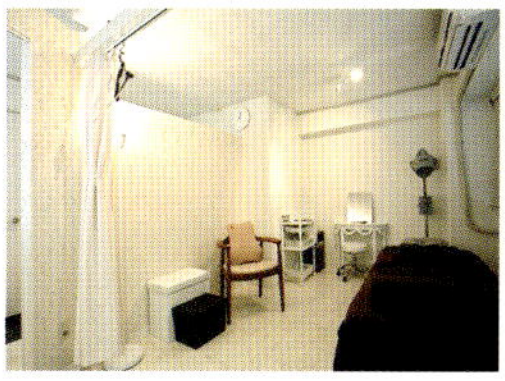

data

住所	〒150-0012 東京都渋谷区広尾5-16-1　北村第一ビル202
Tel	03-6277-4786
診療時間	13時～22時
交通	東京メトロ日比谷線広尾駅より徒歩2分
休診日	月曜、木曜、日曜、ほか不定休
URL	http://ishii-hari.jp/

日々の健康ケアから美容も。東洋医術のスペシャリスト

疲労回復協会の手技のみならず、鍼灸、気功、ヨガ療法を学ぶ石井院長は、国際中医師、鍼灸師、国際医学気功師、ヨガインストラクターと、国家資格を含む多くのライセンスを取得しているスペシャリスト。「もう治ることはないのでは」と言われ、重い膝の痛みに悩んでいた患者さんが、1回の施術で正座ができるようになったなど、改善例には事欠きません。さらに、女性に人気の小顔整体や美容鍼をはじめ、セルフケアの指導にも取り組んでいます。日々の健康と美しさの両立を、患者さんと一緒に考えてくれる施術院です。

西東京あゆみ整体院

院長 岩《いわ》田《た》 憲《のり》男《お》

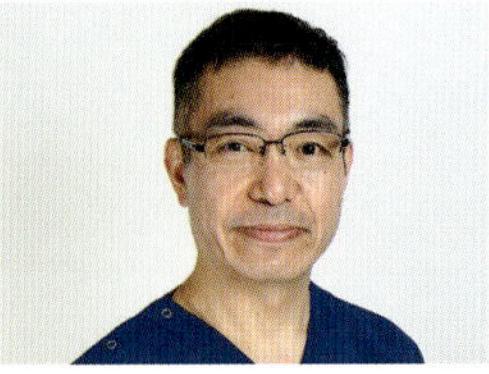

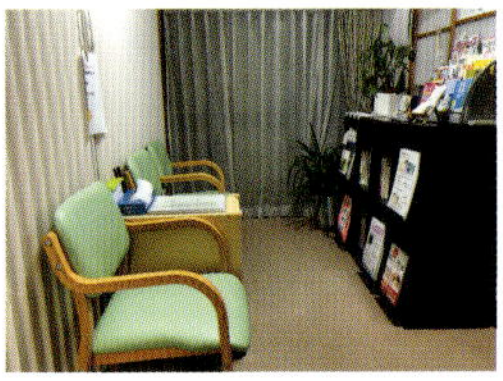

笑顔は心と身体の健康から。
生活習慣の提案も行う整体院

「心と身体は一体です。両方の状態が良くなければ健康とはいえません」と語る岩田院長。疲労回復協会の施術にプラスし、患者さんの状態に合わせてCFT（内臓、クラニアル調整）や、NST（エネルギー療法）を駆使して改善にあたっています。かつて腱鞘炎のつらさに初診時に涙を流した患者さんは今、「痛みがない生活はこんなにも明るく、毎日が充実です！」と笑顔で暮らしているそう。また、10代や20代のスポーツ障害、40代以上の方の慢性症状など幅広い年代の方の悩みに対応。食生活の改善などもサポートしています。

data

住所 〒188-0012
東京都西東京市南町4-20-16
Tel 042-468-1818
診療時間 9時～12時、14時～19時
交通 西武新宿線田無駅より徒歩5分
休診日 水曜午前、木曜、日曜、祝日
URL http://www.ayumiseitai.com/

e治療院

院長 江《え》口《ぐち》 篤《あつし》

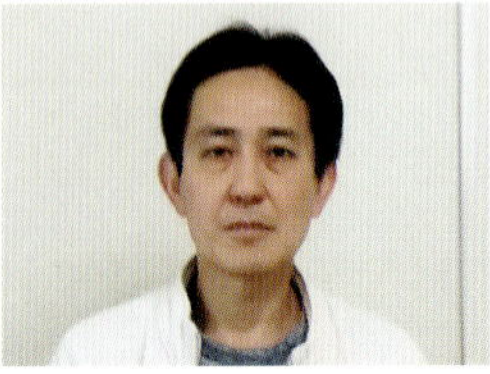

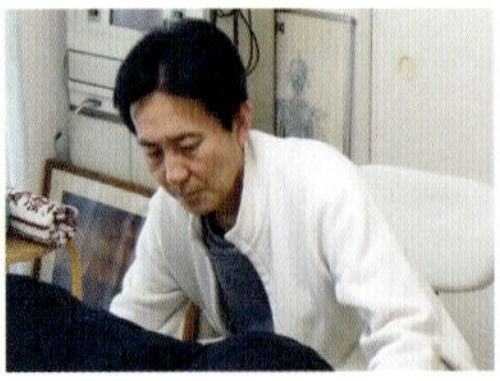

妊娠中の女性も来院。
不調をつくらない身体に導く施術

　疲労回復協会の手技に加え、気エネルギーを用いた施術を行うのがe治療院。関節や筋肉だけでなく、内臓、骨盤、頭蓋骨、メンタルバランスを調え、不調をつくらない身体に整える施術なのです。江口院長のもとには、ストレスと婦人科系の疾患に悩む30代から50代の患者さんが多く来院。妊娠7カ月の腰痛の患者さんは、胎児が下がり過ぎ、仙腸関節がゆがんでいたそうですが、状態を見ながら施術を行うことで痛みを軽くし、さらに胎児の位置を上げ、無事に出産の日を迎えていただけたとのこと。女性にとって心強い施術院です。

data

住所 〒196-0015
東京都昭島市昭和町4-11-23
原田ビル302号
Tel 042-541-3760
診療時間 9時～20時
交通 JR青梅線昭島駅より徒歩5分
休診日 不定休
URL http://www.eguchi-sekkotsuin.com/

恵比寿鍼灸整骨院

院長 小《お》川《がわ》 克《かつ》智《のり》

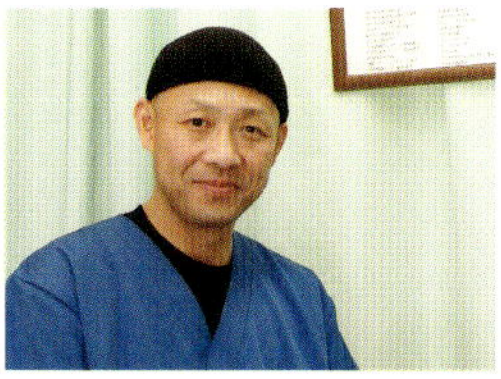

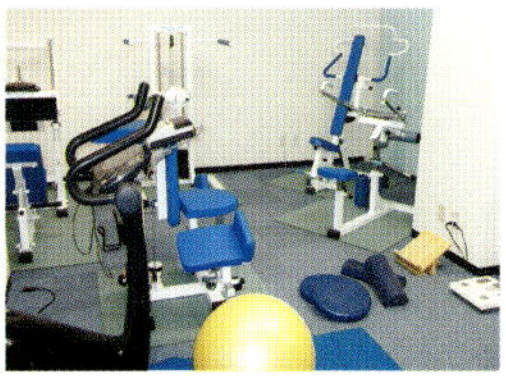

data	
住所	〒150-0022 東京都渋谷区恵比寿南2-12-4 せらびEBISU　B1
Tel	03-5708-5702
診療時間	10時~20時（日曜・祝日17時まで）完全予約制
交通	地下鉄日比谷線恵比寿駅より徒歩4分
休診日	年中無休（臨時休業あり）
URL	http://www.kenkou-japan.net/

本格的な資格と豊富な経験で患者さんの健康を生涯サポート

あん摩マッサージ指圧師、はり師、きゅう師、柔道整復師の国家資格を軸に、健康、介護、運動、教育、メンタルなど28種類の資格を保持する恵比寿鍼灸整骨院は、まさに「生涯健康サポート」を実現するための専門院。小川院長は、これまで7万人以上の施術を行い、疲労回復整体をはじめ、種々の施術から患者さんにベストな方法を選択、個々の悩みを解消してきました。また、運動療法や日常生活のケアにも対応。腰痛や肩こりなどの慢性的症状から、交通事故、後遺症、不妊症や産前産後の不調、美容整体まで幅広い治療や指導を行います。

金子鍼灸接骨院

院長 金《かね》子《こ》 健《けん》一《いち》

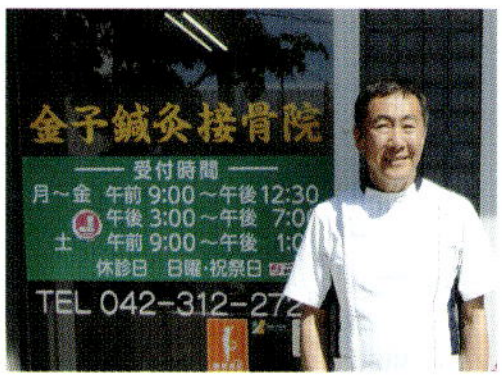
金子鍼灸接骨院
受付時間
月～金 午前9:00～午後12:30
午後3:00～午後
土 午前9:00～午後
休診日 日曜・祝祭日

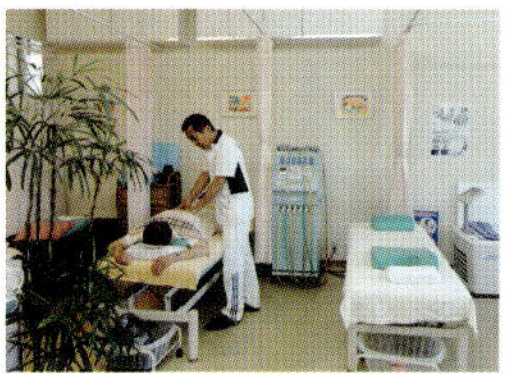

data	
住所	〒184-0015 東京都小金井市貫井北町5-10-14
Tel	042-312-2722
診療時間	9時～12時30分　15時~19時 （土曜9時～13時）
交通	JR国分寺駅より徒歩7分
休診日	日曜、祝日
URL	kaneko-shinkyu.com

最新の腰牽引機や手技療法で、あなたの自然治癒力を高めます

金子院長が重視するのは、患者さんご本人の自然治癒力。そのため、最新の腰牽引機やマイクロアンペア治療器などの機器類に加え、独自の手技療法を駆使して患者さんに一番合った施術を行っています。特に経絡治療や猫背矯正は多くの患者さんの痛みや身体の不調を改善してきました。ギックリ腰になった50歳代の男性。金子院長が行った筋ポンプ、疲労回復整体の施術に加え、疲労回復協会の枕を使用してもらったところ、短時間で驚きの改善が見られました。同院は、働き盛りの中高年の患者さんの駆け込み寺的な存在です。

久保名倉堂整骨院

院長 久《く》保《ぼ》 貴《たか》志《し》

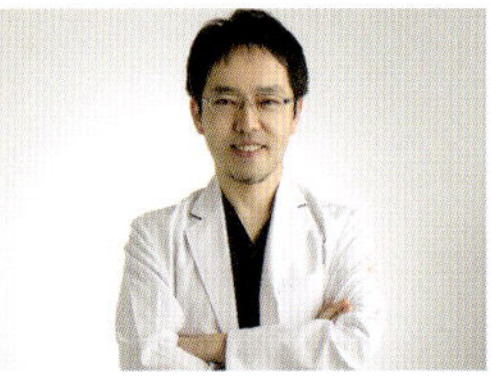

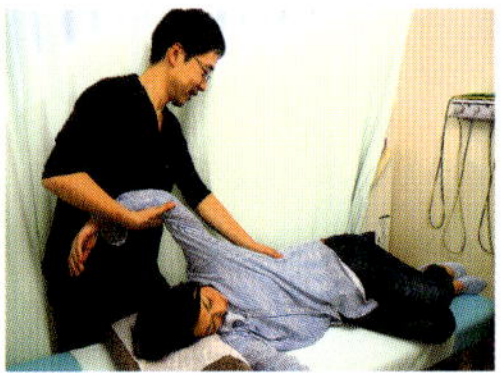

data

住所	〒193-0823 東京都八王子市横川町1104-1
Tel	042-657-6214
診療時間	8時30分～12時、15時～19時30分（土曜17時まで） 勉強会のための臨時休診あり
交通	JR西八王子駅よりバスで7分、滝原新橋バス停下車してすぐ
休診日	日曜、祝日午後
URL	http://kubonaguradou-seikotsuin.com/

リラックスできる環境のもと、心と身体、両方の健康を

「患者さんの身体を良くすることはプロとして当たり前、本当の意味の健康とは心も身体も整っていること」と語る久保院長。久保名倉堂整骨院では、疲労回復協会の施術に加え、障害や痛みなどのない健側（症状のない側）を使って整え、短時間で変化を実感しやすいVIM療法を行っています。さらに、患者さんの心の満足のために、院内には五感を癒すアイテムや、会話や対応に配慮するなど、リラックスできて安心感のある環境づくりがなされています。幸せな人生を送るための優しく良きパートナーとなってくれる施術院です。

くま在宅ケアマッサージ院

院長 熊《くま》倉《くら》 修《しゅう》平《へい》

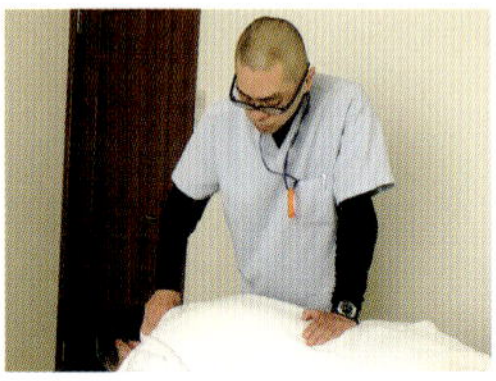

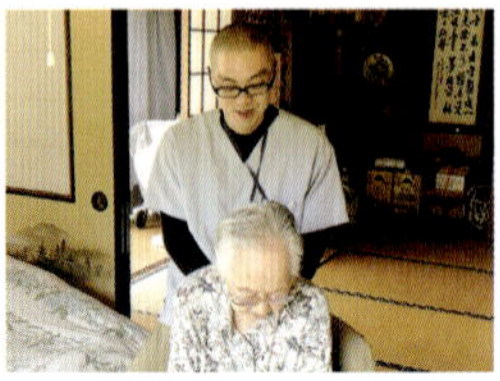

data

住所	〒192-0071 東京都八王子市八日町1-10-1409
Tel	090-3504-6080
診療時間	8時～20時
エリア	八王子市周辺地域へ訪問
休診日	日曜
URL	kuma-zaitaku.com/

訪問による施術のエキスパート。トータルなケアを目指しています

熊倉院長は、個人宅や老人ホーム、介護施設などを訪問し、鍼灸、あん摩、指圧、マッサージなどを専門に行っています。目指すのは、患者さんへの施術やリハビリだけではなく、心のケアを含むトータルケア。優れた手技と誠実な人柄で、慢性的な痛みを抱える高齢者や寝たきりの患者さんから厚い信頼を集めています。腰痛治療では、全身のバランスを整えると同時に、脊柱起立筋、腰方形筋、回旋筋などを意識して施術。「腰痛が軽くなり、便通もよくなった」「身体のしびれが軽くなり、よく眠れるようになった」との声が届いています。

関東

錦糸町カイロプラクティック

院長 佐《さ》倉《くら》 茂《しげ》樹《き》

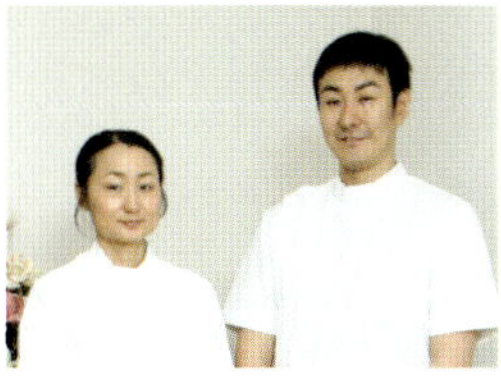
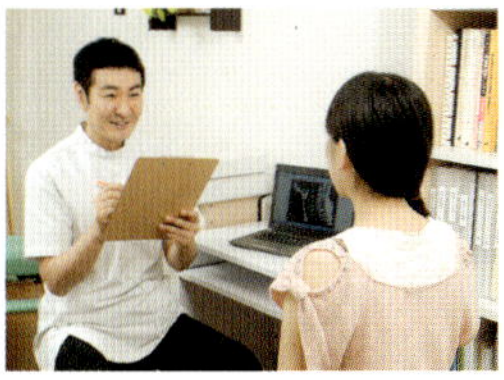

data

住所 〒130-0013
東京都墨田区錦糸2-4-12
イーストビル錦糸Ⅱ602号室
Tel 03-3626-2573
診療時間 10時～13時、15時～20時30分
（土曜、日曜、祝日19時30分まで）
交通 JR錦糸町駅北口より徒歩1分
休診日 水曜
URL https://www.kco63.com/

顎関節症や自律神経失調症など専門性の高い施術も実績豊富

臨床経験豊富なご夫婦2人で運営されている施術院。同院には、腰痛や肩こり、四十肩や五十肩など慢性症状で悩む方から、顎関節症など専門性の高い症状の改善を希望する患者さんまで多くの方が来院されます。例えば、腰痛には疲労回復整体と相性が良く、関節の滑りをなめらかにするＡＫＡ矯正法を採用。顎関節症に関しては10年以上の実績があり、日本自律神経研究会の顎関節症テクニックを駆使。自律神経失調症や不定愁訴には、自律心体療法やセロトニン活性療法などで症状を改善し、悩める患者さんから大変喜ばれています。

関東

国分寺整体院カラダラボプラス

院長 佐《さ》藤《とう》 紀《のり》夫《お》

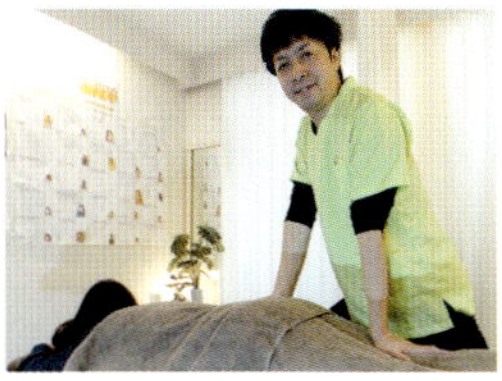
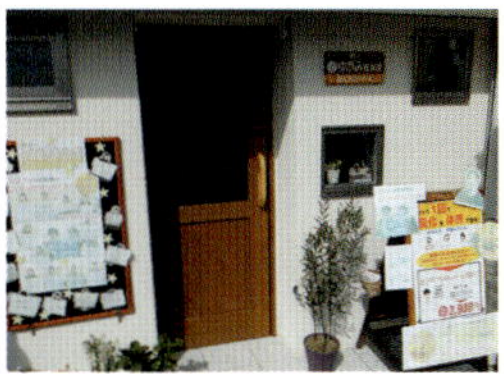

data

住所 〒185-0021
東京都国分寺市南町3-19-2-2F
Tel 042-326-7051
診療時間 12時～21時　予約優先
交通 JR中央線国分寺駅より徒歩1分
休診日 日曜、祝日
URL http://www.karada-lab.com/

バキバキしない優しい骨盤矯正でつらさと悩みをすっきり改善

国分寺整体院カラダラボプラスは、「バキバキせずに骨盤のゆがみを整え、つらい悩みを改善に導く」のが特長。佐藤院長は、疲労回復協会の手技のほかに、カイロプラクティック、オステオパシー、活法、筋膜療法、自然形体療法、操体法など10種類以上の手技を組み合わせたオリジナルの整体を行っています。10年以上続いたヘルニアによる腰痛が1回の施術で楽になった患者さんをはじめ、初診時は着替えすらできずにパジャマ姿で来院したほどの患者さんが、わずか1カ月で普通の生活に戻れたなど、多数の実績があります。

My・訪問鍼灸マッサージセンター

院長 丹《たん》下《げ》 佐《さ》隆《だか》

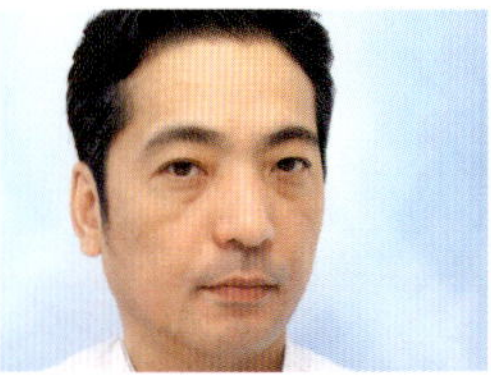

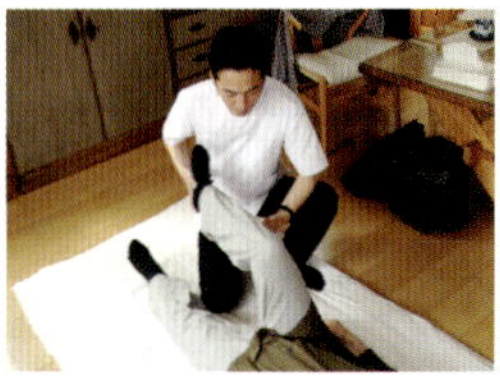

data

住所 〒204-0002
東京都清瀬市旭が丘2-2-1-506
Tel 03-5996-0932
診療時間 10時~19時
休診日 土曜、日曜
URL HP準備中

患者さんの健康観を意識しながら、包括的な施術を行っています

　老人ホームなどの介護施設や自宅で療養中の方への訪問を専門とする施術院。患者さんの多くはご高齢で、脳梗塞後遺症やパーキンソン病、変形性関節症などを抱え、ご自身での外出は困難です。そこで痛みの軽減はもちろんのこと、患者さんの健康観を大切にしながら包括的なアセスメントを意識して施術を行います。「医療や介護の保険サービスだけではケアが足りず、困っている自宅療養中の患者さんやご家族のために、運動機能のケアを担う役目を果たしたい」と語る丹下院長。施術を通して地域の方々に貢献しています。

調布からだメンテ整体院

院長 長《なが》沢《さわ》 幸《ゆき》人《と》

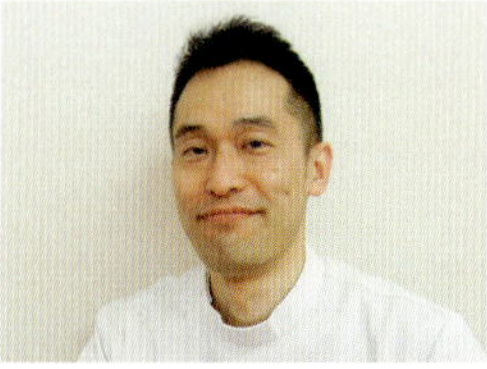

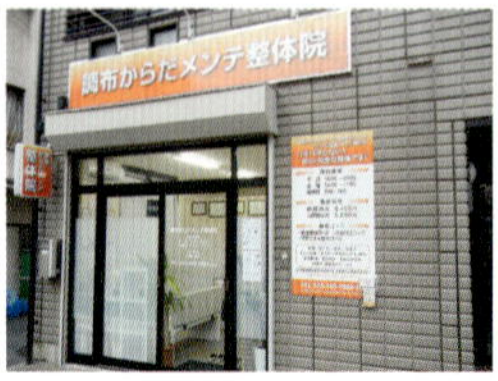

data

住所 〒182-0024
東京都調布市布田2-36-2 レスポアール1F
Tel 042-446-6888
診療時間 10時~20時（土曜17時まで）
交通 京王線調布駅より徒歩3分
休診日 日曜、祝日
URL http://www.nagasawa-seitai.com/

痛みの出ない身体に、加えて健康レベル向上へと導く

「施術を行う者として、患者さんの痛みを取ったらそれで終わりではなく、そこからさらに健康な身体で過ごす快適な日常生活を提供することを目標にしています」と語る長沢院長。疲労回復協会の手技をベースに、カイロプラクティックや気導術をはじめ各種の技術を取り入れて施術にあたっています。患者さんは慢性の腰痛や肩こりに悩む30代の方が中心。院長自身がかつて坐骨神経痛で苦しんだ経験があり、つらさはよく理解しているそう。「痛みに苦しむ人をこの地域から一掃したい」という願いを持って、技術の研鑽に努めています。

グリーングリーン

院長 中《なか》嶋《じま》 盛《もり》仁《ひと》

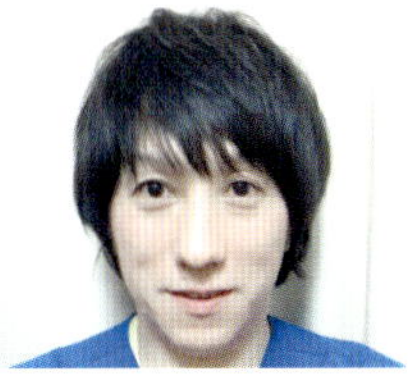

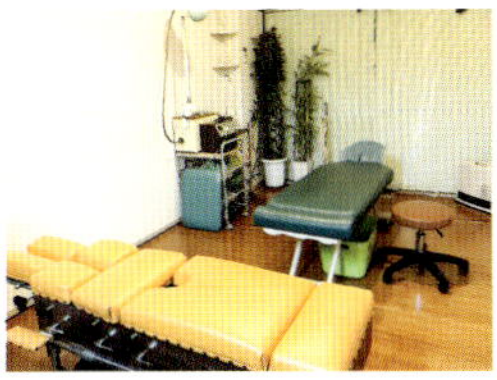

data

住所 〒191-0011
東京都日野市日野本町2-14-9
ウイングレスト102
Tel 042-514-9427
診療時間 10時30分～22時　予約優先
交通 JR日野駅より徒歩8分
休診日 不定休
URL HP準備中

アットホームな雰囲気のなか 根本療法で心身の健康を

患者さんの年代が10代から90代と幅広く、ご家族での来院が多いなど、アットホームな雰囲気にあふれる施術院です。中嶋院長のポリシーは、しっかりと患者さんと話し合い、二人三脚で問題解決と症状改善を目指すこと。疲労回復協会の手技のほか、カイロプラクティックを軸に、DRT（背骨をゆらす調整法）、オステオパシー誇張法、JRC（関節可動回復矯正法）など、その他複数の技術を組み合わせ根本療法に取り組んでいます。院長を信頼し、改善後も再発防止や健康のために10年以上通う患者さんも多数いらっしゃいます。

にしむら整骨院

院長 西《にし》村《むら》 和《かず》博《ひろ》

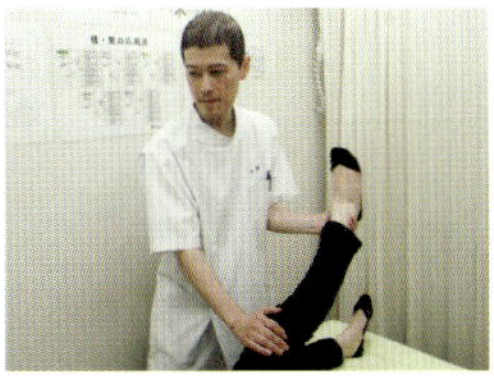

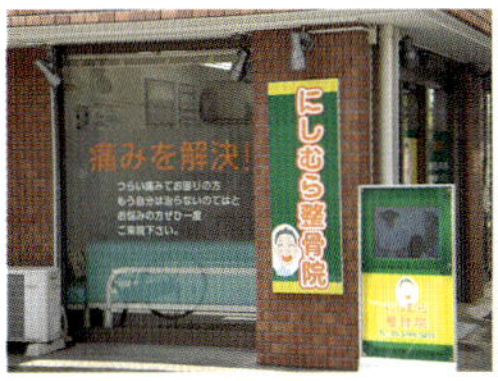

data

住所 〒171-0052
東京都豊島区南長崎4-16-13
Tel 03-5996-0008
診療時間 9時～12時、14時～22時
（土曜・日曜17時まで、祝日14時まで）
交通 西武池袋線東長崎駅南口より徒歩8分、都営大江戸線落合南長崎駅A2出口より徒歩5分
休診日 木曜
URL http://nishi-seikotsu.com/

21年の実績と経験を生かし 患者さんとともに悩みに立ち向かう

西村院長は、21年の実績を持つエキスパート。疲労回復協会の施術を主体に、ゆがみを直接矯正して内臓機能を高める山本操法、ツボや筋肉のバランス点にテープを貼付して体全体のバランスを整えるスパイラルテーピング療法を駆使し、患者さんの悩みに応えています。1カ月もの間、複数の医療機関でまったく改善しなかった激痛が、1回目の施術で大幅に改善し、涙を流して喜んだ患者さんの例もあります。つらい症状の軽減、そして根本改善というゴールを目指し、患者さんと共に、チームとして悩みに立ち向かっています。

西荻かたこり整体院

院長 菱《ひし》沼《ぬま》 教《のり》雄《お》

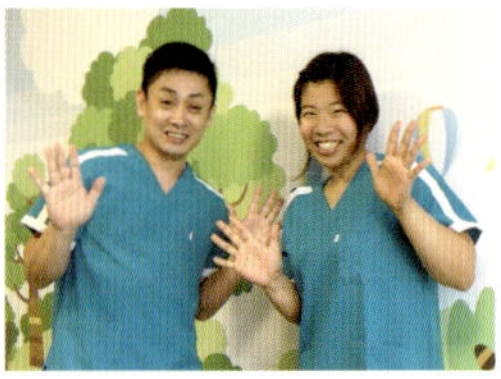

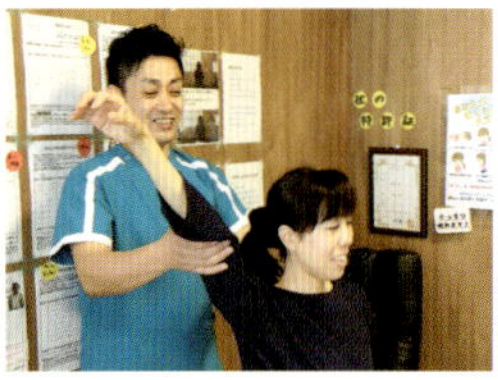

ソフトな手技で短時間治療！
その効果を実感してください

痛くなく、短時間で効果的。その効果が実感できる施術をモットーに掲げる菱沼院長。初回時にはしっかりと問診を行い、治療方法を患者さんに納得していただいたうえで施術に入ります。実際の施術では、例えば腰痛では、原因と考えられる腸腰筋に直接アプローチ、ゆるめ・整えることで痛みを改善していきます。70代の女性で、慢性的な肩こり・腰痛に悩まされていた方が、1回の施術で身体のゆがみが改善し、痛みも気にならなくなったといいます。現在その方は2週間に1回程度施術を受け、身体のケアを行っているということです。

data

住所	〒167-0042 東京都杉並区西荻北4-4-4コーポ三益1F
Tel	03-5303-9941
診療時間	9時～20時
交通	JR西荻窪駅より徒歩7分
休診日	土曜午後、日曜、祝日
URL	nishiogi-katakori.com/

関東

たけのづか療術センター

院長 萩《はぎ》原《わら》 和《かず》浩《ひろ》

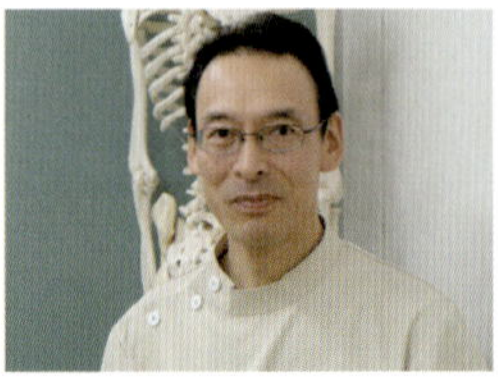

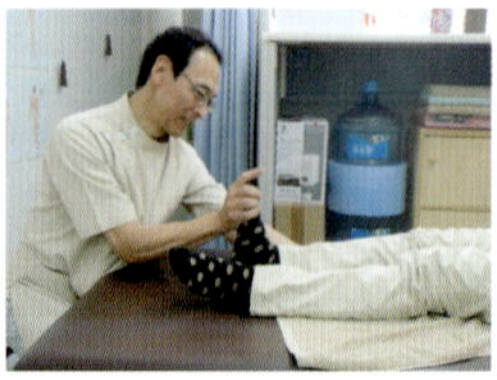

ストップ！腰痛・坐骨神経痛
症状改善と予防にも配慮

腰痛による長くつらい経験から、腰痛や坐骨神経痛の方を救いたいと、萩原院長が18年前に開業。現在は、9割以上が腰痛・坐骨神経痛の患者さんで、疲労回復協会の手技をメインに、手のひら反射区を利用した手のひら整体も導入。動きの悪い関節のゆがみを整える古典調整法も取り入れています。「施術を通じて大切なのはやはり予防です」と語る萩原院長。腰痛・坐骨神経痛を地域からなくすこと、そして不調や病気の原因となる生活習慣など、あらゆる悩みや相談に対応できる、地域の健康の担い手になることを目標にしています。

data

住所	〒121-0822 東京都足立区西竹の塚1-14-16-101
Tel	03-3857-0814
診療時間	9時～20時（水曜18時まで）予約優先
交通	東武スカイツリーライン竹ノ塚駅より 徒歩3分
休診日	月曜
URL	yotsu-kaizen.net/

関東

おなかのちから あきば整体院

院長 秋葉《あきば》 圭司《けいじ》

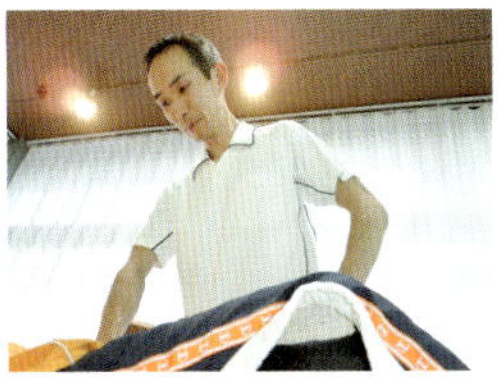
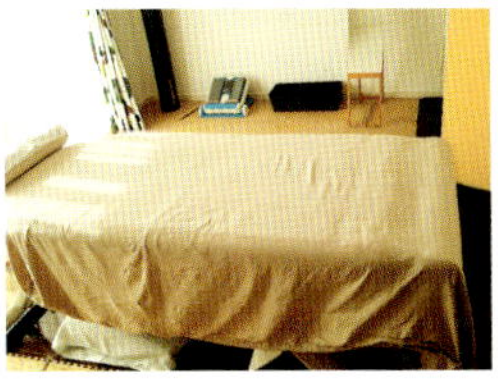

data

住所 〒245-0015
神奈川県横浜市泉区中田西1-1-20
クロシェットボナール202
Tel 045-443-8710
診療時間 10時〜21時
交通 横浜市営地下鉄立場駅より徒歩10秒
休診日 水曜、日曜
URL http://www.akiba-seitai.com/

柔らかくて軽い理想的な筋肉に。お腹の悩みも得意な整体院

「身体が健康であれば、人生が変わっていきます」という秋葉院長は、女性の患者さんから「よく話を聞いてくれる」との評判。疲労回復整体の手技に加え、手のひらをあて、おかしい場所（固くて重い）を柔らかくて軽い理想的な筋肉の状態に戻していく独自の方法で施術。首、肩、腰などの不調に加えて、お腹の改善も得意としています。便秘、下痢、胃の痛みなど、あきらめていたのに「もう薬を飲まなくても大丈夫！」という患者さんが多数。5,000人以上のデータをもとに、お腹の悩みで苦しんでいる方の相談に応えてくれます。

関東

海老名回復整体院 本院

院長 大《おお》沢《さわ》 学《まなぶ》

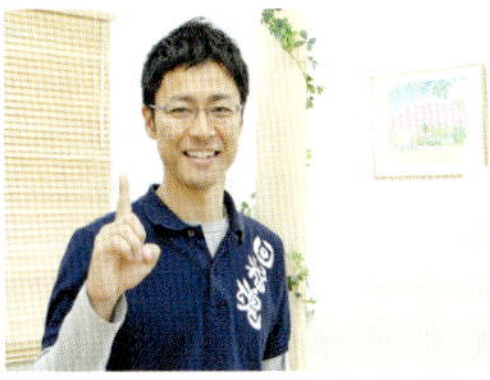
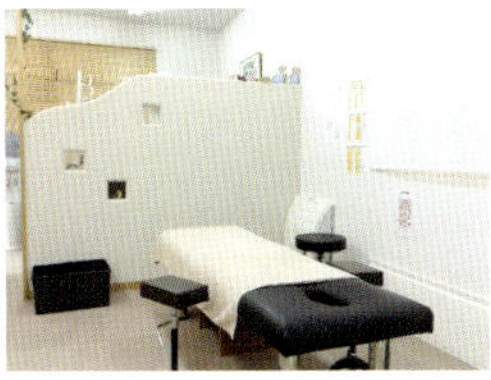

data

住所 〒243-0405
神奈川県海老名市国分南3-4-14
三眞ビル104
Tel 046-235-0101
診療時間 9時〜12時、14時〜21時 予約制
交通 小田急線海老名駅より徒歩14分
休診日 水曜、木曜
URL http://ebina-seitai.com/

不調の時は「海老名回復整体院」へと思ってもらえる身近な院に

「身体は生きている限り、常に治ろうとしています。私たちはそのお手伝い」と、謙虚に技術の向上を目指す大沢院長。疲労回復協会の手技をメインとして、鍼治療、クラニアル療法（頭蓋骨調整）、内臓調整などで患者さんの症状の根本改善を心掛けています。左背中（肩甲骨内縁）の激痛で来院された女性は、出産後2年間も悩まされていた上半身を左に捻った時の痛みが、わずか3回の施術で軽減、涙を流して喜びました。多くの方に「不調の時は海老名回復整体院へ！」と思ってもらえるような施術院でありたいと、大沢院長は語ります。

創健施術院

院長 大《だい》門《もん》 くにこ

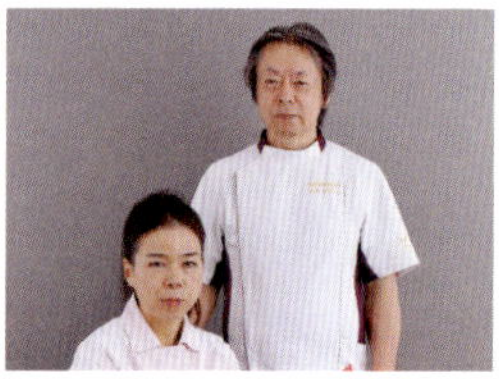

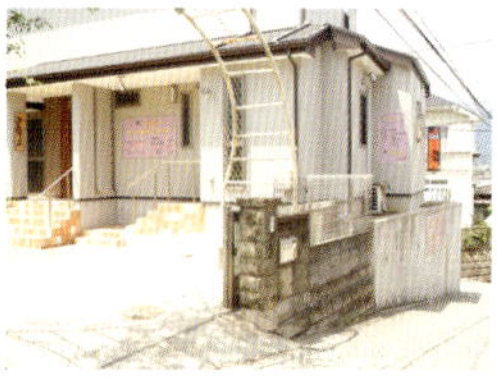

data

住所 〒259-1325
神奈川県秦野市萩が丘4-8
Tel 0463-87-7363
診療時間 10時～20時
交通 小田急小田原線渋沢駅より徒歩6分
休診日 日曜
URL http://sknsj.com

二度と同じ症状が出ないよう 身体と環境づくりをサポート

痛みがあるとストレスになり、それをかばうために身体がゆがみやすく、精神的にもつらくなってしまいがちです。ですから創健施術院では、二度と同じ症状が出ない身体づくりをお手伝い。それは、身体に負担の少ない疲労回復協会のテクニックや、頭蓋反射内臓テクニックでの施術。内臓の固い方は腰痛が改善しにくいため、内臓を柔らかくして機能改善しやすい環境づくりも行います。ふくよかな方には内臓テクニックに加えてダイエットのサポートも。ご夫婦二人の施術院なので、「女性に」という希望の方には院長が施術を担当します。

関東

花田整骨院

院長 花田《はなだ》 安弘《やすひろ》

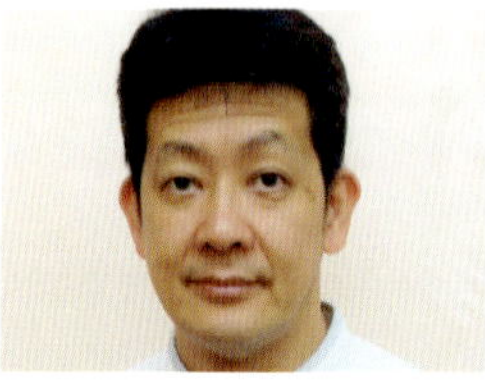

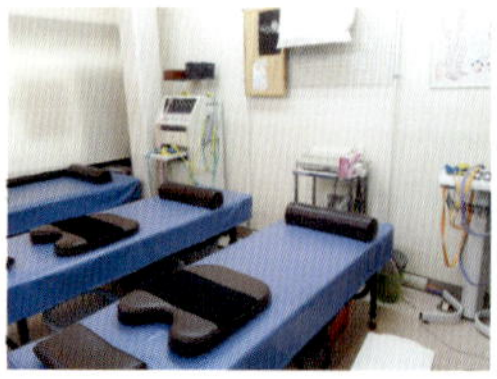

data

住所 〒237-0067
神奈川県横須賀市鷹取1-4-19添田ビル1F
Tel 046-866-7600
診療時間 9時～12時30分、15時～19時30分（土曜14時まで）
交通 京浜急行追浜駅より徒歩4分
休診日 日曜、祝日
URL http://hanada-s.com/

開業25年の実績。 最新機器も導入し複合的に施術

これまで25万人の患者さんの症状を改善してきた花田院長。支持される理由は、痛いところだけをみるのではなく、根本原因に対しての施術を行う点にあります。腰椎椎間板ヘルニアの方が、手術をせずに保存療法で約3カ月で元の生活に。また、同院では、最新機器の導入にも積極的です。素早く痛みを抑えるハイボルト治療や、忙しくて通院できない方には皮内鍼（特殊な鍼を皮膚内に固定）、インナーマッスルを鍛える複合高周波EMS等々。状態に合わせて複合的な施術を行い、再発しにくい身体づくりをサポートする花田院長です。

湘南台ゆがみ改善整体院

院長 古《ふる》谷《や》 玲《れ》央《お》

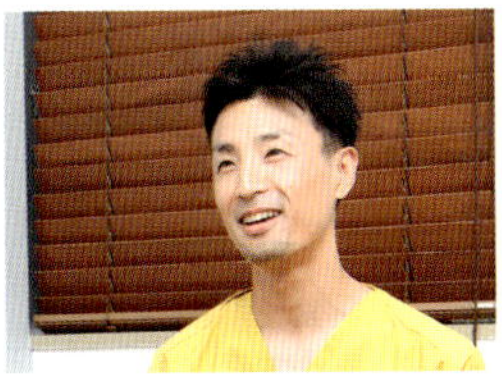

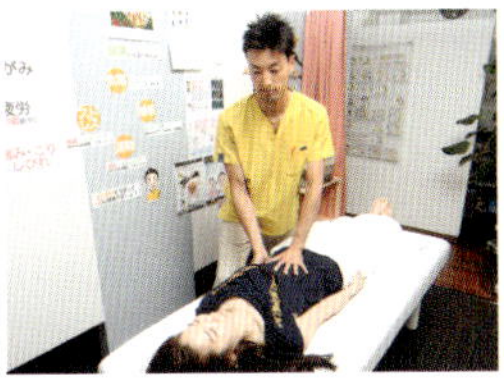

data

住所 〒252-0804
神奈川県藤沢市湘南台1-11-10-201
Tel 0466-53-4658
診療時間 9時～19時
交通 小田急江ノ島線湘南台駅より徒歩2分
休診日 月曜、日曜
URL http://taishin-hari9.com

腰痛、肩こり、頭痛を改善！
内臓を整え自然治癒力を高めます

年間1,000人以上の施術実績を誇る同院では、「内臓の疲れ」を調整する独自の整体法により、腰痛や肩こり、頭痛などの痛みを取るだけでなく再発を防止する治療院として、地域で厚い信頼を得ています。その施術は、「刺激を合わせて症状を解消する当院独自の“真体療術”を活用しています」と語る古谷院長。「夜も仰向けに眠れるようになり、朝起きても腰が痛くなくなりました！ おまけに慢性的な頭痛もいつしか解消して元気に家事ができるようになりました」と、女性患者さんの声。古谷院長の治療の成果が確実に表れた証拠です。

鵠沼海岸カイロプラクティック

院長 前《まえ》島《じま》 淳《じゅん》一《いち》

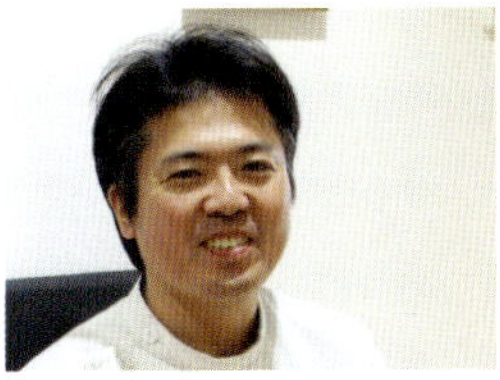

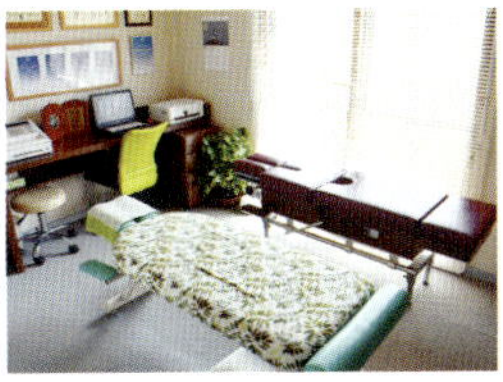

data

住所 〒251-0037
神奈川県藤沢市鵠沼海岸7-19-3
鵠沼海岸7丁目マンション2階
Tel 0466-53-3818
診療時間 9時～19時（土曜17時まで）
交通 小田急線鵠沼海岸駅より徒歩7分
休診日 日曜、祝日
URL http://yokosukaspine.com/

坐骨神経痛など、患者さんと
二人三脚で症状の改善を目指します

腰痛、肩などのこり、慢性的な神経痛、しびれ、椎間板ヘルニア、脊柱管狭窄症などつらい症状を専門とする前島院長。施術のビフォー・アフターを大切に、身体の動きや痛み、違和感などの症状がどこまで緩和されたかを一緒に確認しながら施術を進めていきます。マッケンジー法（患者さんが行う体操の一種）を取り入れているため、施術家まかせにせずに自分自身で症状に対処する方法が得られるのもポイント。腰痛全般、特に坐骨神経痛には強く、患者さんとともに「良くなっている」という喜びを共有したいと願う前島院長です。

結cure整骨院

院長 渡《わた》辺《なべ》 正《まさ》人《と》

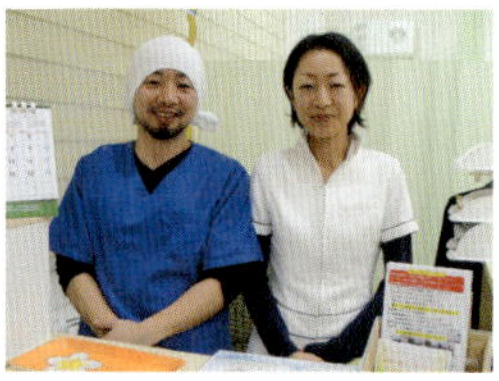

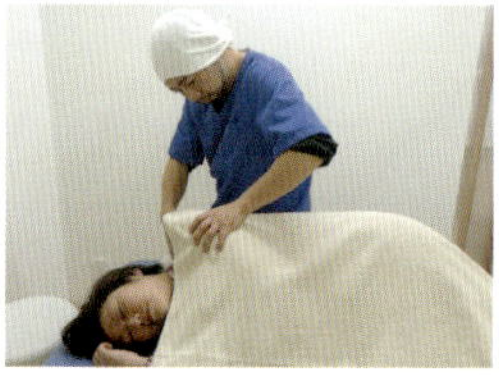

data

住所 〒259-0151
神奈川県足柄上郡中井町井ノ口2419-25
Tel 0465-80-2525
診療時間 9時～12時30分、15時～19時30分
交通 秦野中井インターチェンジから車で1分
休診日 月曜、日曜
URL HP準備中

膝痛、腰痛から子宮筋腫も！
結果にこだわり、つねに進歩を

　疲労回復協会の手技に加えて、つねに結果にこだわり技術の進歩、向上を目指すのが渡辺院長のポリシー。例えば、筋膜や内臓を包む膜にアプローチすることで、癒着を取り除き、痛みを改善。また反射による施術で、臓器に刺激を与えて働きをよくする施術などを取り入れています。渡辺院長は、オステオパシーの考えである「身体」「心」「精神」の3つの調和が大切であると考え、患者さんにこれらの施術やアドバイスを総合的に提供。食が健康に与える影響なども伝えながら、元気に、明るい気分になれる院を目指しています。

てつ整骨院

院長 山《や》田《まだ》 哲《てつ》也《や》

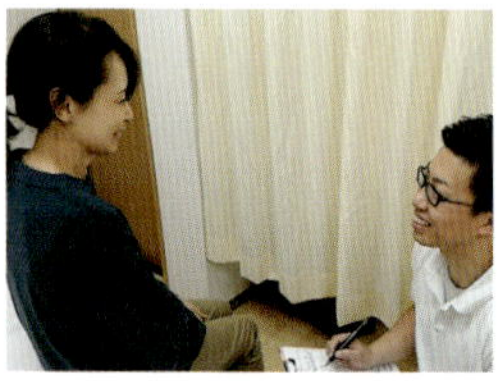

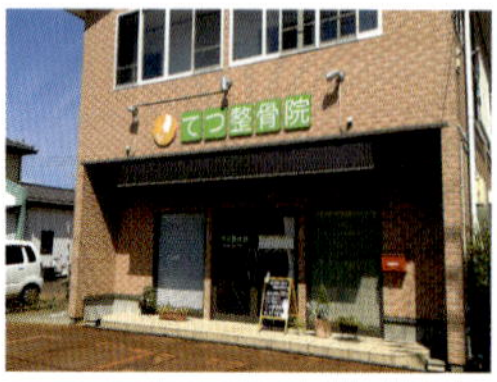

data

住所 〒940-2106
新潟県長岡市古正寺1-2800
Tel 0258-89-7873
診療時間 8時～12時、15時～19時30分（土曜18時まで）
交通 イオン長岡店より徒歩1分
休診日 水曜午後、日曜、祝日
URL http://tetsu-youtsu.com/

少しの不調も見逃さず
健康の芽を育むようお手伝い

「痛みは人によって千差万別。つねにオンリーワンの施術となります」と語る山田院長。背骨・骨盤のゆがみを矯正することで、根本から身体の不調を改善していきます。「通院を始めて痛み止めの服用や、腰ベルトの必要がなくなりました。患部をもみほぐすだけではない先生の施術も信頼でき、また経過も実感でき、あきらめずに通院できました」という患者さんの声。各々の症状に的確にアプローチし、丁寧に身体を調べて、最適な身体づくりをサポートする山田院長のもとには、むち打ちや交通事故治療で来院される方も多いそうです。

サトウ接骨院

院長 佐《さ》藤《とう》 周《しゅう》一《いち》

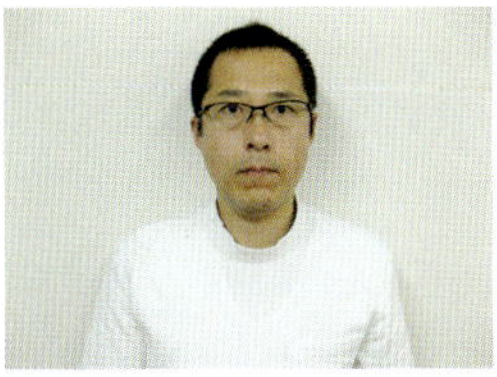

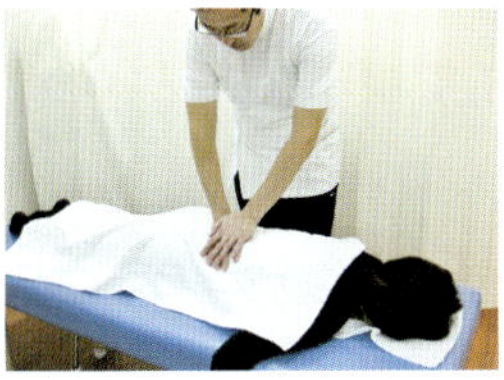

data

住所 〒933-0105
富山県高岡市伏木錦町12-2
Tel 0766-44-6550
診療時間 8時〜12時30分、15時30分〜20時
交通 JR氷見線伏木駅より徒歩3分
休診日 土曜午後、日曜、祝日
URL http://www.sato-sekkotsuin.jp/

ストレス社会でも、しなやかで痛みが出ない身体づくりを

様々なストレスを抱えている現代人。日常生活の負担は、自分でも気がつかないうちに蓄積し、ある日限界を超えて痛みとして現われてしまいます。佐藤院長が進めているのは、痛みや不調を起こしにくい身体づくり。疲労回復協会の手技によって、それまで手放せなかった痛み止め薬から開放された患者さんは少なくありません。ほかにも、身体に中心軸をつくり身体能力を向上させるアクシスメソッドによる施術。さらに食事や睡眠、運動アドバイスなど、ストレス社会で頑張る患者さんのためにお役に立とうと意欲的に取り組んでいます。

中部

あさだ接骨院

院長 麻《あさ》田《だ》 浩《ひろし》

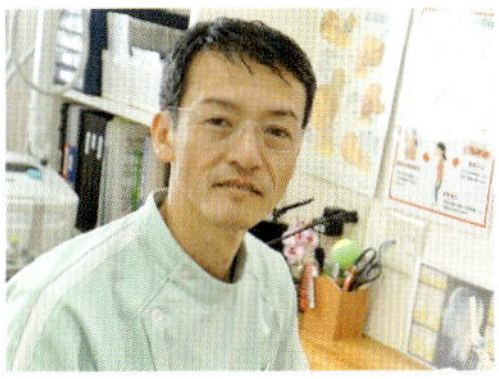

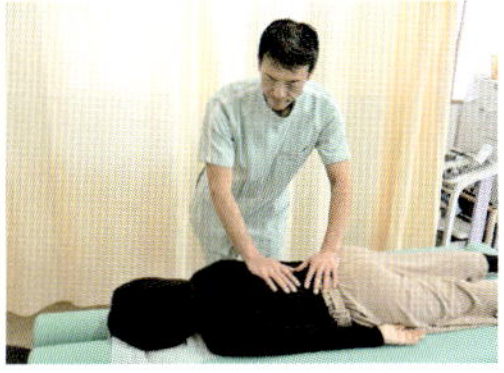

data

住所 〒923-0965
石川県小松市串町モ1-80
Tel 0761-48-8866
診療時間 8時〜11時45分、14時〜19時45分（土曜18時まで） 予約優先
交通 JR粟津駅より徒歩14分
休診日 日曜、祝日、木曜午後 不定休
URL http://jyuusei-ishikawa.jp/member-hp/1109/index.html

繰り返す痛み、長引く症状も対応。日常生活の姿勢の指導も実践

「身体に健康、こころに笑顔を届けたい」を理念に、急性外傷から慢性腰痛のお悩みまで対応可能な接骨院。疲労回復協会の施術に加えて、DRTの施術も導入。うつ伏せで背骨を調整することでゆがみを調整し、不調の根本改善を目指します。例えば、63歳の女性は慢性腰痛で腰がまっすぐ伸びにくい状態でしたが、同院で施術を受け姿勢が良くなり、痛みが解消しました。「自然治癒力を最大限に引き出せる施術をし、悩み解決の力になりたい。治療に頼らない身体を維持できるように日常生活の姿勢も指導したい」と麻田院長は話します。

からだのみかた整体院

院長 村《むら》田《た》 義《よし》宣《のぶ》

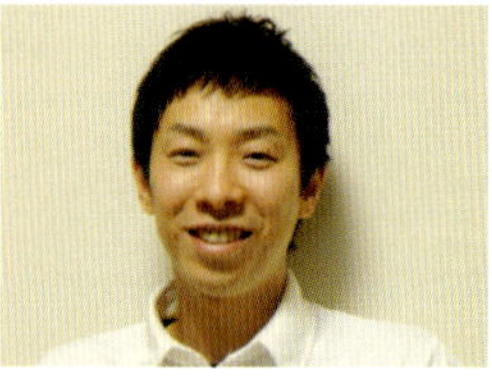

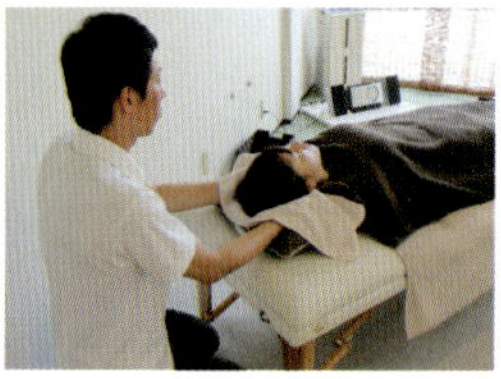

**股関節の可動性を高め、
体幹を安定させて腰痛を改善**

「痛みのないやさしい施術で最大限の効果を出す」が、村田院長の信念。患者さんの人生が好転し、前向きに行動できるようにサポートしたいとも。実際、今まであきめていたことにチャレンジする勇気が生まれた、という患者さんも多いのです。同院の腰痛治療は、体幹部の要である大腰筋への施術。その負担を除き、股関節可動性を良くして体幹を安定させることで、腰部の痛みや不調を軽減していきます。特にこの施術はギックリ腰に有効。肩こり・腰痛・頭痛に悩んでいた患者さんは初回で身体が“ふわっと”軽くなったと実感しています。

data

住所	〒400-0118 山梨県甲斐市竜王1370-1
Tel	055-278-1855
診療時間	9時30分～20時
交通	JR竜王駅より徒歩5分
休診日	木曜
URL	http://karada.cucicomi.com

山口接骨院

院長 山《やま》口《ぐち》 昌《まさ》弘《ひろ》

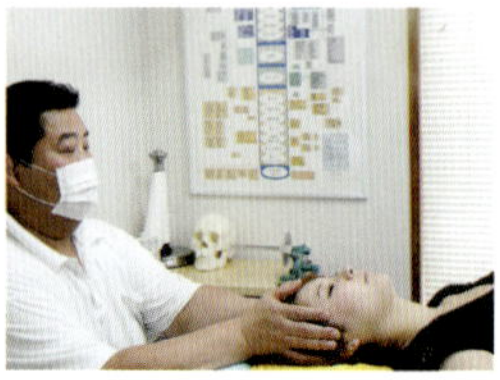

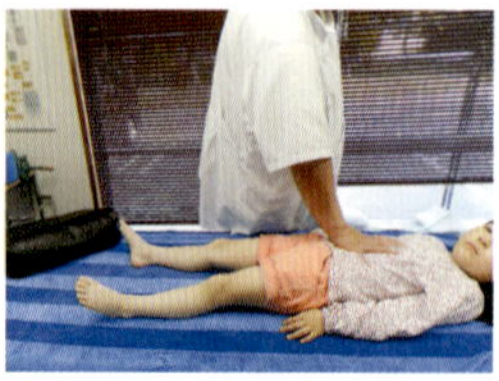

**症状は身体の発する「声」と考え、
その奥にある原因を追究し改善へ**

「不調は日常における行いの結果であり、身体の症状・ゆがみは身体から発する声なのです」と語る山口院長。症状＝原因ではなく、結果であると考え、同院では検査を重視します。身体構造によるもの、精神心理、栄養の偏り、毒素、電磁波など、身体が訴える症状の原因を探し出し、そこにアプローチ。疲労回復整体の手技療法、鍼灸、エネルギー療法を用いて、肩・腰などの慢性的な痛みから交通事故による症状にも対応。院長にとって、患者さんの笑顔や、「身体が楽になった」「心までが明るくなった」という感想が一番の励みです。

data

住所	〒380-0952 長野県長野市宮沖236
Tel	026-224-3273
診療時間	8時30分~13時、15時~19時30分
交通	JR安茂里駅より徒歩5分、 長野駅より車で10分
休診日	土曜午後、日曜、祝日
URL	HP準備中

中部

津田健整院

院長 津《つ》田《だ》 展《のぶ》日《ひ》己《こ》

中部

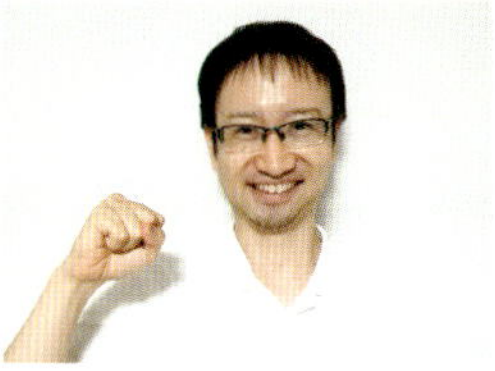
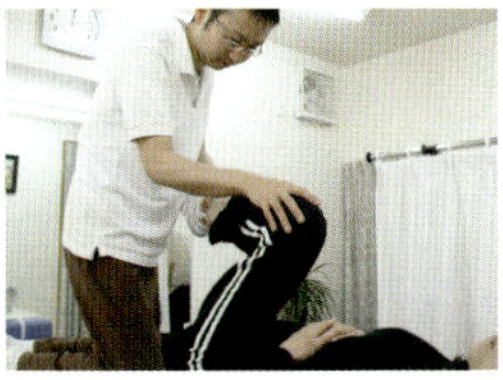

痛くない安心整体で、女性や産後の方でも安心です

「産後骨盤矯正、腰痛、肩こり、頭痛、ひざ痛などの症状で悩んでいる皆さまのお役に立てるよう、技術を磨いていますよ」と、熱く語る津田院長。院内にはキッズスペースがあり、子ども連れの産後ママさんも多く来院。施術は、ボキボキしない、痛くない、怖くない整体と評判です。疲労回復整体とミックスして行う産後骨盤矯正では、産後はけなくなったジーパンがはけるようになったなど喜びの声が数多くあります。医師に手術が必要といわれた50代の女性が、3回の施術で肩のだるさ、腕のしびれがなくなり、手術も回避できたそうです。

data

- 住所　〒501-3827
岐阜県関市宮地町5-6　旭ヶ丘総合ビル1F
- Tel　0575-25-1534
- 診療時間　9時～12時、14時～19時30分
(日曜 12時まで)
- 交通　長良川鉄道越美南線関口駅より徒歩3分
- 休診日　木曜
- URL　http://www.sekishiseitai-tsudakenseiin.com/

あいず整骨院

院長 池《いけ》谷《や》 浩《ひろし》

中部

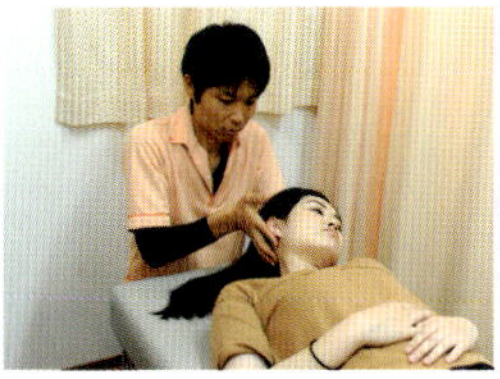
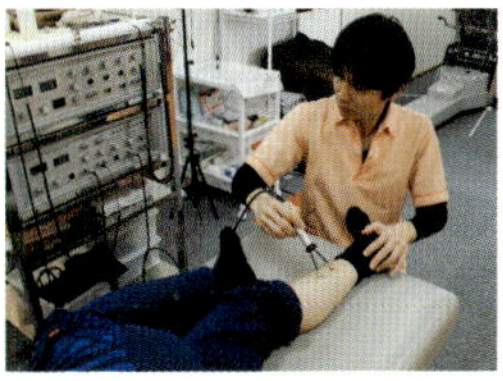

アクティブライフを楽しめるよう姿勢・動作や食の指導も!

「Active Life Support」をモットーとして、多くの患者さんが様々な人生の楽しみを満喫できるようサポートしてくれる整骨院です。長年スポーツ選手をケアしてきた経験から、スポーツ疾患も得意。また、一般の方々もアクティブな活動が楽しめるよう、症状のある部分だけでなく全身のバランスを整えます。腰痛に良いといわれるKYテクニックや、手技と高性能治療器を融合させたCMFテクニックなども導入。姿勢・動作指導やセルフケア、ピラティスなどトータルに提供。身体の中から健康になるファスティングサービスも始まりました。

data

- 住所　〒432-8068
静岡県浜松市西区大平台1-36-5
- Tel　053-485-7112
- 診療時間　9時30分～12時30分、15時30分～20時30分　(土曜9時～13時)予約制
- 交通　浜松駅から車で約20分(太平台、杏林堂向かい)
- 休診日　水曜・土曜午後、日曜、祝日
- URL　http://www.als-is.com/

カイロプラクティック整体院さかさい

院長 坂《さか》齊《さい》 貞《さだ》之《ゆき》

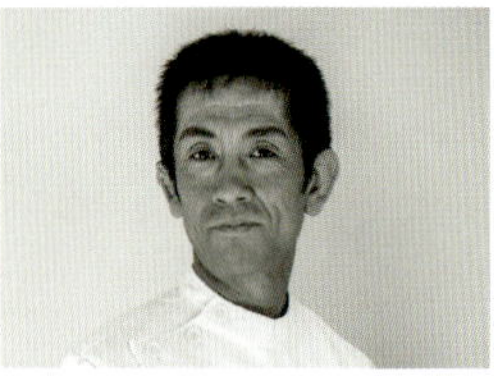

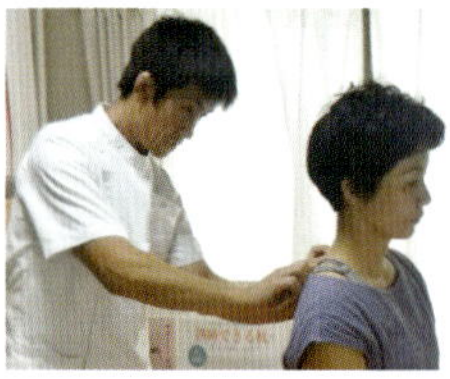

住所	〒410-0005 静岡県沼津市双葉町7-20
Tel	055-921-5552
診療時間	9時〜16時　予約制
交通	JR沼津駅より徒歩14分
休診日	日曜（臨時営業日あり）
URL	http://seitaiinsakasai.com/

患者さんの自然治癒力を高め
真の健康（心と身体）を求めます

「健康を害する原因は、生活習慣や思考など、自然治癒力の働けない状況を私たちが自らつくり出しているから。まずは、人間も自然の一部だと認識することが健康を保つ近道」と語る坂齊院長。腰痛など動かすことが難しい患者さんには、音叉療法（音叉の波動でケア）などを取り入れることで手を触れずに施術し、ある程度動けるようにしてから疲労回復協会の検査で原因を探り施術を行っています。整形外科医から手術が必要といわれた患者さんが、同院の数回の施術で手術をせずに改善した例もあるそうです。

いろどり整体

院長 佐《さ》野《の》 達《たつ》也《や》

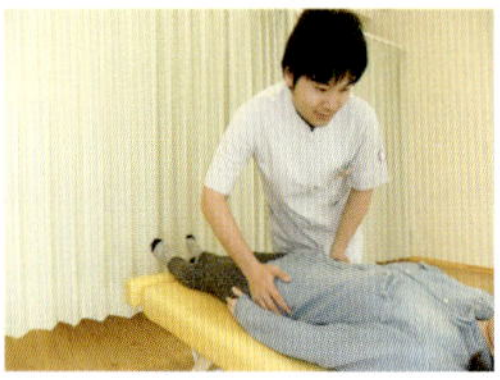

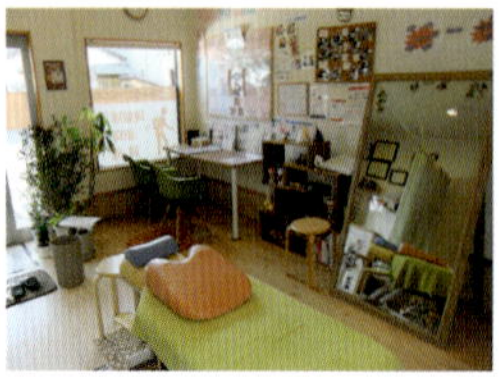

住所	〒426-0051 静岡県藤枝市大洲2-17-9
Tel	054-637-9238
診療時間	10時〜21時　予約優先
交通	JR藤枝駅から車で5分
休診日	日曜
URL	http://www.hujieda-irodori.com/

骨盤矯正の専門整体院。
わかりやすい説明も評判です！

地域で唯一の骨盤専門の整体院です。疲労回復整体の手技で、優しいタッチで不調を改善。施術時間も患者さんに負担がかからないよう、わずか20分。改善率90％を超えるというデータもあるそうです。例えば、変形性股関節症で複数の病院で手術といわれていた50代女性。腰・臀部の痛みで3年間も趣味の踊りができなかったのに、佐野院長の施術を受けて、再び踊りを楽しめるように。「どこに行っても改善されない不調で困っている方の症状を改善し、薬に頼らない身体づくりを目指しています」という佐野院長の言葉が頼もしい！

磐田美健整体サロン

院長 土《ど》井《い》 雄《ゆう》策《さく》

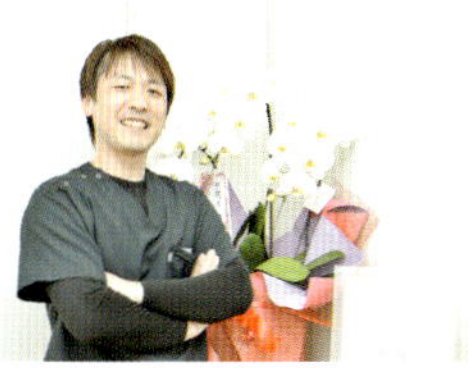

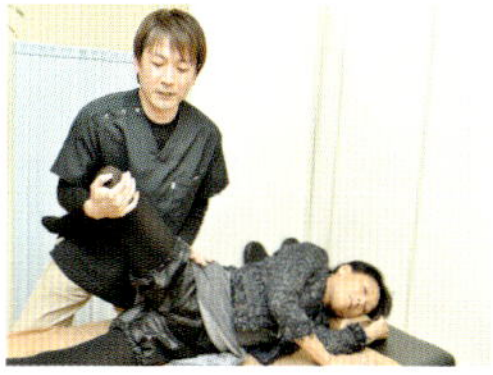

新陳代謝を促進し、重い腰痛も改善へと導きます

治療歴20年というベテランの土井院長の理念は「生きている限り症状は改善する！」。人間は常に新陳代謝を繰り返し、傷んだ細胞は体外へ排出されます。その流れを整体で効率化・加速化させることで、元気な状態にもどる力を促すという理論。ヘルニアや分離症のような腰痛も、それを代替する作用が備わっているため、「決してあきらめない」という院長。疲労回復協会の手技に加え、指を揺らしながら心と身体の緊張を緩めるゆびゆら整体や、姿勢と呼吸を改善するBMK美健整体などで、多くの腰痛を改善した実績があります。

data

住所 〒438-0818
静岡県磐田市下万能410-1 磐田の湯
Tel 080-5163-0011
診療時間 10時～23時30分
交通 JR磐田駅より浜松駅行きバス「下万能」下車
休診日 無休
URL http://sp-karada.jp/tokai/iwata/temominoma/

のじり接骨院

院長 野《の》尻《じり》 学《まなぶ》

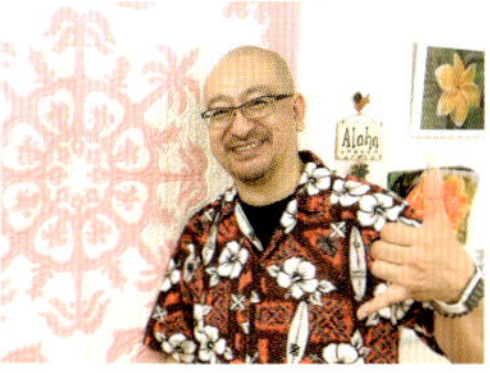

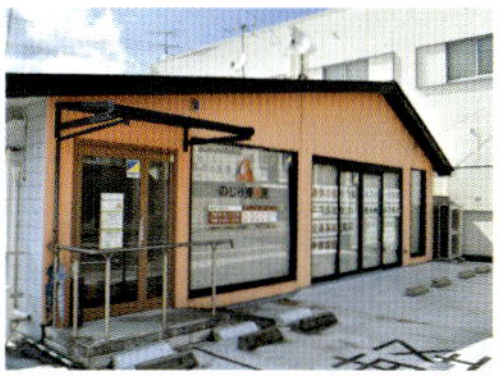

豊富な知識と技術力で患者さんの美と健康を応援

西鹿島駅より徒歩1分という便利な立地。開業以来、根本治療にこだわり続けた結果、口コミで多くの患者さんが訪れます。痛みの原因を見つけるために生理学や解剖学などの知識に基づいた丁寧な検査、そして施術の際には、経験と繊細な技術訓練を重ねた手技で、患者さんの全身を整え「美と健康」を目指します。また、県内でも少ない医療法人社団の接骨院なので病院と連携して症状の改善が可能。「今後も身体の自然治癒力を高め、症状改善と再発予防のお手伝いをする健康サポーターとして貢献したい」と語る野尻院長です。

data

住所 〒431-3313
静岡県浜松市天竜区二俣町鹿島261-1
Tel 053-925-3303
診療時間 8時30分～13時、15時～20時　予約優先
交通 遠州鉄道線西鹿島駅より徒歩1分
休診日 水曜、日曜、祝日
URL http://nojiri-skt.com/

藤井接骨院

院長 藤《ふじ》井《い》 亮《とおる》

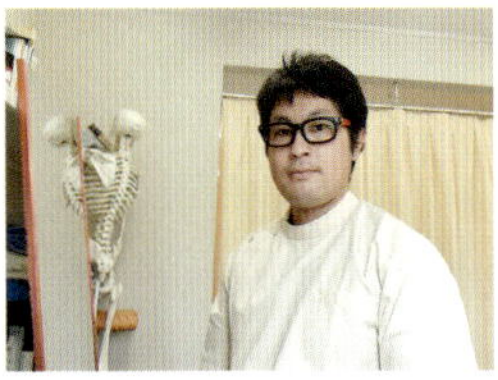

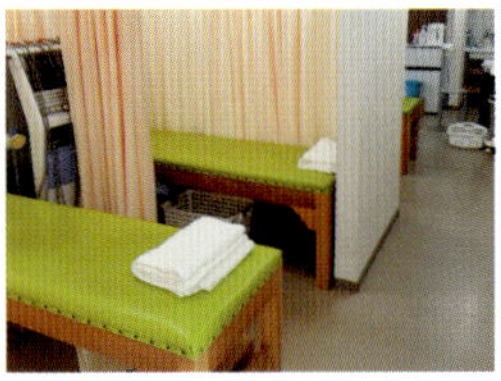

data

住所 〒431-3311
静岡県浜松市天竜区二俣町阿蔵168-4
Tel 053-925-7022
診療時間 8時30分～13時、15時30分～20時
(土曜14時まで)
交通 天竜浜名湖線天竜二俣駅より徒歩2分
休診日 日曜、祝日
URL http://www.fujii-sekkotsu.com/

熟練した技術や最新機器を使い
患者さんとともにゴールへ

清潔感のある明るい空間で、女性も訪れやすい藤井接骨院。スポーツ障害や交通事故の患者さんの施術実績も豊富です。「患者さんとともに同じゴール（症状改善）に向かって全力で取り組んでいます」と語る藤井院長。というのも、見ているゴールが同じなら、症状改善もそれだけに早期に達成できるからなのです。疲労回復協会の整体に加え、骨折の有無を調べる「骨エコー」などの最新設備も用意。また、ケガや痛みを改善する施術だけでなく、食事指導なども含めて不調を予防する身体づくりを提案してくれるのも同院の特徴です。

眞野鍼灸マッサージ院

院長 眞《ま》野《の》 寿《かず》基《き》

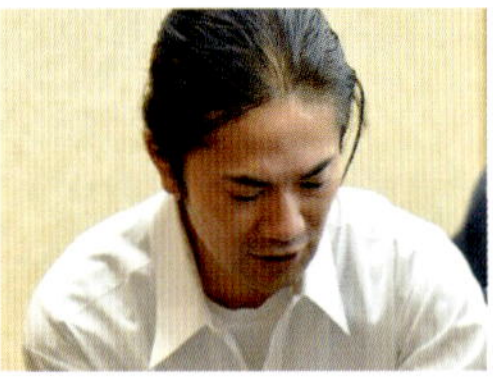

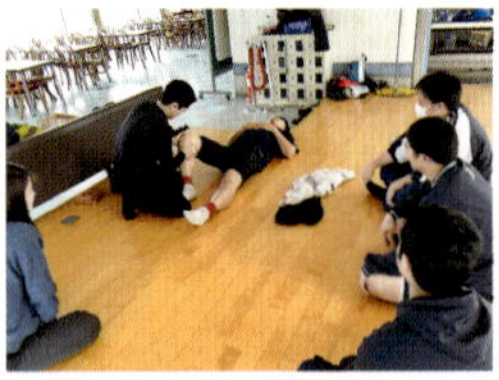

data

住所 〒410-3611
静岡県賀茂郡松崎町松崎391-2
Tel 090-1405-0838
診療時間 8時～21時　完全予約制
交通 彫刻ライン宮の前橋より車で2分
休診日 土曜、日曜（不定休）
URL https://manoshinkyumassage.amebaownd.com/

手技や鍼灸を駆使し、
脳疾患後遺症や難病にも対応

訪問施術を主体に、20年以上の豊富な臨床経験を基に東洋医学を軸に活動。疲労回復整体や鍼灸治療の他、DRT（脊椎・骨盤を優しくゆらし脳脊髄液などの循環を改善）も駆使し、患者さんの症状改善にあたっています。脳梗塞の60代男性は、約半年、週に2回の施術とメニュー指導で、現在は船での釣りを楽しむまで回復しました。眞野院長は、脳疾患後遺症、難病、がん術後等の方やスポーツ障害に悩む選手にも幅広く対応。今後は、一般向けの栄養や運動指導の講習会なども行い全国的なネットワークを広げていきたいと考えています。

みどり接骨院・整体院

院長　稲《いな》垣《がき》 晃《あきら》

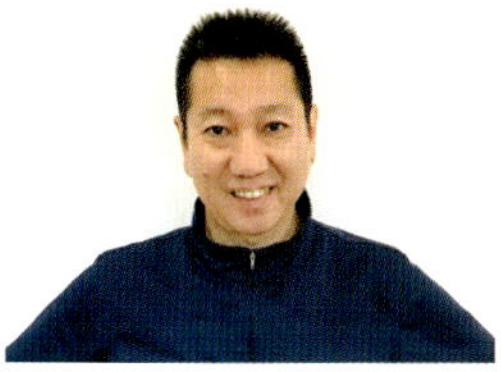

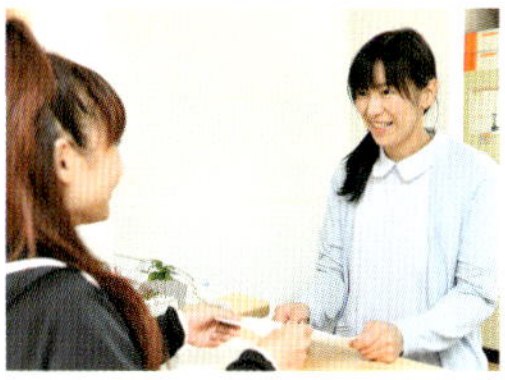

data

住所　〒462-0023
愛知県名古屋市北区安井1-7-18
Tel　052-982-8115
診療時間　9時～12時、12時30分～15時30分、
16時～21時
交通　市バス安井西より徒歩2分
休診日　土曜夜、日曜、祝日
URL　http://midori-seitai.com/

開業以来、26万人が実感！
痛み、しびれ、こりを改善します

手術が決まっていた腰椎椎間板ヘルニアの患者さんが、術前の日程待ちに来院。数回の施術で症状が改善し、手術もしなくて済むようになったそうです。稲垣院長の施術は、体液循環と軸脚がポイント。身体のゆがみや不調を、体液循環を調整することと、重心バランスを調整することで、人が本来持っている自然治癒力を最大限に引き出し、改善に導きます。特に、産前産後の女性や、子育てがすんで趣味や仕事を始めたいという女性が多く来院。「その方らしい人生が送れるよう、じっくりとお手伝いさせていただきます」と、稲垣院長。

サクラの樹整体院

院長　岩《いわ》井《い》 順《じゅん》

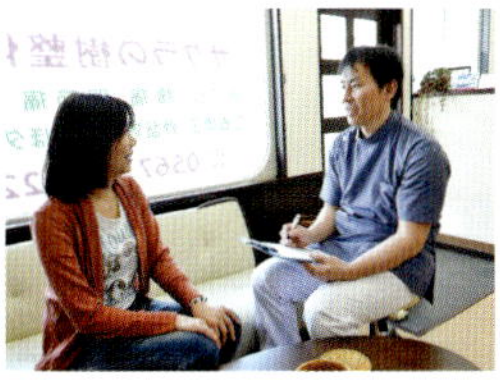

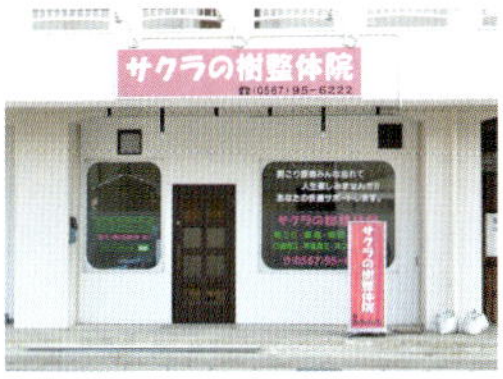

data

住所　〒497-0040
愛知県海部郡蟹江町城1-271 松屋ビル1-6
Tel　0567-95-6222
診療時間　9時～12時、15時～19時
※時間外予約は相談
交通　JR蟹江駅より徒歩10分
休診日　木曜、日曜午後、祝日
URL　http://www.sk-seitai.jp/

腰痛、ひざ痛の改善率90％以上。
自律神経を整え再発を防止します

「生涯、楽しく生活できる身体づくりに貢献したい」が、岩井院長のモットー。単に腰痛をなくす治療ではなく、身体全体のバランスを調整することで結果腰痛が改善され、再発を防ぎ健康な身体を維持することを目指します。痛みの原因をしっかりと把握し、自律神経を整えることで根本改善。筋肉や骨はもちろん、リンパ、血流、体液、内臓を正常な状態に調整します。腰痛のため、立ち仕事に支障をきたしていたある患者さんは、股関節と下半身の関節を施術、骨格・頭蓋骨矯正、内臓療法を実施することで無事、仕事に復帰できました。

音と香りとハーブのお店 健康堂施術所

院長 海《うみ》野《の》 広《ひろ》明《あき》

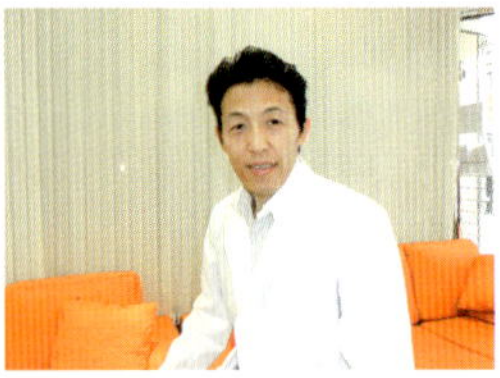

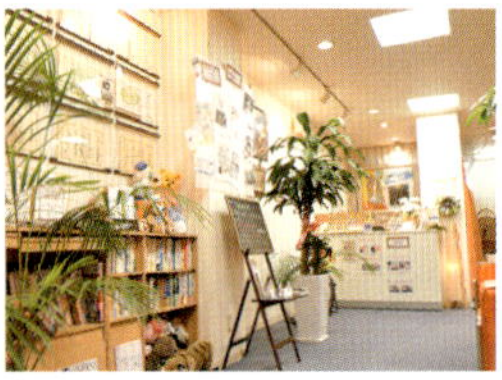

data

住所 〒446-0032
愛知県安城市御幸本町8-2
安城第23東海ビル1F
Tel 0566-93-1913
診療時間 9時30分～20時
交通 JR安城駅南口より徒歩3分
休診日 日曜
URL http://www.kenkoudou.org/

ボディケアからメンタルケアまで総合的に診る治療院です

海野院長は、スポーツ競技・パーソナルトレーナーを経て、鍼灸、マッサージ、整体、心理カウンセリングを学び実践してきた、痛みや不調改善のエキスパートです。その治療は、西洋・東洋医学を合わせた考え方から生まれた、統合治療が基本。さらに、良導絡（鍼灸ケア）を活用し、気の動き、身体の動き、メンタルの使い方などをケアします。腰椎椎間板ヘルニアと診断され、病院での注射や投薬、鍼灸院や接骨院でも改善されなかった患者さんが、同院の総合的な治療と施術により、ご本人も驚くほどに改善したという事例もあります。

彩り接骨院・整体院

院長 加《か》藤《とう》 久《ひさ》巳《み》

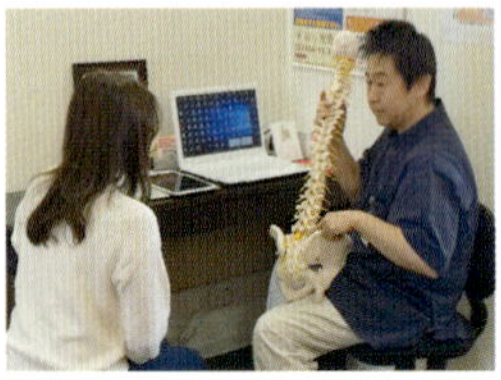

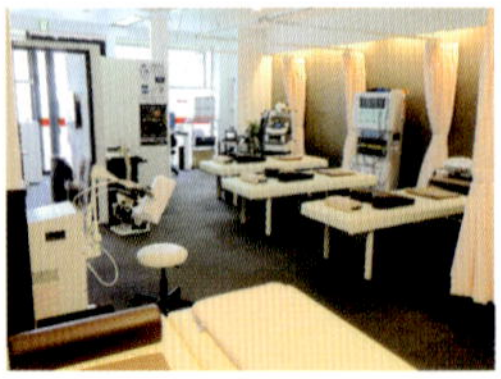

data

住所 〒448-0003
愛知県刈谷市一ツ木町4-5-14　1F
Tel 0566-93-3111
診療時間 8時30分～12時30分、16時～20時
（水曜13時30分～17時30分、予約のみ）
交通 名鉄一ツ木駅より徒歩5分、知立駅より徒歩15分
休診日 土曜午後、日曜、祝日
URL http://www.kariya-hitosugi.com/

骨盤の動きを整えることで、腰痛、肩こり、頭痛を治療します

「骨盤を整えればすべて解決」と語るのが加藤院長。腰痛はもちろん、頭痛やめまい、不定愁訴など、骨盤矯正専門院だからこそできる独自の調整法で、患者さんの自然治癒力を引き出し、根本治療を目指します。特に腰痛には同院独自の「仙腸関節調整法」を用い、短時間で的確に症状を改善。その施術はソフトでやさしく、痛みを感じさせずに効果は絶大。さらに血液の流れを良くする循環調整を加えると、難治性の高い症状まで改善に導くといいます。美容と健康をサポートし「生涯健康」を目標に掲げる、地域で愛される骨盤矯正専門院です。

栄新堂接骨院

院長 田《た》中《なか》 敏《とし》彦《ひこ》

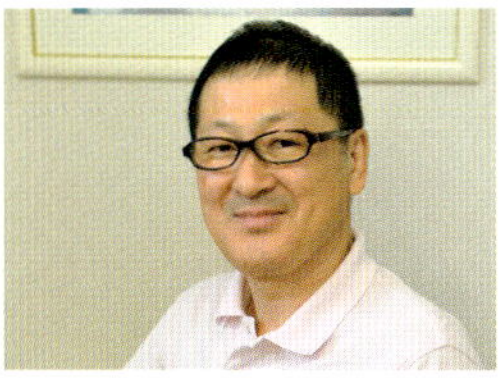
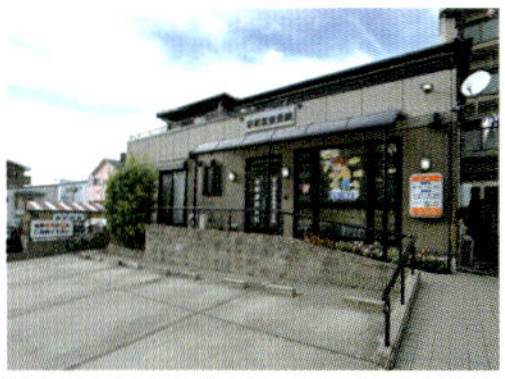

data

住所 〒470-0113
愛知県日進市栄2-211
Tel 0561-72-3848
診療時間 9時～12時、16時～20時
交通 名鉄日進駅より徒歩3分
休診日 土曜午後、日曜、祝日
URL http://www.eishindou.jp/

疲労回復整体をメインに、多角的な治療で不調を改善します

生活習慣や社会生活の変化などにより、身体の痛みや不調は、より複雑化する傾向にあります。その症状に対応するため、田中院長は多角的な見地から、疲労回復整体をメインに、重心バランス療法、内臓調整、頭蓋調整などを効果的に組み合わせて対処。特に臨床で重視しているのが「重心バランス療法」です。「筋・骨格系のゆがみの原因は『重心足』にあるという理論に基づき、そこから身体のバランスを整えます」と、田中院長。「つらい痛みから解放されて、人生が変わった」という多くの声。老若男女幅広い層に支持されています。

中部

おひさまメナジー治療院

院長 玉《たま》川《がわ》 将《まさ》教《のり》

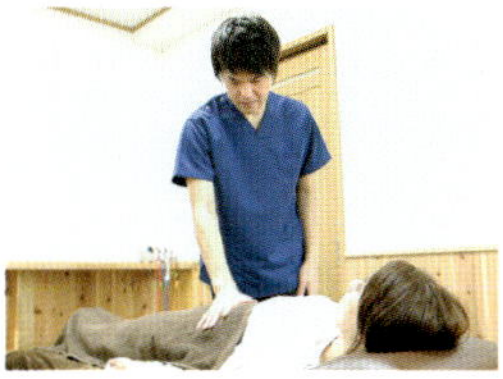
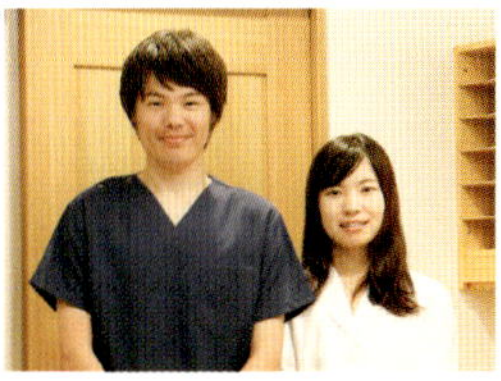

data

住所 〒470-1131
愛知県豊明市二村台2-1-5
Tel 0562-93-6927
診療時間 15時30分～20時
土曜9時～12時、13時～16時
交通 名鉄前後駅より徒歩15分
休診日 日曜、大型連休
URL https://ohisama-menergy.com/

オーダーメイドの無痛整体で、身体の悩み今すぐ改善

身体の悩みが人によって違うように、治療のアプローチやその方法も患者さんによって異なります。「心と身体にやさしく響き、誠実丁寧に治療する」が、玉川院長のモットー。痛みや不調の根本原因を特定する「キネシオロジー」を活用しながら施術を行います。特定の箇所に直接アプローチすることで、腰痛治療はもちろん、自律神経を整えたり、全身の筋肉のバランスを調整したりと、幅広い症状に対応。患者さんの悩みを根本的に治療することが目的なのです。同院では不妊治療に通われる20～40歳代の患者さんが多いのも特徴です。

あいしん整体院

院長 戸《と》田《だ》 保《やす》臣《おみ》

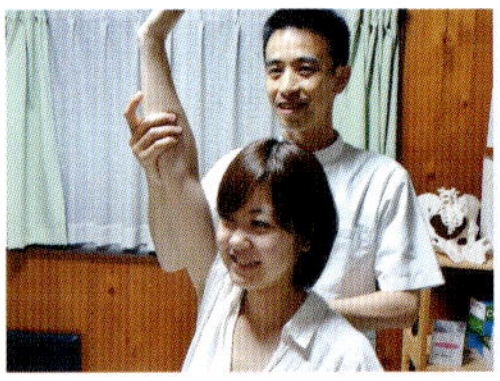

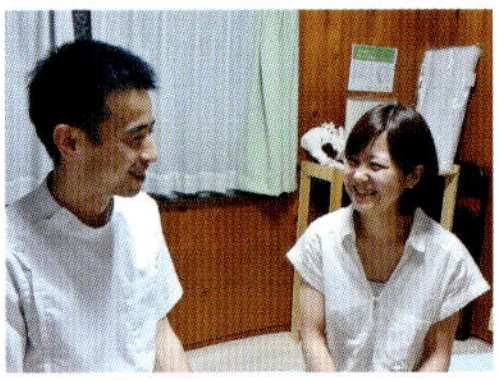

data

住所 〒480-1207
愛知県瀬戸市品野町6-1035
Tel 0561-58-0646
診療時間 10時～21時30分
交通 下品野小学校より車で30秒
休診日 日曜
URL http://www.asseitai.com/

心も身体も健康で笑顔の毎日を！
自律神経、腰痛、慢性症状専門院

地域で唯一の慢性症状専門の整体院として年間約2,300人が効果を実感。精神と肉体の両面にアプローチすることで、メンタルの不調から自律神経失調症、腰痛、不妊まで、慢性的な心身問題の改善に取り組んでいます。“安全で痛くなく、高い効果”が同院のモットー。施術は、波動やエネルギー療法から神経反射を使った療法、武術を活用した療法と、患者さんの身体と心の状態に合わせて実施。特に腰痛治療には、GP法や五次元ワールドRメンタルリセット、内臓施術といった、同院ならではの施術で高い効果を上げています。

中部

せいじん接骨院

院長 信《のぶ》田《た》 裕《やす》充《みつ》

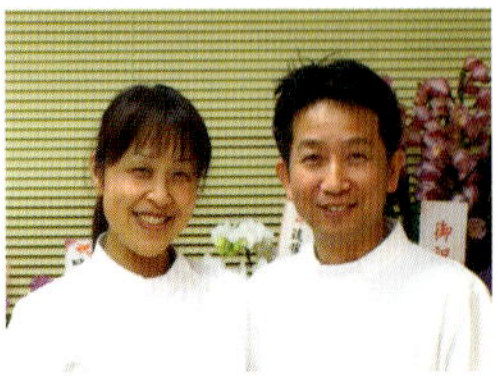

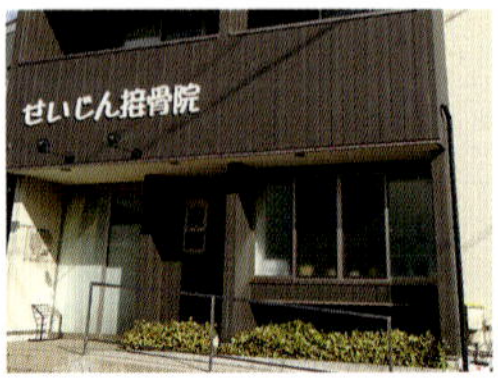

data

住所 〒491-0111
愛知県一宮市浅井町河端字一本松38-8
Tel 0586-58-1819
診療時間 8時30分～12時、16時～20時
交通 大日比野交差点より車で3分
休診日 土曜13時以降、日曜、祝祭日
URL http://www.seizin.info/

初回で変化を実感、再発も防止！
女性から信頼を集める接骨院です

同院では、疲労回復整体というソフトな施術で、出産前後のつらい症状で悩む女性をやさしくケアしてきました。信田院長ご夫婦も3人の娘さんを育てた経験から、出産・子育ての悩みに適切なアドバイスで応え、多くの患者さんから信頼を得ています。施術はあくまでもやさしくて丁寧。骨盤などの身体のゆがみを矯正し、痛みを改善して再発を防ぎます。初産後4カ月のお子さんをお持ちの30歳代の女性。両手の腱鞘炎と肩こり・腕が上がらないほどの痛みに加え、腰痛にも悩んでいましたが、5回の通院で改善・回復したそうです。

わかば接骨院

院長 藤《ふじ》澤《さわ》 隆《たかし》

中部

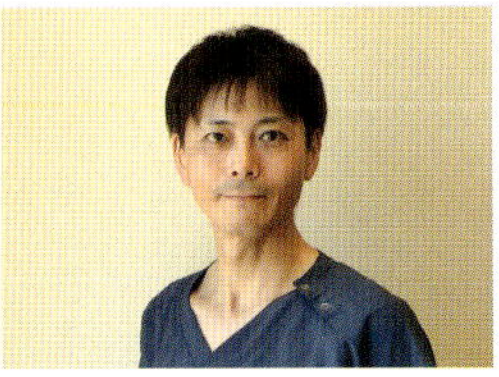

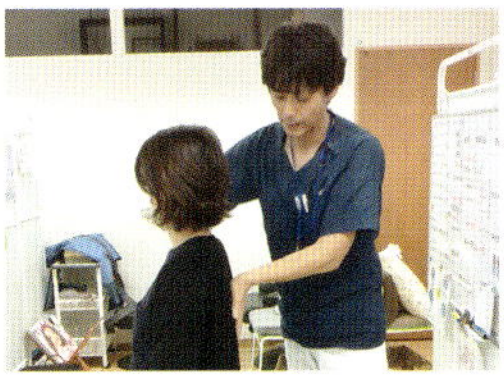

data

住所 〒470-0343
愛知県豊田市浄水町伊保原118-1
ディアコート浄水1F
Tel 0565-48-0890
診療時間 8時30分～12時、15時15分～20時
交通 名鉄浄水駅より徒歩5分
休診日 水曜・土曜午後、日曜、祝日
URL http://www.wakabatoyotashi.com/

独自の改善プログラムを提案し、不調の改善と再発を防止します

「不調の改善はもちろん、再発を防ぐ施術を行っています」と、藤澤院長。身体の“ゆがみ”を整えて、患者さんの身体を根本的に治療、調整していくことを目指します。施術後の健康維持についても、しっかりとサポートしてくれます。患者さん一人ひとりに合った独自の改善プログラムを提案し、それに沿って、全身バランスの調整、骨盤矯正、O脚矯正などを行っていきます。さらに器具を活用した、痛くない関節調整法であるアクティベータ・テクニックも高い効果が期待できます。腰痛や足のしびれなどの改善にとても有効だそうです。

堀田接骨院

院長 堀《ほっ》田《た》 知《さと》樹《し》

中部

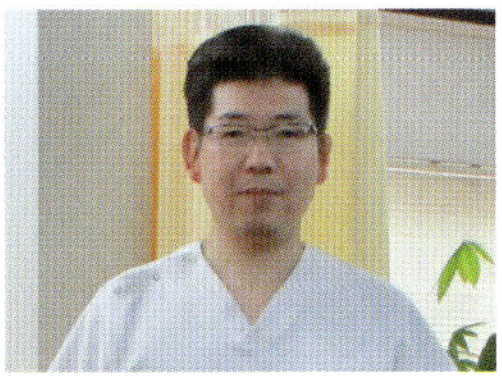

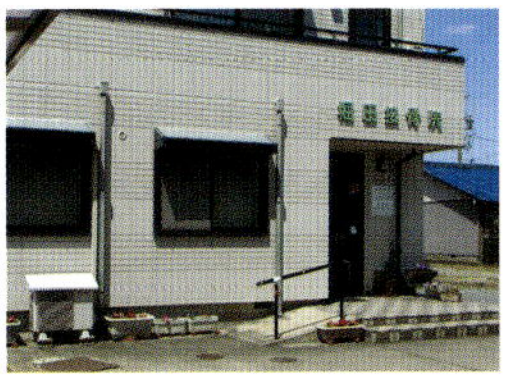

data

住所 〒496-0004
愛知県津島市蛭間町蔵掛堂1393
Tel 0567-28-7977
診療時間 8時30分～12時、16時～20時
交通 名鉄青塚駅より徒歩11分
休診日 土曜午後、日曜、祝日
URL http://www.hotta-sekkotsuin.com

柔道整復師として30余年。手技療法で痛みと再発を防ぎます

堀田院長は、病院での長い勤務経験を持つ柔道整復師。これまで約24万人の患者さんを診てきた経験と知識が、その手技療法に活かされています。堀田院長は疲労回復協会が開発した技術の他に、筋肉・骨格が原因となる重心足による身体のゆがみを調整する「重心バランス調整法」などの療法を取り入れ、高い改善実績を上げています。同院には、子どもから高齢者まで幅広い層の患者さんが来院。ギックリ腰、寝違え、肩やひざの痛みなど、深刻な悩みを抱える患者さんの痛みや不調を短期間で改善し、再発防止に努めています。

てんぱく美健整骨院

院長 三輪《みわ》 隆之《たかゆき》

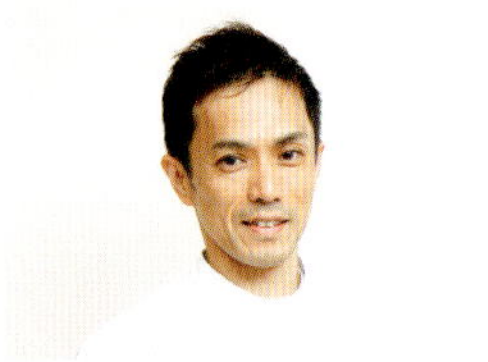

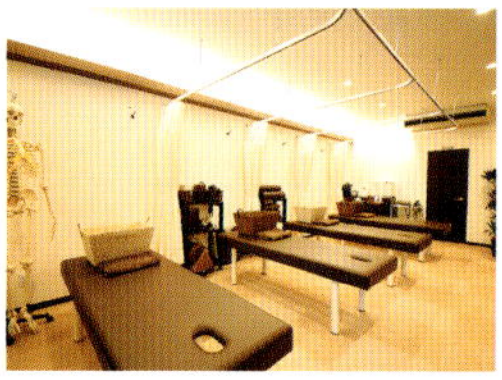

data

住所 〒468-0051
愛知県名古屋市天白区植田1-1701
ハイネス植田1F
Tel 052-842-8985
診療時間 9時〜12時30分、16時〜20時、
土曜9時〜16時
交通 地下鉄植田駅より徒歩3分
休診日 水曜午後、日曜、祝日
URL 名古屋腰痛整体.com/

ソフト整体をメインに、オーダーメイドの施術を行います

「痛みは身体の筋バランスを整え、ゆがみを解消することで改善される」が、同院のモットー。基本は、身体のゆがみの調整と体液の循環を促すことを目的とした施術。三輪院長は、頭蓋骨調整や内臓調整に力を注いでいます。どこに行っても改善しなかった頑固な腰痛。院長の施術、手技で解消したという多くの患者さんがいらっしゃいます。さらに同院では、「冷え性徹底改善プログラム」や「パーフェクト美顔メソッド」「糖質中毒改善プログラム」など、症状に合わせたオリジナル施術を実施。幅広い年代から厚い支持を受けています。

やま接骨院

院長 山内《やまうち》 啓司《ひろし》

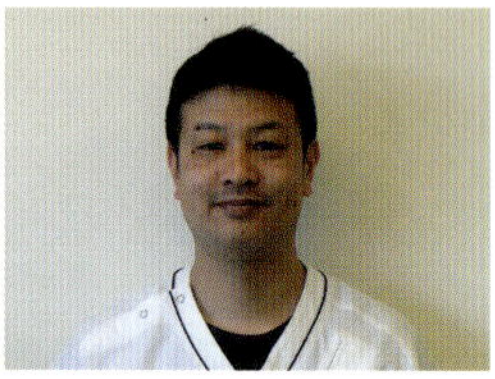

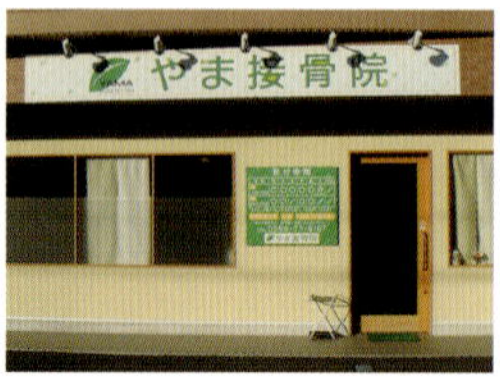

data

住所 〒475-0085
愛知県半田市小神町14-1
グラン・リーオ1F
Tel 0569-77-9167
診療時間 8時〜12時、16時〜20時(土曜13時まで)
交通 知多バス向山バス停より3分
休診日 水曜・土曜午後、日曜、祝日
※祝日は午前中診療する場合あり
URL http://www.yama-sekkotsuin.com/

身体に負担の少ない整体施術で、根本からの改善を目指します

痛くない治療院として評判の、やま接骨院。同院の整体施術は、日々の疲労や生活習慣が原因で生じた“姿勢のゆがみ”を調整し、体液循環を良くすることで根本的な症状の改善を図ります。決して対処療法だけを目的としていません。山内院長は疲労回復協会が開発した技術や施術の他に、動かしながら痛みを改善する「動体療法」や、伸縮テープを活用した「テーピング」による療法を取り入れています。痛くなってからの施術だけではなく、痛くならないように予防するメンテナンスの提供に心がけています。

そら整体院

院長 山川《やまかわ》 日《ひ》出《で》章《あき》

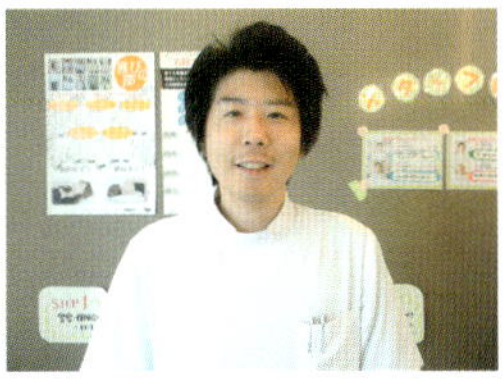

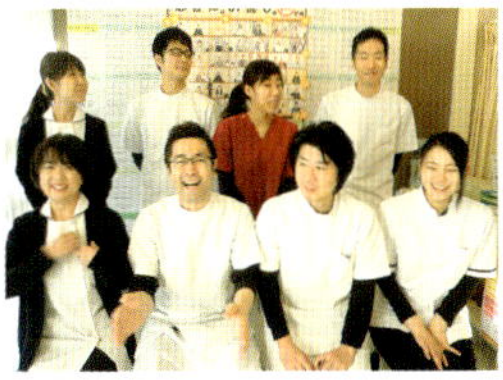

住所	〒468-0049 愛知県名古屋市天白区福池1-302
Tel	052-853-9062
診療時間	9時～12時30分、15時～19時30分 (土曜13時まで)
交通	地下鉄野並駅より車で3分。天白ゴルフすぐ
休診日	日曜
URL	http://hinata-se.com

体液の循環と身体のゆがみを改善。痛みを取り、再発を防止します

一人でも多くの患者さんの痛みやつらさを根本から改善したい！ それが山川院長の切なる願い。対処療法ではなく、患者さん一人ひとりの症状を見極め、内臓治療や仙腸関節の調整などにより、根本改善を目指します。特に腰痛、坐骨神経痛に悩む女性の患者さんが多く来院。医師や看護師など医療関係者も多く通われています。坐骨神経痛の患者さんで、治療1カ月で通勤電車に乗れるようになり、2カ月で普通の生活に戻り、3カ月経過すると好きだったバレーボールができるまでに改善。大きな喜びの声が寄せられていました。

さくら堂整体院

院長 横《よこ》田《た》 育《いく》彦《ひこ》

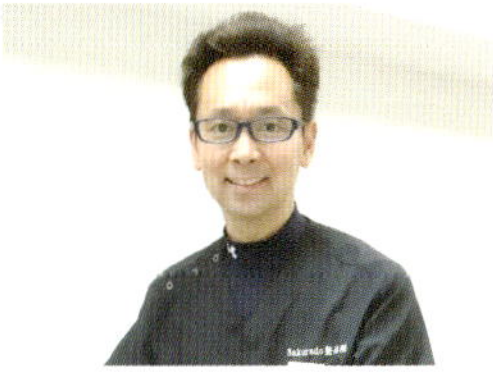

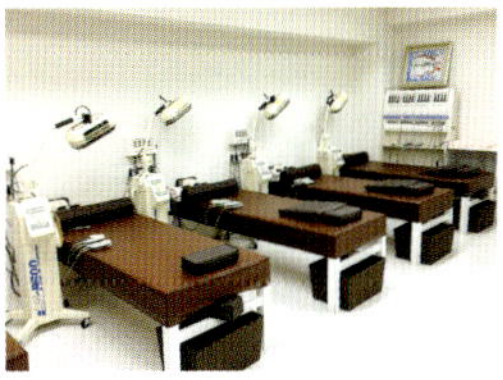

住所	〒484-0085 愛知県犬山市犬山西古券122
Tel	0568-61-8888
診療時間	8時～12時、16時～20時(完全予約)
交通	名鉄犬山駅より徒歩10分
休診日	火曜・木曜・土曜・祝日の午後、日曜
URL	https://sakura-dou.com/

内臓循環整体で身体の滞り解消！腰の痛み・負担を軽減します

「身体の不調原因を徹底的に探し出して結果にコミット、自然治癒力を最高に発揮できる状態となるように施術していきます」と、横田院長。同院では、疲労回復協会が開発した技術に加え、特に腰痛に関しては「内臓循環整体」で治療。内臓の滞りを正常に戻し、循環を良くすることで腰の負担を軽減し、痛みを改善します。腰痛と不妊に悩んでいた30歳の女性からは「治療を始めて数回で腰痛が軽くなり、半年の通院で止まっていた生理が正常に戻り、1年弱で妊娠、めでたく出産することができました」と、喜びの声が寄せられています。

さくら鍼灸整骨院

院長 大《おお》塚《つか》 紀《のり》臣《おみ》

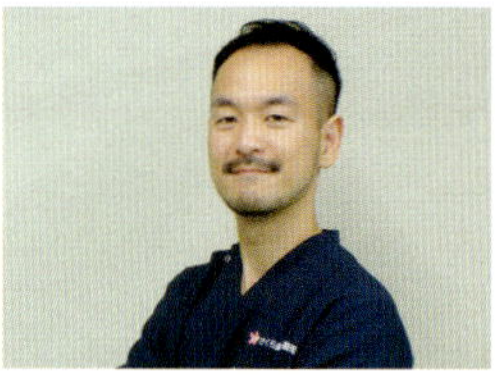

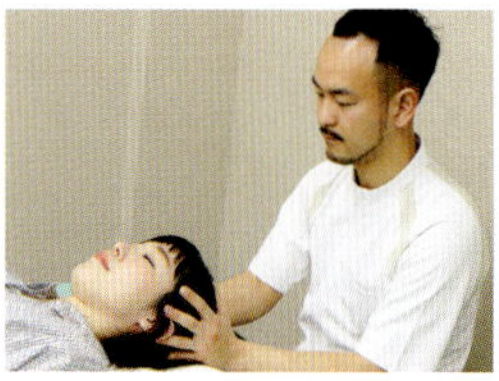

data

住所	〒512-1214 三重県四日市市桜台1-27-8
Tel	059-325-6178
診療時間	8時30分～12時30分、16時～20時
交通	桜台小学校より徒歩3分
休診日	木曜、土曜・日曜午後、祝日
URL	http://www.meishin-seikotsuin.com/

肩こり、腰痛、自律神経系も対応。他県から通う患者さんも多数

どこに行っても、肩こりや頭痛がよくならないという方は多くいらっしゃいます。さくら鍼灸整骨院では、根本改善することで再発予防も可能。疲労回復協会のソフトタッチな施術で、可能な限り最大の効果が発揮できるよう心掛けています。また、女性特有の疾患（更年期障害・生理痛・生理不順）、アトピー性皮膚炎、うつ症状、自律神経失調症、リウマチ、腎不全といった内臓疾患の方も多く来院。他県からの患者さんも多く施術実績は1万1,000人に。「患者さんが笑顔で帰っていただくこと」を目標に、日々取り組む大塚院長です。

ささがわ接骨院・整体院

院長 加《か》藤《とう》 秀《ひで》治《はる》

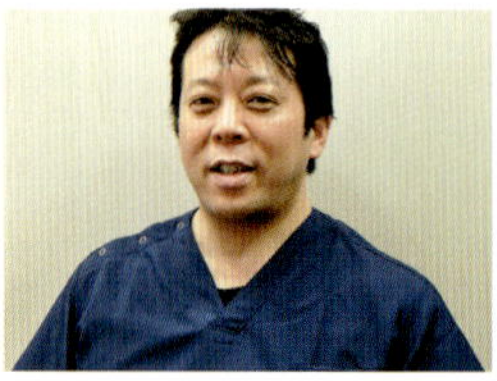

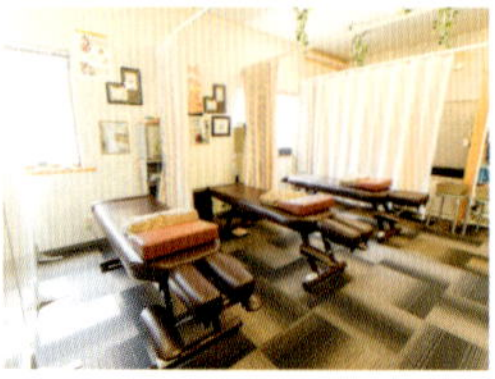

data

住所	〒510-0943 三重県四日市市西日野町4299
Tel	059-323-1140
診療時間	9時～12時、16時～20時
交通	三重交通バス「笹川東小学校前」より徒歩5分
休診日	土曜午後、日曜、祝祭日
URL	http://www.sasagawa-bs.jp/

関節や筋肉、自律神経を整え、自然治癒力を活性化させます

身体の痛みや不調は、不良姿勢による関節・筋肉・自律神経などの乱れが原因で、その乱れを整え、自然治癒力を高めることが健康な身体をつくる基本だと加藤院長は言います。なかでも骨盤を整えることが重要で、カイロプラクティック・アジャストメントや、身体に負担をかけることが少ないＡＫＡ療法、全身のバランスを的確に整えるＢＭＫ整体などを取り入れています。強い脊柱管の狭窄が見られた女性患者さん（70歳）は、骨盤のゆがみを整える施術により、徐々に歩行が楽になり、ご主人とのスキーを楽しめるまでに回復しました。

彦根りーるカイロプラクティック整体院

院長 上田《うえだ》 永吉《えいきち》

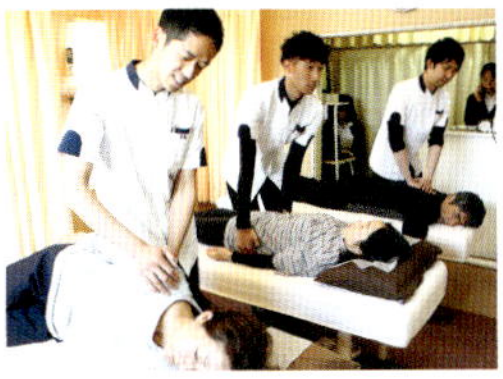

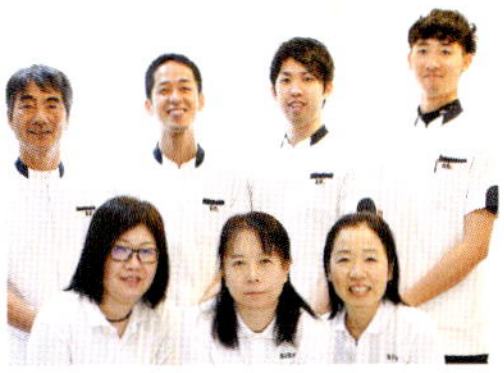

住所 〒522-0041
滋賀県彦根市平田町136-1
Tel 0749-24-8660
診療時間 9時～12時、16時～21時
交通 ベルロードを米原方面に、ケンタッキーフライドチキンを右折して約350m
休診日 水曜、日曜、祝日午後
URL http://www.hikoneseitai.com/

独自の循環構造整体なども加え、再発しない身体づくりを応援します

「こんなに良くなるのなら、早く来ればよかった」と、涙ながらに感謝の言葉を贈られる患者さんも。上田院長の施術は、患者さんの自然治癒力を高めながら身体を整えていきます。その効果を聞きつけて、腰痛、椎間板ヘルニア、自律神経失調症などで来院される女性が多数。例えば腰痛の患者さんには、関節と足首を整える独自の循環構造整体で施術。腰痛は身体と足首のゆがみ、そして循環の悪さからきているため、すべてを整えることで改善、再発も防止。また普段からの疲労を取り除くためのアドバイスも行ってくれる上田院長です。

ふたば鍼灸整骨院

院長 池西《いけにし》 功平《こうへい》

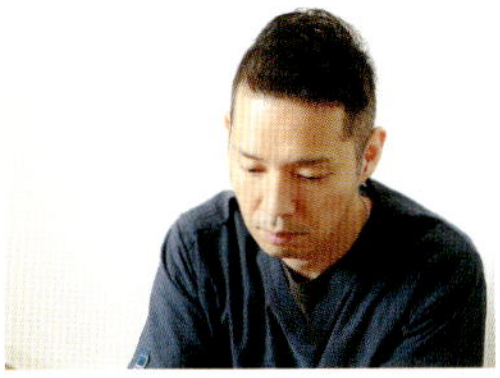

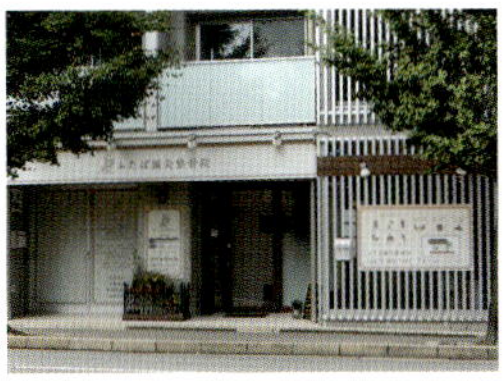

住所 〒604-8496
京都府京都市中京区西ノ京鹿垣町5-1
ラスパルマス京都円町1階
Tel 075-406-7141
診療時間 8時30～12時30分、15時30分～19時30分
予約優先
交通 JR円町駅より徒歩5分
休診日 木曜・土曜午後、日曜、祝日
URL http://futabaseitai.com/rs-sekkotsu

その方に適したバランスで施術。健康の歯車を円滑に回すお手伝い

多くの方は背骨、骨盤、股関節のゆがみ、ズレ、ねじれが原因となり、知らない間に健康をおかされています。ふたば鍼灸整骨院では、一人ひとりに合った施術で健康の歯車がスムーズに回るようサポート。池西院長は、疲労回復協会の身体に優しい手技や、カイロプラクティック、コックステーブル（矯正器具）などを駆使して患者さんに適したバランスで調整します。頭痛、腰痛やギックリ腰などで来院される40代女性の患者さんが多く、手術を1カ月後に予定していた患者さんの症状が改善し、手術が不要になったという事例も。

じじゅう接骨院

院長 次《じ》重《じゅう》 英《ひで》紀《のり》

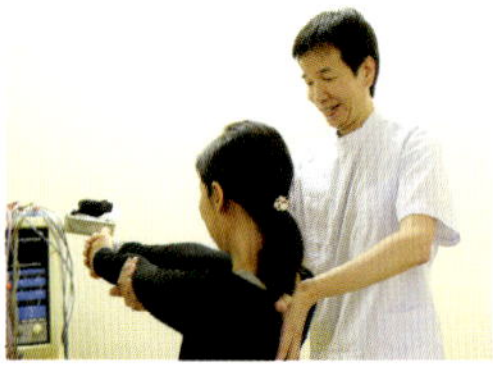
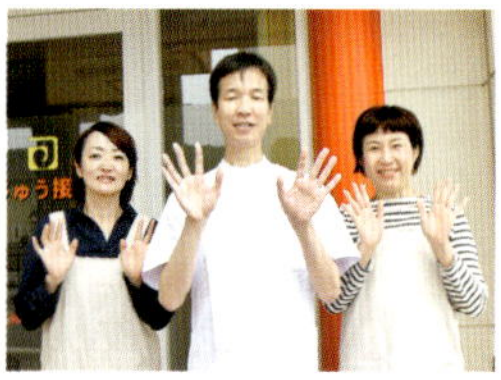

data	
住所	〒607-8211 京都府京都市山科区勧修寺東栗栖野町3-7
Tel	075-582-2224
診療時間	8時30分～12時、15時30分～19時30分 （土曜13時まで）
交通	勧修小学校より北へすぐ
休診日	日曜、祝日
URL	http://www.jiju.jp/

細胞を元気にさせて、腰痛の根本改善を図ります

「身体の細胞を元気にすれば腰痛は改善される」が、次重院長の持論。同院の整体メニューは「背骨矯正×筋膜リリース×内臓調整」が基本です。身体をまっすぐにして血液、リンパ液、脳脊髄液の循環を良くし、細胞に新鮮な酸素や栄養素を送って溜まった老廃物を排出。その状態から検査し残った問題に対して、筋膜リリース、内臓調整を行っていきます。つまり、その場しのぎではなく、根本的な改善を目指していくのです。整形外科で診療を受けても改善しなかったギックリ腰の患者さんが、1日で改善したという事例もありました。

関西

セイブ自然療法院

院長 渋《しぶ》江《え》 武《たけ》正《まさ》

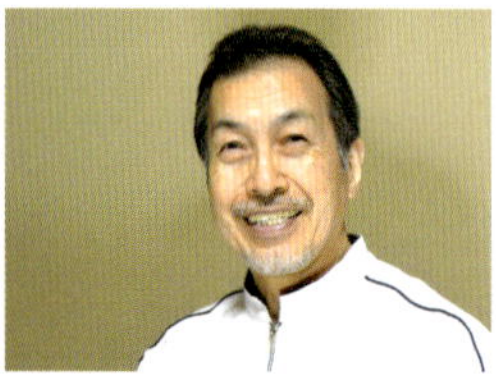
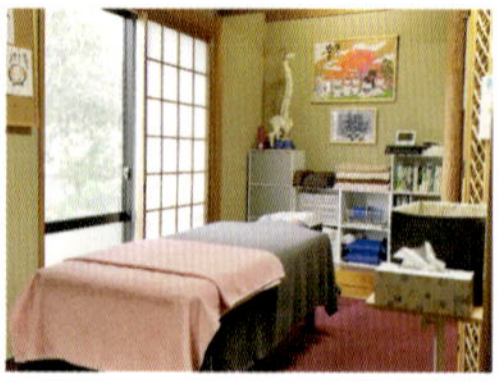

data	
住所	〒620-0017 京都府福知山市猪崎338-7
Tel	080-6181-1542
診療時間	9時～21時　完全予約制
交通	車の場合、府道74号線・三段池公園入口の信号から公園方向に50m
休診日	木曜
URL	http://seitai.busei7.com

慢性症状にも、初回で変化を実感できる施術を目指します

腰痛や肩こりなど慢性的な症状の多くは、筋肉の拘縮による血流の悪化が原因。渋江院長は筋繊維を傷つけずに筋肉を緩める手技を用いるため、その場で変化を実感できるとのこと。例えば、DRT（背骨を揺らす施術）ならば、脊椎と頸椎を同時に調整して素早く症状を改善。筋骨格系や神経系、循環系のバランスを調整し、再発しにくい身体づくりにも役立ちます。腰椎ヘルニアで2年間寝たきりだった40代女性は、3カ月で普通に歩けるように。「今後は、難治性の患者さんも楽になっていただけるように努めたい」と語る渋江院長です。

関西

しゅはら鍼灸整骨院

院長 主《しゅ》原《はら》 一《いち》朗《ろう》

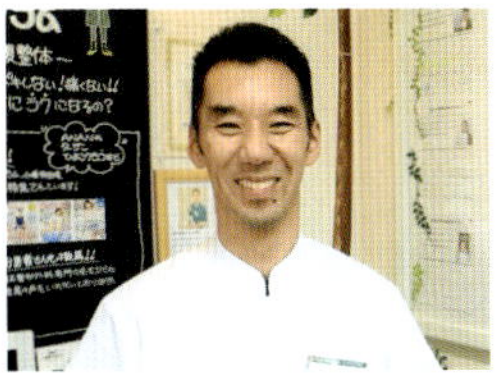
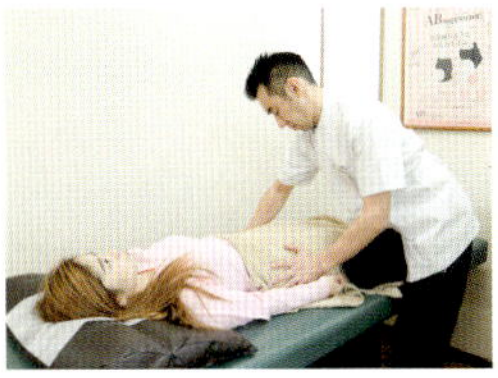

data

住所 〒621-0043
京都府亀岡市千代川町小林西芝92-11
Tel 0771-25-8587
診療時間 8時30分～12時、16時～19時30分
交通 国道9号線・キリン堂亀岡千代川店裏
休診日 土曜午後、木曜、日曜、祝日
URL http://www.niconico-smile.com/

疲労回復整体やオステオパシーで痛み、不調を10分で改善します

主原院長は、疲労回復整体やオステオパシーなどを活用することで、身体の痛みや不調を短時間で改善させられると言います。腰痛には、オステオパシーの中でも「カウンターストレイン」が効果的。筋肉や靭帯が一番緩む体勢を90秒間キープさせ、ゆっくりと元の姿勢に。すると不思議なくらい痛みや症状が緩和されるのです。最近では、皮膚をやさしく引っ張って行う筋膜調整の施術では“腰痛がその場で改善する”と、患者さんから好評。痛くない施術で短時間で結果を出し、しかも再発を防止。主原院長の優れた手技をご体験あれ。

整体院 優

院長 藤《ふじ》原《わら》 美《み》智《ち》子《こ》

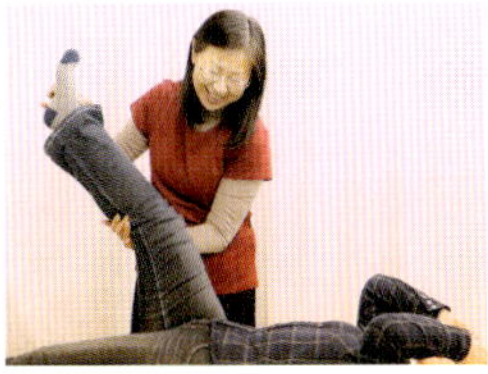
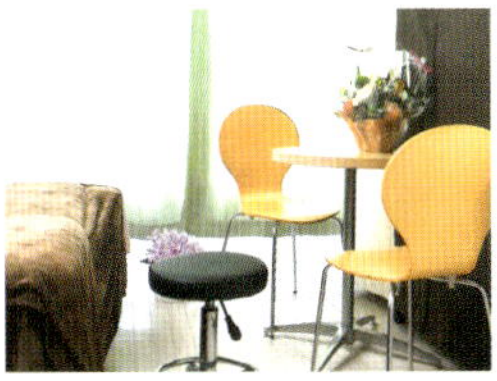

data

住所 〒600-8073
京都府京都市下京区永原町153
コアロイヤル京都402号
Tel 090-4372-5117
診療時間 10時30分～18時30分　完全予約制
交通 地下鉄四条、阪急烏丸駅15番出口より
徒歩3分
休診日 日曜、祝日（不定休あり）
URL http://coco-kara-yu.com/

自律神経のバランスを整え、女性たちの不調を改善する整体院

体調が悪いのに病院の検査で異常なしと言われ、打つ手がなくて困っている女性たちの味方、それが「整体院 優」です。肩や首のこり、頭痛、不眠、パニック障害、うつなどを訴える方が多く、これらは自律神経のバランスが崩れることによる不調の場合が多数。心療内科で処方された薬を飲み続けることに不安を抱える女性も少なくないとか。藤原院長はそうした患者さんに対し、身内の方が慢性疲労症候群や副腎疲労症候群、起立性調節障害などで悩んだ経験を生かし、患者さんの自然治癒力を高めて健康な毎日をサポートしてくれます。

キュアバランス カイロプラクティック整体院

院長 荒《あら》川《かわ》 功《こう》一《いち》

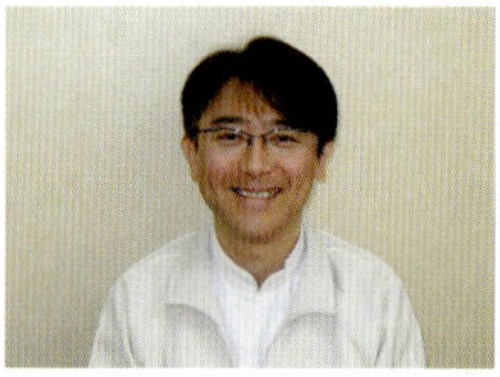

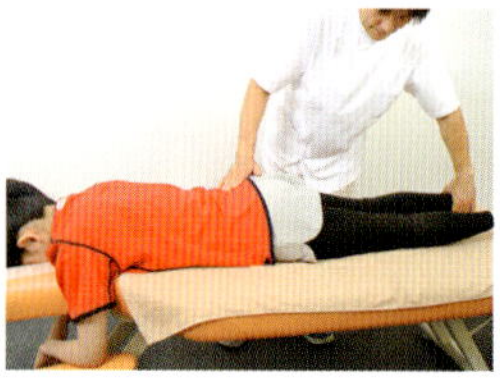

data

住所 〒560-0043
大阪府豊中市待兼山町21-7
メゾンドサクセス102号
Tel 06-7182-2662
診療時間 10時～20時
交通 阪急宝塚線石橋駅より徒歩4分
休診日 不定休
URL http://arakawa-hari.com/

患者さんの気持ちに寄り添い 高度な技術を駆使して痛みを改善

「痛みに対してあきらめず、相手に寄り添う気持ち」を大切にして、常に思いやりの心を持って施術する荒川院長。30代～70代の女性の中でも、慢性腰痛、すべり症、ヘルニア、変形性関節症。脊柱管狭窄症などで来院される患者さんが多い同院。疲労回復協会が開発した手技はもとより、カイロプラクティックのガンステッドテクニックという、骨盤と仙骨のゆがみを取り除き腰椎の矯正にも力を発揮する高度なテクニックなども駆使。今後も、一人ひとりに合った施術で身体全体の不調を改善し、患者さんの治癒力アップを目指しています。

やす整骨院

院長 市《いち》田《だ》 康《やす》二《じ》

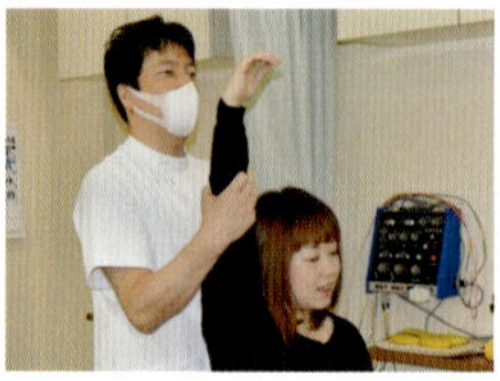

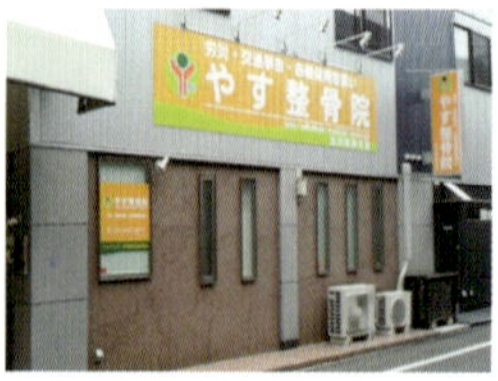

data

住所 〒553-0006
大阪府大阪市福島区吉野2-3-5
Tel 06-6441-4919
診療時間 7時30分～19時30分
(水曜17時30分まで)
交通 JR野田駅より徒歩2分
休診日 土曜・祝日午後、日曜
URL https://www.yasuseitai.com/

妊娠中の方もOK。 託児付きでお子さんもご一緒に

交通事故による様々な症状や首・肩の痛みに関する施術と、妊娠中や産後女性のための施術の2部門があります。パパは腰痛、ママは肩こりなどご家族での利用も少なくありません。また、妊娠中の方は安定期に入れば施術可能で、乳腺炎による熱などでお困りの際は、助産師さんがご自宅に伺うサービスもあります。出産後の方は、産後ヘルニアや産後腰痛で通う方も多数。腰椎分離すべり症など重い症状に悩む女性など幅広く対応できます。託児付きですのでお子さんも一緒に来院いただけます。また、交通事故専門の治療もあります。

おおしま整骨院

院長 大《おお》島《しま》 康《やす》敬《ゆき》

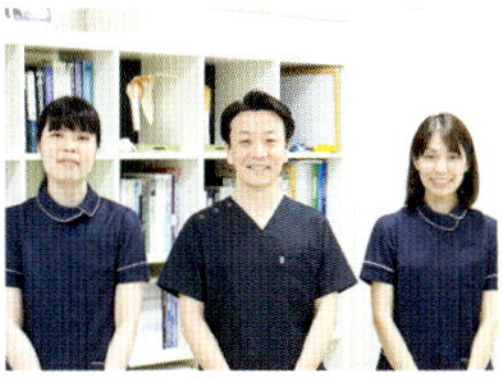
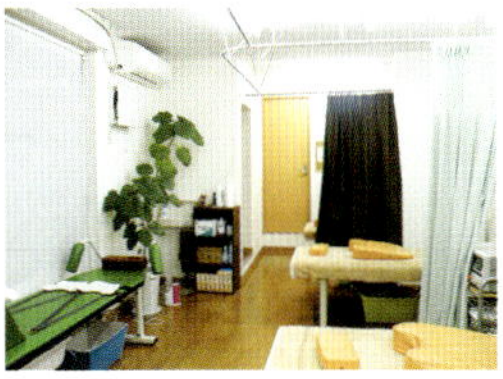

関西

data

住所	〒536-0014 大阪府大阪市城東区鴫野西5-13-2
Tel	06-6786-4972
診療時間	8時30分~12時、15時~20時30分 (土曜15時まで)
交通	JR鴫野駅より徒歩3分
休診日	水曜午後、日曜、祝日
URL	http://ivy-seikotsu.com/

整形外科での臨床経験を元に 的確な施術で仕事復帰へと導きます

大島院長は、整形外科での7年以上の臨床経験に基づき身体の状態を的確に判断。「筋骨格系・神経系・循環系の三要素を整えると身体は健康を取り戻す！」という理念の基に、疲労回復整体のほか、重心バランス法、呼吸調整法、頭蓋骨調整法なども採用し施術にあたっています。例えば、右手の疼痛・しびれで来院した歯科医師の方は、仕事にも支障をきたしていましたが、3回の施術で症状が楽になったそうです。こうした働き盛りにも関わらず、しびれや痛みで困っている方々が仕事などに復帰できるよう技術の向上に励む整骨院です。

粉浜いこい整骨院

院長 奥《おく》 洋《ひろ》信《のぶ》

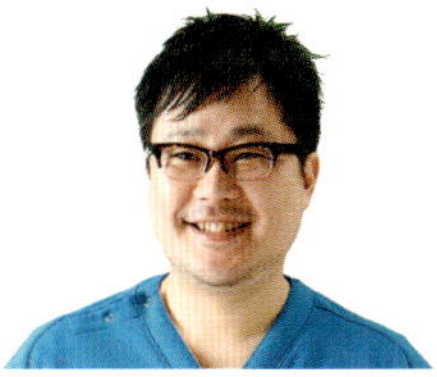
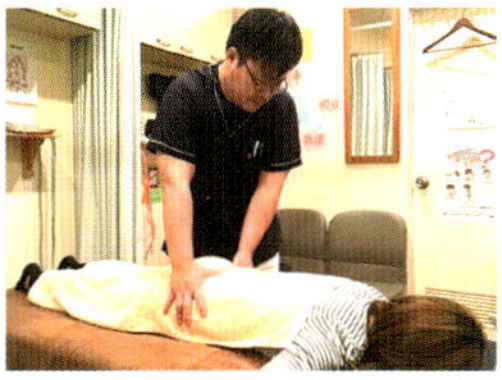

関西

data

住所	〒559-0001 大阪府大阪市住之江区粉浜3-12-14
Tel	06-6673-8200
診療時間	9時～13時、16時～20時　予約優先
交通	南海本線住吉大社駅より徒歩5分
休診日	土曜午後、日曜、祝日
URL	https://kohama-ikoi.com/

動ける身体を取り戻し、 痛みのない充実した毎日を！

スムーズな歩行や身体の動きを取り戻すために、骨盤がなめらかに動くように潤滑させるＧＴＡ骨盤矯正法による施術が好評の奥院長。矯正といってもボキボキすることはなく、手のひらを優しく当てるだけの穏やかな方法です。奥院長のもとには整形外科に通っていても改善が見られなかった椎間板ヘルニアや坐骨神経痛、変形性膝関節症・股関節症の方が多く来院されています。10年以上病院で様々な治療を受けていたり、手術以外に治る道はないとまでいわれた方が、奥院長の施術によって改善した――という事例がたくさんあります。

かわせ整骨院

院長 川《かわ》瀬《せ》 麗《よし》正《なお》

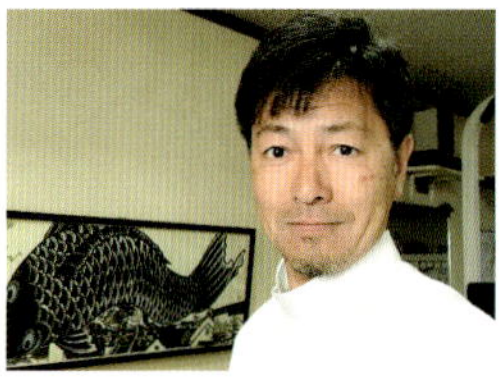

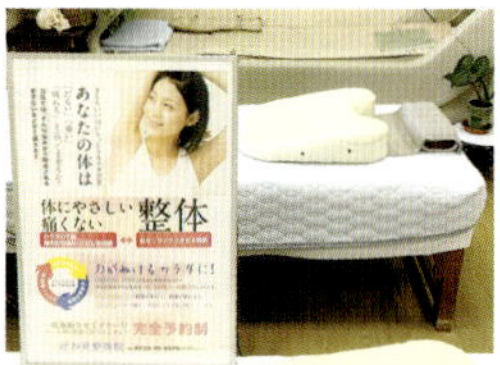

data

住所 〒594-0071
大阪府和泉市府中町6-5-31
Tel 0725-45-5578
診療時間 8時30分～13時、16時～21時
※時間帯によって予約制、自費メニューとなるので事前確認のこと
交通 阪和線和泉府中駅より徒歩4分
休診日 日曜、祝日

痛みや不調の改善を ビフォーアフターで実感できます

アスリートのサポート活動に従事してきた院長が『疲労回復整体』と出会い、『内臓疲労』や『自律神経の不調』を整える施術に、これまでの30年の経験を加え合わせた『整体』です。痛みや症状はさまざまなので、患者さんの話を丁寧に聞くことがすべての基本。B・Cトータルバランス（筋・骨格系にアプローチ）、筋膜リリース療法なども活用して、痛みの改善を施術前後で実感してもらえるよう心掛けています。腰椎ヘルニアや脊柱管狭窄症なども治療計画を立て患者さんと協力して目標を達成。成長期のスポーツ障害の改善も得意です。

北田整体院

院長 北《きた》田《だ》 隆《りゅう》生《せい》

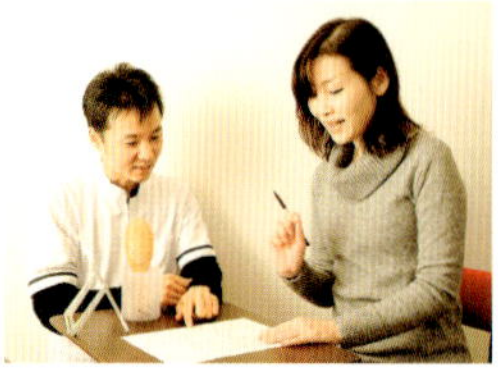

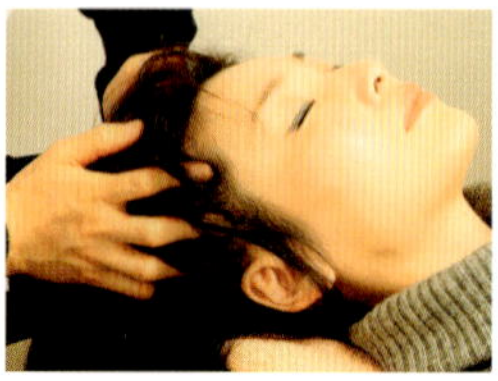

data

住所 〒543-0002
大阪府大阪市天王寺区上汐3-8-4-615
Tel 080-6948-5039
診療時間 11時～24時
交通 地下鉄谷町9丁目駅より徒歩1分
休診日 無休

効果は施術が終わった後も! ソフト感覚の“プラチナタッチ”

北田院長の施術の特徴は、ソフトなタッチで筋肉を緩ませるプラチナタッチと仙腸関節と大腰筋を調整するプラチナ整体。腰痛などの身体の痛み、不調はもちろん、不眠やめまいなどの原因となる不定愁訴、自律神経系の症状の改善に効果を発揮します。坐骨神経痛の患者さんも、心や脳に直接アプローチしながら改善へ導きます。自律神経系や更年期障害で悩まれている30歳代から50歳代の患者さんが多く来院。「治るのは当たり前。今まで以上に生き生きとした笑顔にして差し上げたい」と、北田院長。その実力は高く評価されています。

やまだの郷整骨院

院長 香田《こうだ》 英男《ひでお》

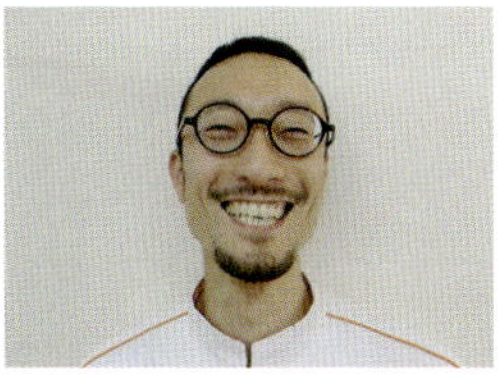

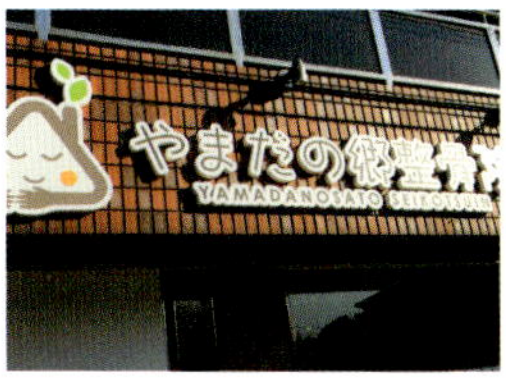

data

住所 〒565-0824 大阪府吹田市山田西1-3-11
プチハイツ西山田103
Tel 06-4860-6335
診療時間 9時～12時30分、15時30分～20時
完全予約制
交通 JR千里丘駅より徒歩24分
休診日 土曜午後、日曜、祝日
URL https://peraichi.com/landing_pages/view/yamadanosatoseikotsuin

自然治癒力を高めて、睡眠で回復する身体にしましょう

「人間が本来持っている自然治癒力が高まれば、自分自身で回復する身体をつくれます。このことをぜひ認識していただいて、"睡眠で回復する身体づくり"を目指しましょう」と話す香田院長。疲労回復整体の手技とともに、高電圧の電気刺激を深部組織に到達させる療法で、痛みの軽減に大きな効果を発揮する"ハイボルテージ"なども取り入れ、症状の改善に取り組んでいます。香田院長が吹田市に開業する前の、福島区の分院時代から長年通い続ける患者さんも多く、「日々の生活が変わりました」と、高い信頼が寄せられています。

ならや整骨院

院長 辻《つじ》 直人《まさと》

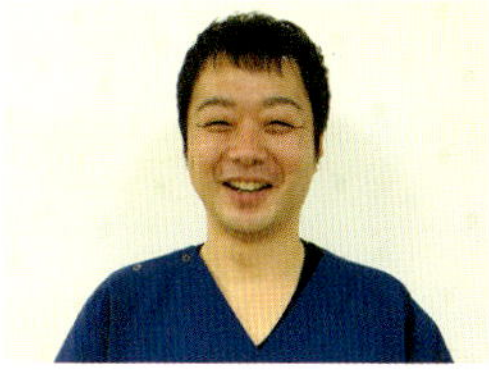

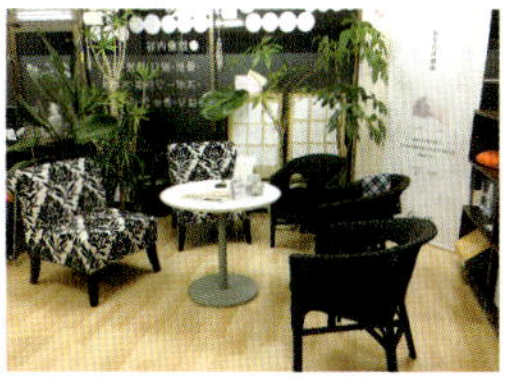

関西

data

住所 〒594-1156
大阪府和泉市内田町1-8-33
Tel 0725-53-5808
診療時間 9時～12時、15時～20時
（火曜・土曜午後は往診）予約優先
交通 「内田」バス停下車すぐ
休診日 日曜、祝日
URL http://harikyu-naraya.com/

さまざまな技術を駆使して患者さんに笑顔を取り戻します

「すべてはあなたの笑顔のために」を合言葉に、のべ5万人の患者さんを施術してきた辻院長。例えば、腰痛では疲労回復整体をベースに、骨盤矯正、刺絡療法（吸い玉）、鍼灸経絡治療などを駆使して最短での改善を目指します。腰痛と膝痛で悩んでいた男性は、全身のバランスを調整するうちに上がらなかった肩もスムーズに動くようになったとか。また、ベビーカーで来院できることもあり、産後のママさんたちには骨盤矯正も好評です。10代でのスポーツ障害や成長痛、高齢者の腰痛まで幅広く対応可能な施術院です。

悠々堂まき鍼灸院

院長 牧《まき》 篤《あつ》正《ただ》

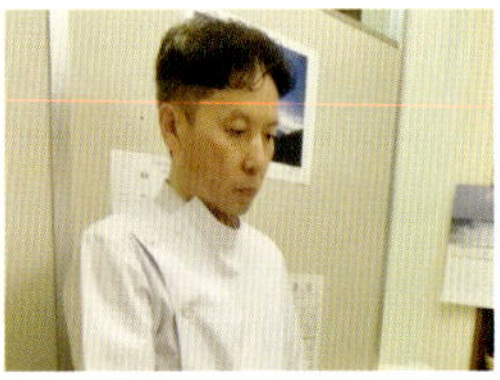
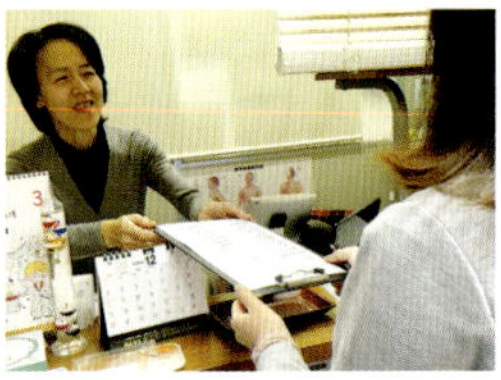

data

住所 〒567-0888
大阪府茨木市駅前3-1-26
Tel 072-629-1665
診療時間 9時〜19時
交通 JR茨木駅より徒歩5分
休診日 日曜、祝日
URL http://www.youyoudou.com/

アトピー、不妊症、目の症状に特化した鍼灸整体施術です

牧院長は、アトピー、不妊、そして目の不調に悩む患者さんに希望を与える施術に取り組んでいます。実際、7割近くの患者さんがアトピーの悩みで、約2割の患者さんが不妊症の悩みでの来院。施術は鍼灸によるもので、テイ鍼という「刺さないはり」と、地熱灸という「焼かないお灸」を用います。また、自宅でも灸やはりなどを行えるようにセルフケアの指導も行っています。「不妊に悩んでいた方が妊娠されると、喜びが全身からあふれ、幸せのオーラに包まれます。そのような方を1人でも多く増やしたいですね」と、牧院長。

関西

ますい鍼灸整骨院

院長 桝《ます》井《い》 雅《まさ》弘《ひろ》

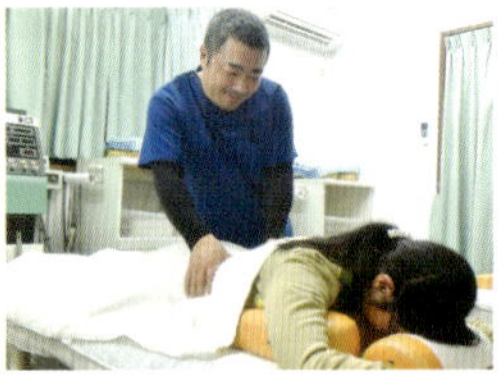
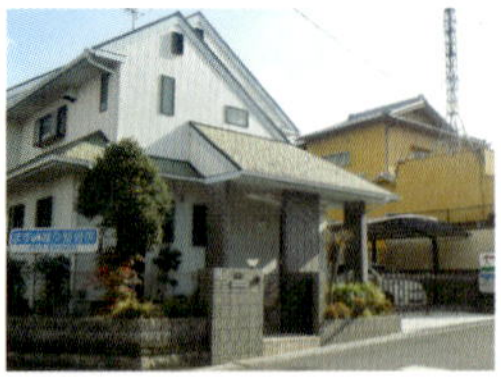

data

住所 〒584-0001
大阪府富田林市梅の里1-19-15
Tel 0721-23-3450
診療時間 9時〜11時30分、16時〜19時30分
予約制
交通 近鉄長野線喜志駅より徒歩15分
休診日 水・土曜午後、日曜、祝日、院の指定日
URL http://www.kirakira-masui.com

身体に負担の少ない施術ですっきり晴れやかな笑顔を

「患者さん自らが、自身の身体に向き合ってもらうことを大切にしています」。桝井院長は、痛みやつらさを感じる部分だけではなく、そうでない部分にも意識を向けさせ、生活習慣の改善や養生をしながら施術を受けるようにアドバイスをします。鍼灸施術では、痛む個所だけではなく、全身を調整しながら行います。その際、できるだけ少ない鍼で患者さんの負担を軽くしつつ、最大限の効果が得られるようにします。皆、数回の施術で緩和されるそうです。笑顔で日々の生活と良い人生を送っていただくこと——それが目標の桝井院長です。

関西

水口鍼灸所

院長 水口《みなくち》 洋一《よういち》

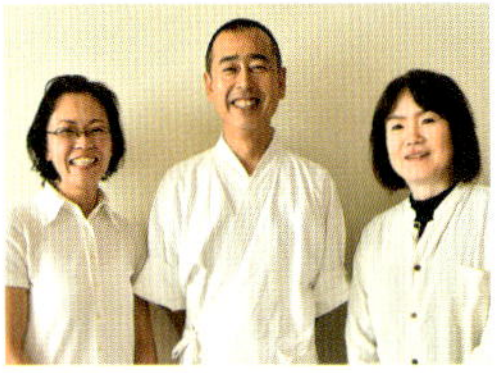

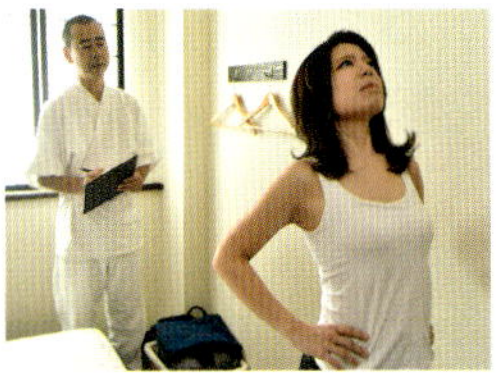

data

住所 〒530-0041
大阪府大阪市北区天神橋2-2-8-404
Tel 06-6882-0555
診療時間 10時～20時　予約制
交通 大阪市営地下鉄谷町線南森町駅より徒歩3分
休診日 日曜、祝日
URL http://hitsuki-ann.com/

丹田強化と経絡治療で、ワンランク上の健康を実現へ

水口院長は疲労回復協会の技術に加え、2つの柱でワンランク上の健康を目指しています。まず下腹部の「丹田」強化。丹田が整うと身体の重心が安定して姿勢が良くなり、足腰や背中、首の負担が減って、ひざ痛、腰痛、肩こりなどを防ぎます。自律神経も整うため、血行促進、胃腸の働きの改善、精神面の安定が望めます。また全身を包括的に観察する日本伝統の鍼灸療法である経絡治療を駆使。脈診などの診断方法を用い1～2カ所のツボに鍼をすることで自然治癒力を高め、自ずと痛みが改善する身体に整えられるとのことです。

安井整骨院

院長 安井《やすい》 広大《こうだい》

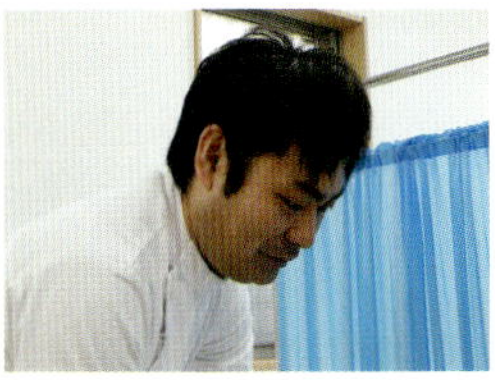

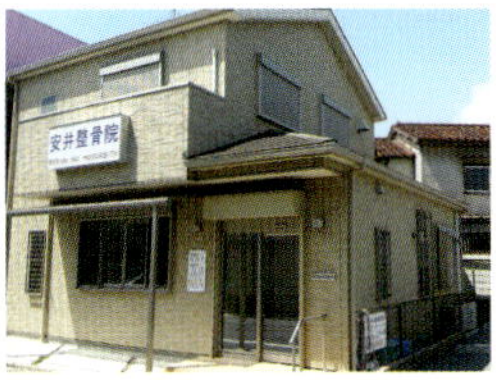

data

住所 〒591-8022
大阪府堺市北区金岡町1977-21
Tel 072-259-1483
診療時間 8時～11時30分、15時30分～19時30分
交通 南海高野線白鷺駅より徒歩5分
休診日 木曜・土曜午後、日曜、祝日

一つの原因にとらわれず、全身の状態をくまなく把握します

ひとくちに腰痛といっても、根本的な原因は、患者さんの生活環境などにより千差万別、検査だけでなく患者さんのお話をしっかりとお聞きし、患者さんの全体像をとらえて施術するのが安井院長です。仕事中にギックリ腰になり「できるだけ早く仕事に戻りたい」という患者さんの事例。1回目の施術でほとんど痛みがなくなり、翌日の施術後には、仕事に復帰できるほどに回復しました。安井院長は今後、小さいころからの姿勢改善が不調の予防につながるという考えのもと、子どもたちの姿勢矯正への取り組みも考えているそうです。

翔鍼灸整骨院

院長 若《わか》野《の》 正一《しょういち》

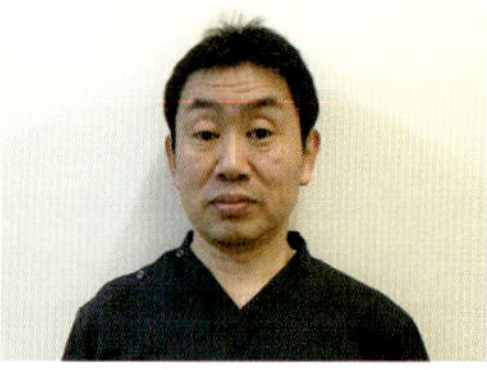
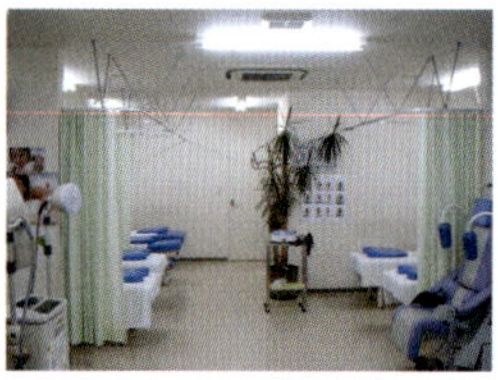

data

住所 〒599-0212
大阪府阪南市自然田790-8
Tel 072-473-1374
診療時間 8時～12時、16時～21時
(土曜・祝日8時～17時)完全予約制
交通 JR阪和線和泉鳥取駅より車で1分。
阪南ICから車で30秒
休診日 日曜
URL http://sho-seikotu.com/

赤ちゃん、妊婦さん、ご高齢の方も。どなたでも受けられる優しい施術

翔鍼灸整骨院のモットーは「赤ちゃんから高齢の方、妊婦さんなど、どなたでも受けていただける安全・安心の整体」です。例えば疲労回復協会の施術に加えて行っているGEON療法。これは、コインを軽くはじく程度のわずかな力で骨格を整え、神経伝達をスムーズにし、新陳代謝を加速させて自然治癒力を活性化、慢性的な腰痛や肩こりなどのつらい痛みを軽減します。また、院長自身が頸部と腰部にヘルニアがあることからその改善には定評があり、痛みを持った患者さんが納得してくれる説明や施術を心掛けているそうです。

魏整骨院

院長 魏《ぎ》 喜《き》泰《たい》

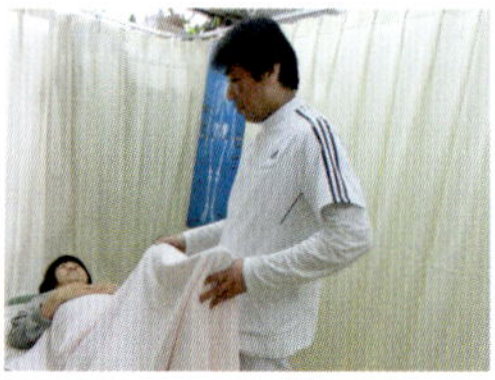
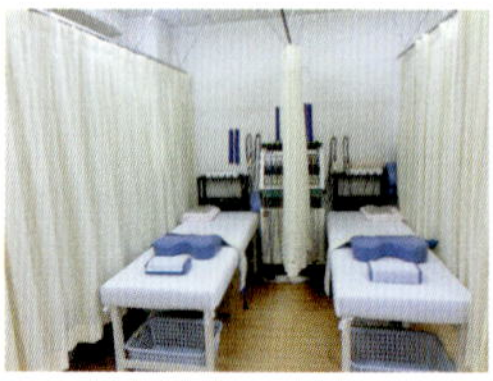

data

住所 〒650-0011
兵庫県神戸市中央区下山手通8-20-14 1F
Tel 078-351-1107
診療時間 自費診療 月曜、木曜
9時～19時 予約制
保険診療 火曜、水曜、金曜、土曜午前
9時～12時、15時30分～19時30分
交通 神戸市営地下鉄大倉山駅より徒歩5分
休診日 土曜午後、日曜、祝日
URL https://50gata.org/introduction/

身体の声に耳を傾けながら、自律神経を整えて健康向上へ

腰痛を含め多くの痛みや症状は、自律神経の乱れや狂いが絡んでいると魏院長は考えます。そこで脳脊髄液の流れを良くし、身体の反応・反射をみながら身体の声を聴き施術を行っていきます。具体的には、約30項目からなる情報から身体が反応したものを一つずつ取り除く自律神経整体を活用。視覚、聴覚、平衡覚のリズムの乱れなど身体のバランスが崩れているのを整える五感整体や、エネルギー治療などを個人に合わせて取り入れていきます。「ひどい状態の患者さんにも心のこもった施術を」と常に心を配る魏院長です。

ふくしま鍼灸接骨院 桃山台院

院長 城《しろ》 英《ひで》邦《くに》

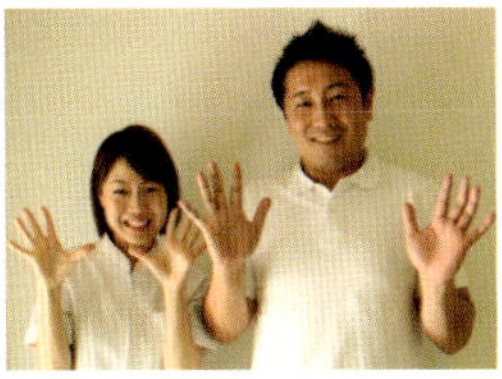

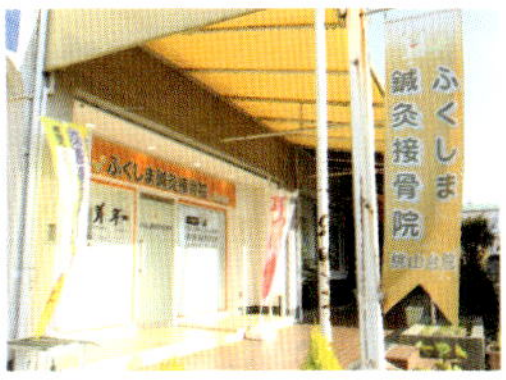

data

住所 〒655-0854
兵庫県神戸市垂水区桃山台3-23-5
Tel 078-751-4737
診療時間 9時～13時、16時～20時　予約制
交通 JR垂水駅よりつつじが丘行きバス、「桃山台3丁目」下車徒歩1分
休診日 木曜午後、日曜、祝日
URL http://fukushima-shinkyu.com/

やりたいことを諦めない。
前向きな人たちを施術でフォロー

「あなたの希望を全力サポート！」がモットーの城院長。ママさんバレーを思いっきり楽しみたい、野球で力いっぱいボールを投げたい、痛みを忘れて仕事に全力を発揮したい……。そんな願いを叶えるために、専門的な腰痛治療や成長痛・オスグッド治療を行っているのが城院長です。手技は、疲労回復整体によるもの。耳つぼダイエットによる体質改善で、再発しにくい身体づくりも可能です。また、栄養指導も行っています。症状がひどくなる前の身体のメンテナンスの重要性を、多くの人に理解してもらうために全力を尽くす城院長です。

なる鍼灸治療院

院長 鳴《なる》坂《さか》 祐《ゆう》太《た》郎《ろう》

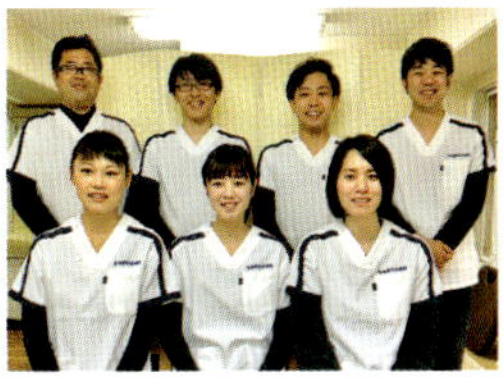

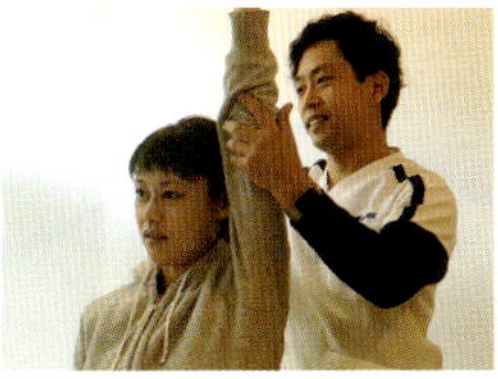

data

住所 〒669-1535
兵庫県三田市南が丘1-38-7
Tel 079-555-6644
診療時間 9時～12時30分、13時～18時
エリア 三田市・神戸市北区・西宮市山口町・篠山市・三木市吉川町
交通 神戸電鉄三田線横山駅より徒歩4分
休診日 日曜
URL http://naru3.com/

高齢者の方の訪問施術を中心に
通院できる治療院も併設!

訪問鍼灸マッサージを通じ、「すべては患者さんの笑顔のために！」が信条の鳴坂院長。主に、ご高齢で自力で外出できない方のお宅にうかがって施術を行っています。例えば、寝たきりの方にマッサージをして褥瘡《じょくそう》を予防。脳梗塞の後遺症で片マヒの方には、マッサージで筋肉をやわらげるとともに可動域訓練を行います。筋肉が低下した方には、一人でトイレに行けるよう歩行トレーニングも。こうした訪問施術に加え、通院できる治療院も併設。子育て中の女性など、より幅広い世代の方の笑顔を応援する施術院です。

洲本接骨院

院長 西《にし》 正《まさ》博《ひろ》

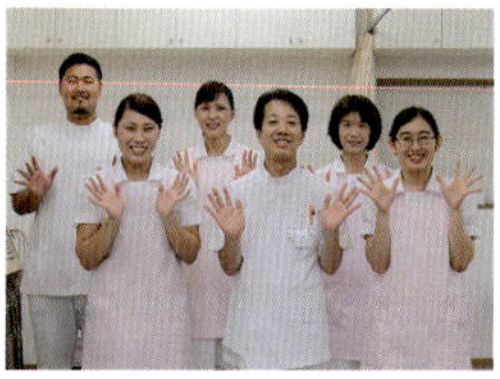

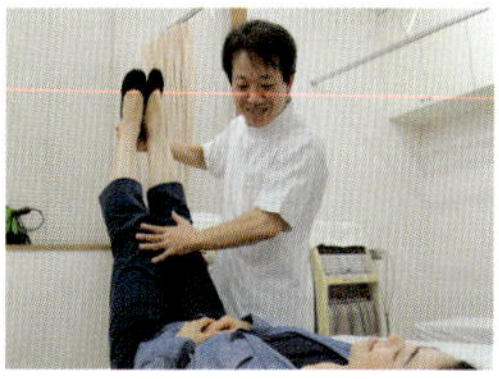

開院15年でのべ40万人の施術実績を誇る治療院です

　患者さん一人ひとりの苦しみと真摯に向き合ってきた西院長。できるだけ短い時間で行う無痛整体と内臓調整で、痛みやしびれを改善し、再発を防止してくれると評判です。疲労回復協会が開発した技術とともに、西院長が得意とするのが経絡を利用した治療法の一つである遠絡療法。患部から遠いツボを利用して処置するため、ギックリ腰など、ベッドに寝られない患者さんに対し、座った状態で処置できるという利点があります。しかも即効性のある除痛効果が期待できます。自律神経症状の患者さんにも絶大な信頼を得ています。

data

住所	〒656-0101 兵庫県洲本市納218-3
Tel	0799-25-0885
診療時間	9時～13時、15時～19時
交通	車で洲本インターチェンジから1分
休診日	木曜午後、日曜、祝日
URL	http://www.sumoto-s.com/

たつの整体院

院長 山《やま》本《もと》 裕《ひろ》文《ふみ》

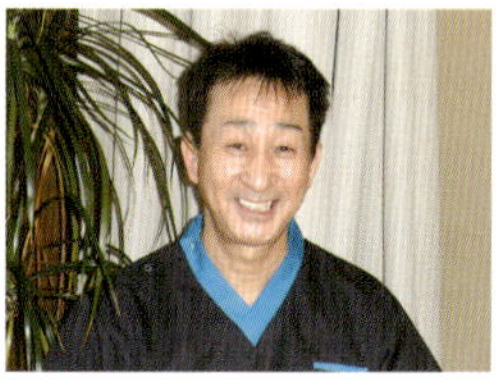

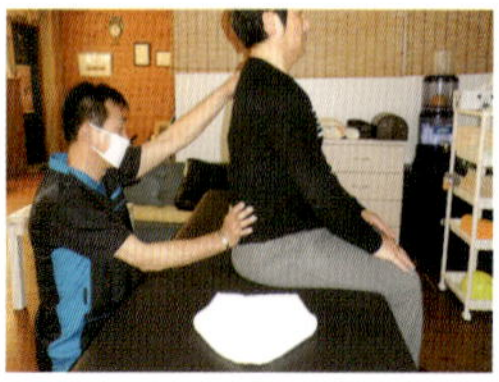

健康を支えるパートナーとして、日々、技術の向上に努めています

「痛みは千差万別。ですから、オーダーメイドの根本治療を心掛けています」という山本院長。日々、技術の進化を目指し、様々な施術を導入。例えば、頭蓋骨反射療法を活用し、身体の痛みやゆがみを改善。上部頸椎・背骨のゆがみ、ズレを調節して自然治癒力を高めるＤＲＴも導入しています。半月板損傷の62歳の男性患者は、杖がないと歩けないほどでしたが、5回の施術でゴルフができるまでに改善。「山本先生に会えて良かった」と喜ばれたそうです。患者さんには良い生活習慣を身につけるアドバイスも欠かしません。

data

住所	〒679-4122 兵庫県たつの市龍野町日飼213-5 メガネワールド2階
Tel	080-3546-3831
診療時間	9時～21時　完全予約制
交通	姫新線本竜野駅より徒歩12分
休診日	日曜、祝日
URL	http://tatuno-seitaiin.jimdo.com/

温浴＋整体 まりの手

院長 辻《つじ》本《もと》 真《ま》里《り》

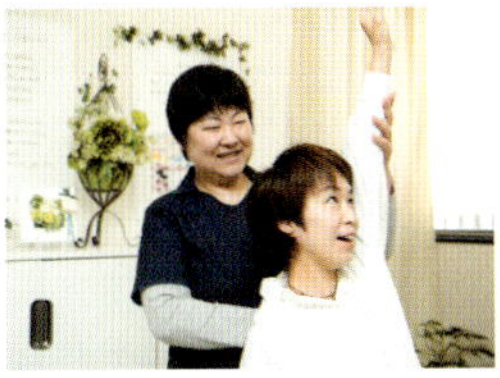

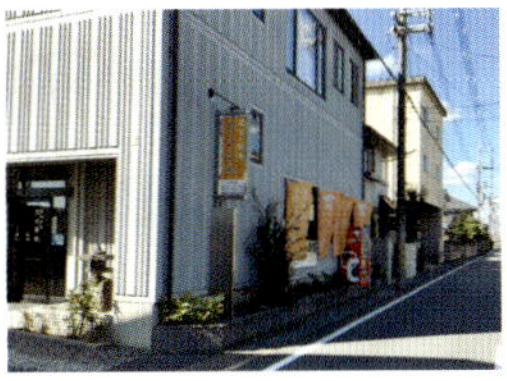

data

住所	〒639-1121 奈良県大和郡山市杉町35-1 西谷建設ビル1階
Tel	080-6145-0788
診療時間	12時〜22時　完全予約制
交通	近鉄橿原線筒井駅より車で5分
休診日	水曜、日曜、第2土曜
URL	http://www.marinote.com/

待ち時間のない完全予約制、女性院長のみの施術院です

計画的に施術を受けたい方に嬉しい、待ち時間のない完全予約制。辻本真里院長が疲労回復協会の手技をメインに、その他内臓・頭蓋骨調整やエネルギー整体などを行います。もちろん施術は男性でも受けられます。院長は「身体は器、財も神も器に応じる」がモットーと言います。身体という器を健康な状態にしておけば、大切なものはいくらでもそれに合わせて持つことができる、そう感じているとか。県内施術院では唯一の設備「漢方樽サウナ」があり、オプションとしてプラスすれば根本からの体質改善を強力にサポート！

あさひ鍼灸整骨院

院長 杉《すぎ》本《もと》 浩《こう》平《へい》

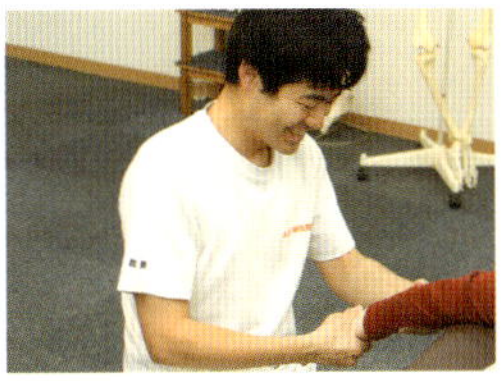

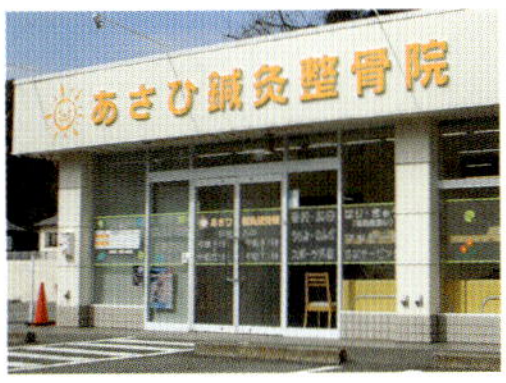

data

住所	〒649-2211 和歌山県西牟婁郡白浜町919-1
Tel	0739-82-2188
診療時間	8時30分〜12時、15時〜19時
交通	JR白浜駅より3.7km
休診日	水曜・土曜午後、日曜、祝日

心と身体の両方を整えられる施術家を目標に日々精進

単に痛みを取っただけでは、真に患者さんを救えないことから、「心身一体」を視野に入れて施術にあたるのが杉本院長です。自身に精神的に不安定だった時期があり、その際、心理学に出会ったことで救われたそうです。その経験をもとに患者さんに接すると、施術中に涙を流す方もいらっしゃるとか。結果的に回復力が上がり、心身の繋がりを強く実感するといいます。今、一番の楽しみは患者さんに心身ともに健康になる環境を提供すること。様々な心や身体の悩みを整えられる施術家を目指し、日々精進を続けている杉本院長です。

田上整骨院

院長 田《た》上《がみ》 雅《まさ》章《あき》

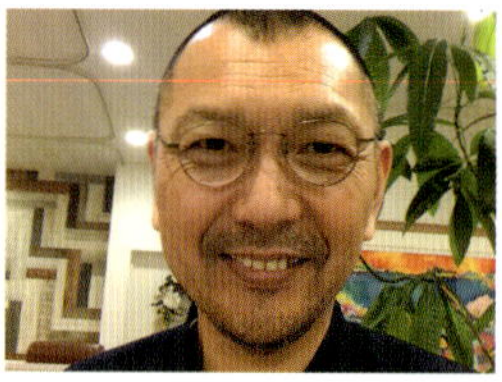

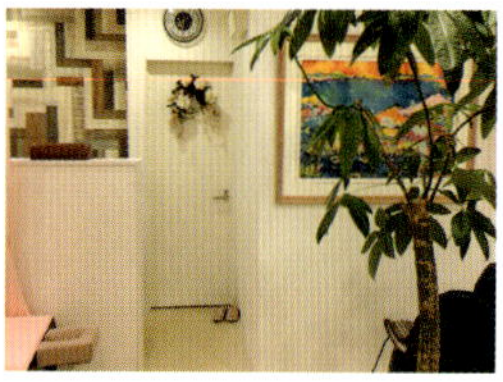

data

住所	〒640-8235 和歌山県和歌山市東長町6-1
Tel	073-427-5151
診療時間	9時～12時、16時～19時30分
交通	県庁前交差点より築港方向へ300mほど左折
休診日	木曜・土曜午後　不定休

30年で延べ18万人を施術。
“いやしあつ”でリフレッシュ!

同院は一軒家スタイルのサロン形式で、観葉植物に囲まれた癒しの空間。田上院長は国家資格である柔道整復師の資格を持ち、この30年間で、延べ18万人の患者さんの治療にあたってきたベテランです。その豊かな経験と知識から生まれた施術方法が“いやしあつ”と呼ばれるもの。癒しと健康を追求した結果生まれた、田上院長独自の治療法で、頭蓋骨調整や内臓調整をも兼ね備えたエネルギー療法です。腰痛、五十肩、めまいや耳鳴りなどに悩む30歳から60歳代の女性の患者さんが多く訪れて、その効果を確かめています。

山下整骨院

院長 山《やま》下《した》 譲《ゆずる》

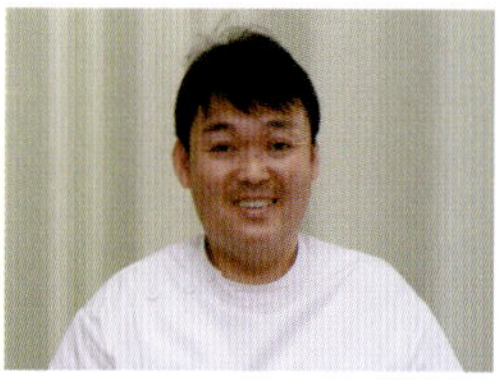

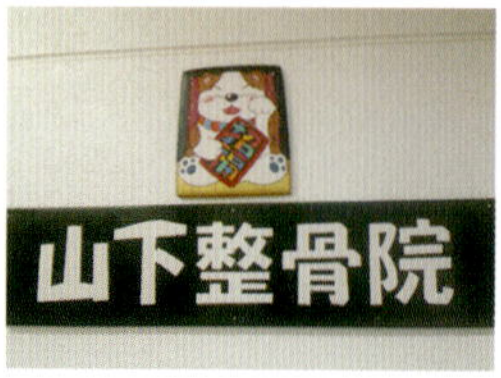

data

住所	〒646-0025 和歌山県田辺市神子浜1-24-11
Tel	0739-26-8808
診療時間	9時～11時30分、15時～18時30分
交通	JR紀伊田辺駅より徒歩15分
休診日	土曜・木曜午後、日曜、祝日

身体への負担が少ない施術で、
自然治癒力が働く環境を整えます

背骨・骨盤矯正や慢性症状を得意とする整体院。症状が似ていても同じ施術が良いとは限りません。そのため山下院長は、これまで学んできた技術を駆使して、一人ひとりに合ったベストなオーダーメイドの治療を提供。具体的には、疲労回復整体を中心に柔道整復術、鍼灸術、青龍整体、ソフトカイロプラクティック、GAS脳幹整体(脳幹部を微調整)などです。これらの施術方法で、自然治癒力がしっかりと働ける環境を整えて症状を改善。痛い時や、つらい時だけではなく健康維持のために気軽に通いたい治療院です。

佐々木鍼灸整骨院

院長 佐々木《ささき》 宏《ひろし》

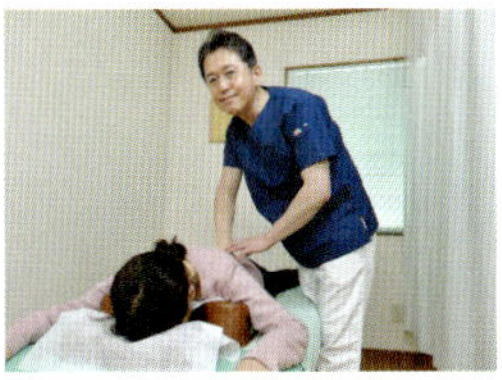

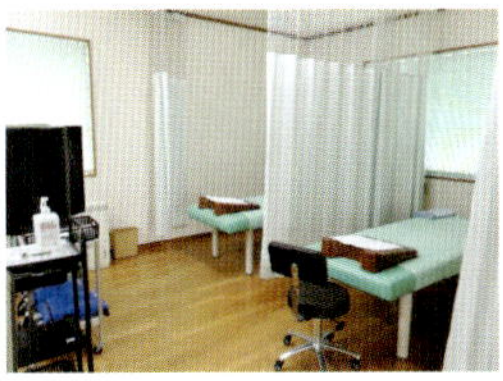

ソフトな刺激で自然治癒力の働きやすい身体の環境づくりを

佐々木鍼灸整骨院では、疲労回復協会の手技によってソフトな刺激で骨格・筋肉・内臓のゆがみを調整します。それによって循環の改善や自律神経の安定、免疫力の向上等をはかり、自然治癒力を高めていくのです。例えば、腰椎椎間板ヘルニアがどうしても治らず、一生このままかとあきらめていた方が、佐々木院長の施術によって、症状がみるみる改善、日常の暮らしが戻ったと感謝されたといいます。「社会や生活様式の変化により身体が訴える症状や原因は複雑ですが、皆さまのために頑張りたい」と佐々木院長は熱く意欲を語ります。

data

住所 〒683-0103
鳥取県米子市富益町1224-1
Tel 0859-28-8497
診療時間 8時30分～12時、15時~19時
(土曜8時30分～13時)
交通 JR弓ケ浜駅より徒歩9分
休診日 日曜、祝日
URL HP準備中

中国・四国

SA整体あさり

院長 浅利《あさり》 博康《ひろやす》

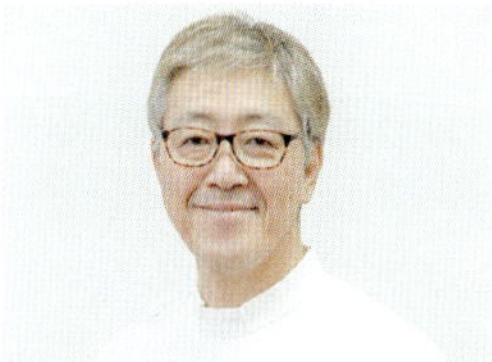

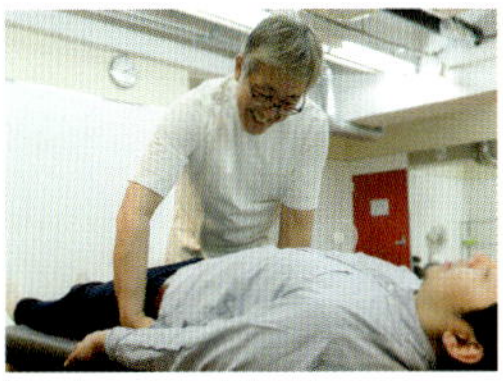

ダンサーから高齢者まで、幅広い世代が満足できる整体院

浅利院長は、サラリーマン時代に20年以上椎間板ヘルニア、頸椎ヘルニアをわずらい、つらい日々を過ごしていたそうです。そこで、自身がセラピストに転向。同時期にHIPHOPダンスのスクールも立ち上げ、今では身体を酷使するダンサーたちのメンテナンスも行っています。こうした経験と疲労回復整体の理論を生かし、ソフトなのに短時間で結果が出る施術で、患者さんから絶大な信頼を得ています。肺がんや脳梗塞をわずらった経験のある82歳の女性も、「身体が軽くなると」と、定期的にメンテナンスに通っています。

data

住所 〒720-0063
広島県福山市元町15-34　元町フレンドビル
地下1階　STUDIO LADYBUG内
Tel 090-4574-1879
診療時間 10時～22時　完全予約制
交通 JR福山駅より徒歩5分
休診日 土曜、日曜、月曜
URL http://sa-seitai.com

よこがわソフト整体院

院長 奥《おく》 正《まさ》範《のり》

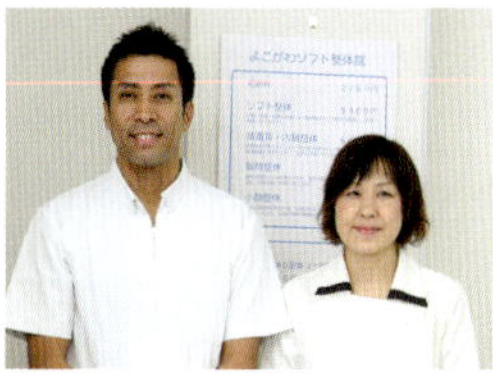

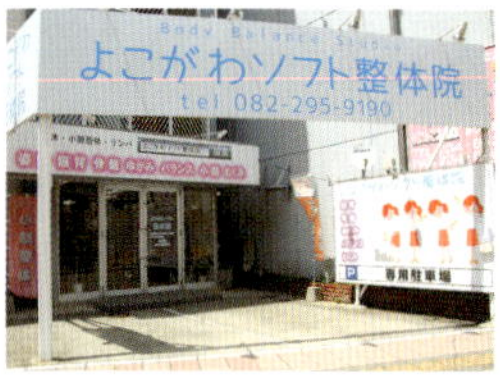

data

住所	〒733-0013 広島県広島市西区横川新町15-8 YSビル1階
Tel	082-295-9190
診療時間	10時～20時
交通	JR・広島電鉄横川駅より徒歩5分
休診日	日曜
URL	http://www.yokosofu.com/

坐骨神経痛、ヘルニア、腰痛など、私が根本的に問題を解決します

どこに行っても改善しない方や、2回以上手術を受けても痛みが取れない方など、重い症状の患者さんが多く来院しています。モットーは、安心・安全で効果的なソフト施術。「あきらめている患者さんの力になれるよう、日々技術向上の勉強をしています」と、奥院長。動体療法やMB式整体、操体法、筋膜リリース、活法など、得意とする療法や施術で患者さんと向き合っています。手術しかないと言われた腰部脊椎間狭窄症の患者さんが、6回ほどの施術で走れるほどに。さらに根本的に回復して手術も回避できたという例もありました。

垣田治療院

院長 垣《かき》田《た》 敏彦《としひこ》

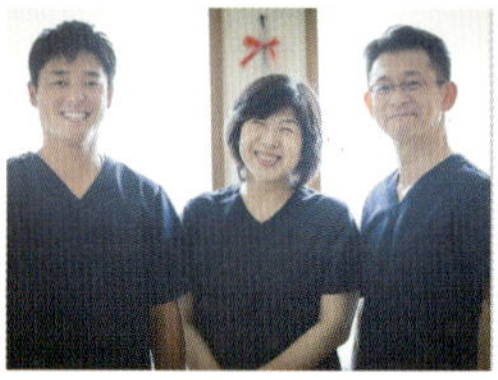

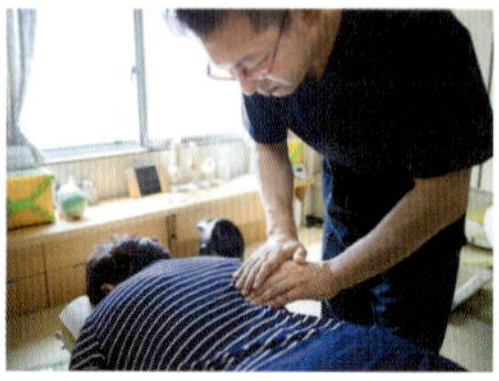

data

住所	〒737-0051 広島県呉市中央2-4-12
Tel	0823-21-3775
診療時間	9時～12時30分、14時～19時 （日曜9時～18時） 予約制
交通	JR呉駅より徒歩5分。呉西消防署斜め前
休診日	不定休
URL	http://kakita-seitai.info

500以上の項目から根本原因を究明、自然治癒力をアップする施術

開業55年、地域に根付いた垣田治療院。父の後を継いだ垣田院長は、患部を施術するのではなく、症状を起こしている根本原因を500以上の項目から導き出して施術。自然治癒力が復活して、健康な毎日を送れることを目指しています。疲労回復整体の手技に加え、背骨をゆらして神経伝達を回復させるDRTや、量子力学を応用した波動療法のエネルギー療法なども活用。自律神経からくる体調不良の改善などを得意としています。また、近年では不妊整体もスタート。人間の誕生という尊い出来事のお手伝いをしたいと意欲的です。

中国・四国

げんき快福堂《かいふくどう》

院長 宮岡《みやおか》 正朗《まさあき》

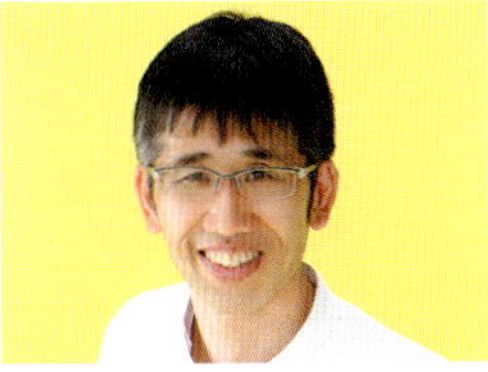

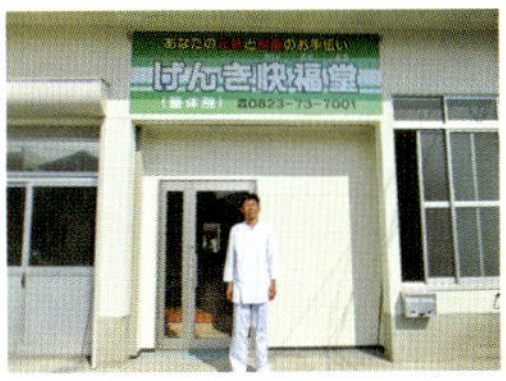

“元氣であり続ける”ために。身近な専門家としてお手伝い

「『病気は一日にして成らず。健康も一日にして成らず』がモットー。さまざまな事情で健康を犠牲にしている人が多い中、人知れず頑張っているあなたのお役に立ちたいのです」と、宮岡先生。疲労回復協会の手技・施術を基本として、身体の痛みや不調を改善し、“元氣であり続け、自分の使命を果たし、人生を謳歌”するためのお手伝いをしています。特に、頭痛・肩こり・腰痛・慢性疾患などで悩む50歳～70歳代の女性が多く来院。痛みや不快を感じず、快適に生活するための「身近な専門家」として、たくさんの信頼を集めています。

data

住所	〒737-0125 広島県呉市広本町3-18-14
Tel	0823-73-7001
診療時間	10時～22時
交通	多賀谷橋交差点を呉広本町郵便局方向に曲がり70m
休診日	不定休
URL	http://genki-kaifukudo.com/

あんどう接骨院

院長 安東《あんどう》 大樹《たいき》

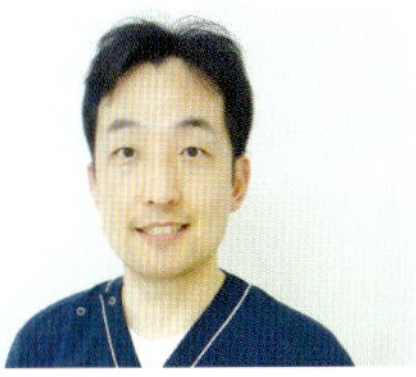

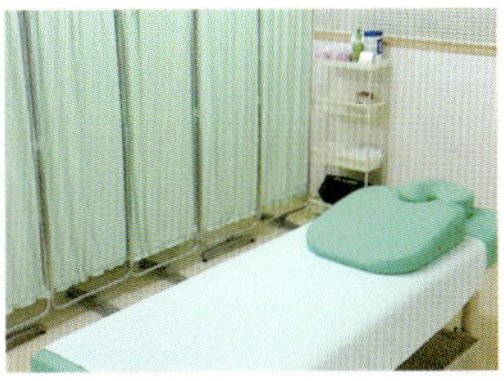

施術に加え日常生活もアドバイス。患者さんと二人三脚で健康管理

自身が背骨を傷めた経験があり、「整体で体験した症状改善の喜びを患者さんにも味わってほしい」と、安東院長。疲労回復協会の検査・問診で原因を追究し、的確に施術。患者さんからは施術の前後で変化が実感できると好評です。例えば、身体を傾けやっと歩いて来院した男性患者さんは、1回の施術で、ほぼ普通に歩けるようになり、3回目で痛みも改善。安東院長は、日常生活の注意点などもサポートし、自分で健康意識を高めていけるようにフォロー。「健康のありがたみを患者さんと共感していきたい」と願う施術院です。

data

住所	〒761-0612 香川県木田郡三木町氷上2999-8
Tel	087-898-5585
診療時間	8時30分～12時30分、 14時30分～18時30分
交通	国道13号線サンサン館みきから徒歩3分
休診日	木曜午後、月曜、祝日
URL	http://andou-sekkotsuin-hp.com/

やす鍼灸治療院

院長 細《ほそ》谷《たに》 康《やす》利《のり》

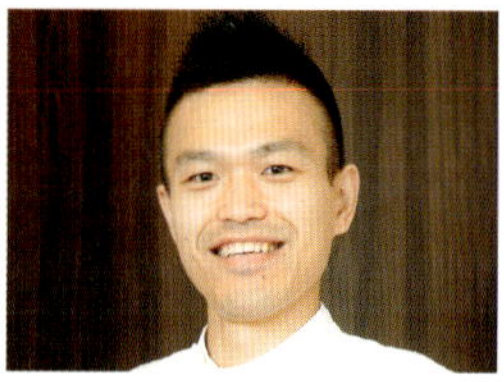
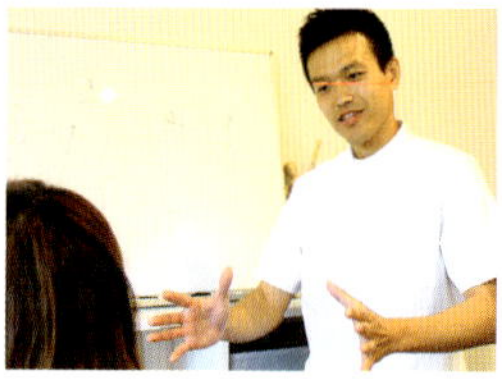

data

住所	〒760-0080 香川県高松市木太町4029-1
Tel	087-813-7863
診療時間	9時～17時　完全予約制
交通	琴電長尾線木太東口駅より徒歩6分
休診日	日曜、祝日
URL	http://yasu-shinkyu.com/

様々なアプローチで慢性的な痛みや不調にも的確に対応

「根本から身体を改善したい！」「痛みがぶり返さない身体にしたい！」という患者さんの願いに応える、やす鍼灸治療院。「身体を改善するのは患者さん自身の自然治癒力。施術家の仕事は、それを最大限発揮できるようにすること」という細谷院長。古武術の技術を応用した「活法整体」や、自律神経症状、アレルギー疾患、内臓疾患に至るまで幅広く対応できる「整動鍼」。そして、ホルモンバランスの乱れをツボを刺激することによって改善させる「JHB」など、様々な技術を駆使して、自然治癒力を高めることに努めています。

悠大整体院

院長 山《やま》本《もと》 雄《たけ》仁《ひと》

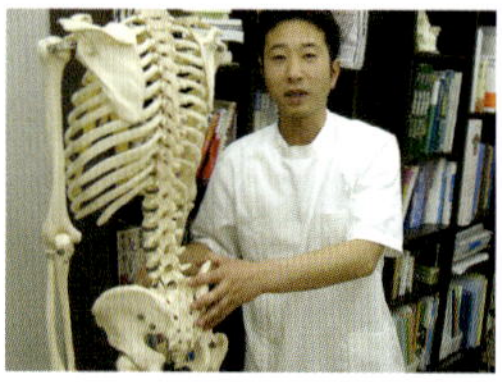
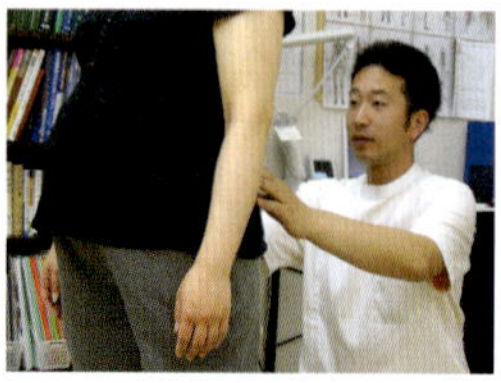

data

住所	〒760-0078 香川県高松市今里町2-29-20
Tel	087-861-0861
診療時間	10時～19時
交通	レインボーロード北、松縄町交差点からすぐ
休診日	木曜午後、日曜、祝日
URL	http://www.yudai-chiryoin.com/

その場しのぎの改善ではなく、私たちは根本改善を目指します

その場しのぎで痛みを和らげるのではなく、お客さまそれぞれの心と身体を十分見極めて、根本改善を目指す整体院です。再発を防ぎ、元気で健康な毎日を過ごせるように施術と健康法を提供してくれるのです。お客さまからは、「慢性的な腰痛持ちで、よくギックリ腰になっていたが、今では痛みを気にしないで過ごせるようになった」という声が。単なる痛みを解消するためだけでなく、日々の健康維持を目的に来院する方も多いとか。ソフトでやさしく、独自に開発した改善プログラムに沿ったオーダーメイドの施術を行っています。

整体療院 気楽堂

院長 八《や》幡《わた》 康《やす》忠《ただ》

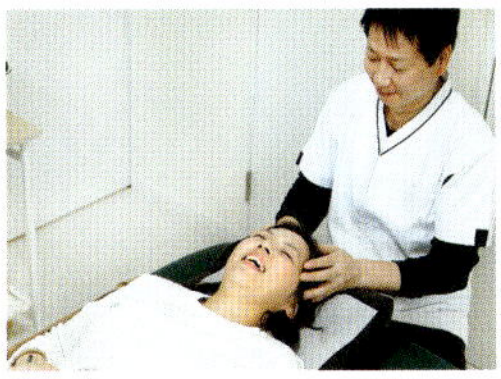

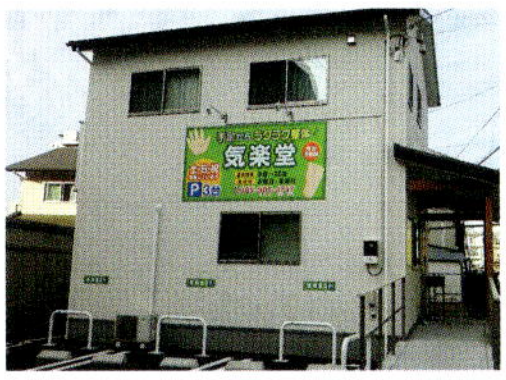

data

住所	〒790-0966 愛媛県松山市立花3-9-31
Tel	089-906-4747
診療時間	9時～21時
交通	伊予鉄横河原線いよ立花駅より徒歩1分
休診日	火曜、金曜
URL	http://kirakudo-seitai.com/

腰痛、頭痛、肩こり、身体の不調に
根本箇所を探り、調整して改善

腰痛、肩こり、手足の動きの悪さや身体の不調改善に、効果的な施術のできる地域では数少ない整体院です。「さとう式リンパケア」で、アゴの関節運動を利用して口腔から身体全体をゆるめ、体液（間質リンパ液）の流れを良くし、循環障害を改善することで慢性腰痛などに効果を発揮。病院でヘルニアと診断され、飲み薬や座薬、筋肉注射、神経根ブロック注射などを行っても効果が出なかった患者さんが、初回の施術で座れるようになり、短期間の通院でみるみる回復して社会復帰された例もありました。

いふき接骨院

院長 井《い》手《で》上《がみ》 進《しん》一《いち》

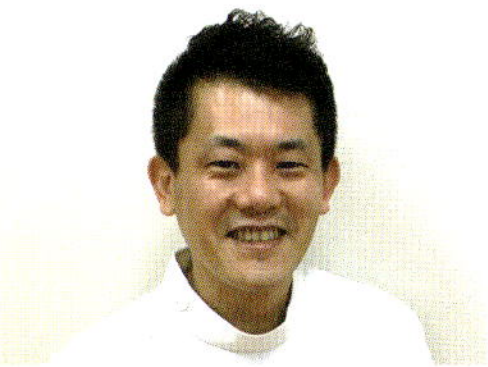

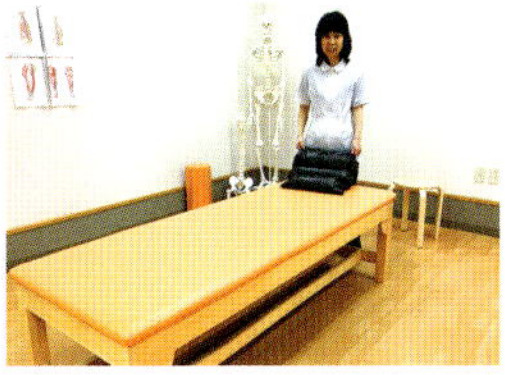

data

住所	〒818-0056 福岡県筑紫野市二日市北2-11-10
Tel	092-921-1833
診療時間	9時～19時（木曜17時まで）予約優先
交通	西鉄二日市駅より徒歩5分
休診日	日曜、祝日
URL	HP準備中

もっとトライしたい！
頑張る人たちの健康をサポート

20代から90代と、幅広い年代の方が来院するいふき接骨院。井手上院長は、毎日をもっと充実させたい方、仕事や家族のため、あるいは自分の目標に向けて頑張っている方の「さらに上を目指したい」という意欲を応援。施術は親身になって行う、セルフケアの方法を惜しみなくお伝えするといったポリシーを持って、誠実に取り組んでいます。患者さんたちの「体調が整っていくのが嬉しい」「こんなにも親身になってくれるところはない」という声を励みに、身体の心地良さはもちろん、心も明るく温かくなるサポートを続けています。

いのうえ鍼灸整骨院

院長 井上《いのうえ》 昇平《しょうへい》

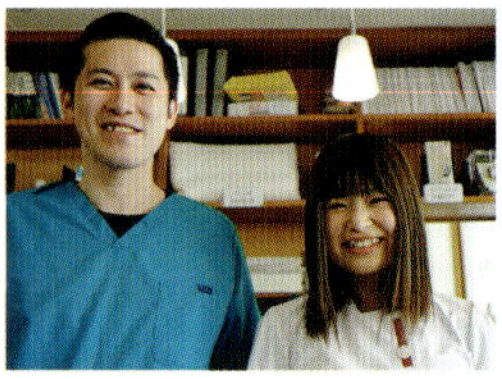

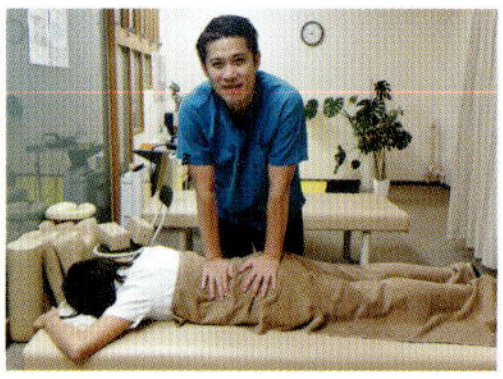

data

住所 〒811-1302
福岡県福岡市南区井尻3-25-31
YM2ビル 1 F
Tel 092-572-2779
診療時間 10時～15時、17時30分～22時30分（金曜20時30分まで）予約優先
交通 JR笹原駅より徒歩3分
休診日 日曜、祝日
URL http://inouesinkyuseikotsuin.com/

痛みを起こす本当の原因を探し、全身を診ながら施術

井上院長は「痛みのある所は、まず悪くない」と言います。ほとんどのケースは、痛む部位が原因ではないということ。初めに患者さんの身体全体をしっかりと診ることに時間をかけ、痛みを起こす本当の原因を探し出します。疲労回復協会の技術に加え、人体は膜によってすべてがつながっているという考えに基づくオステオパシー、内臓や自律神経の調節にも効果が期待できる鍼灸など、全身の状態に配慮した、その人にとってより良い施術で取り組んでいます。今後は難治症状の施術に力をいれていきたいと意欲的な井上院長です。

くまがい整体院

院長 熊谷《くまがい》 大輔《だいすけ》

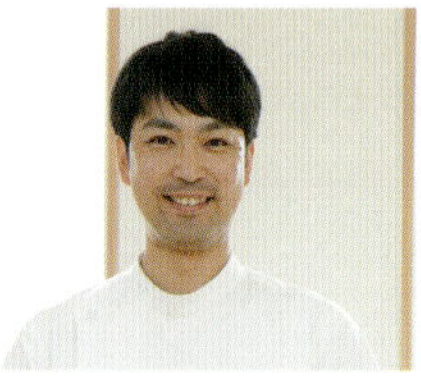

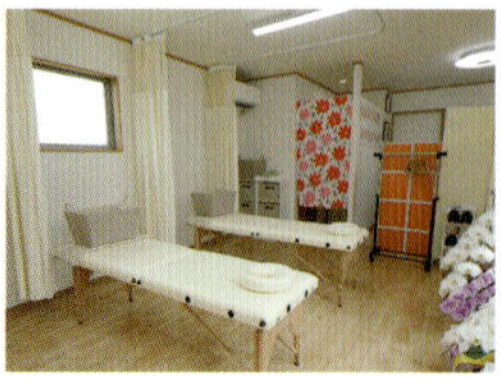

data

住所 〒818-0054
福岡県筑紫野市杉塚1-2-14
Tel 092-775-0540
診療時間 9時～12時、14時30分～20時30分
（土曜・日曜・祝日 17時30分まで）
交通 西鉄・JR二日市駅より徒歩15分、
JR都府楼南駅より10分
休診日 火曜
URL http://www.kumaseitai.com/

身体を“正常な姿勢”に戻し、頑固な腰痛や肩こりを解消します

「患者さんの痛みや悩みを解消し、夢やしたいことの実現に向けて、サポート・応援できる整体院でありたい」が、熊谷院長の治療への姿勢です。少しでも患者さんの健康寿命を延ばし、人生を豊かなものにしてほしいという願いが込められています。特に慢性的な腰痛や肩こりに対して、痛みや不調の原因を見極め、痛みのない完全無痛の施術で、身体のバランスを整えて根本原因を改善。さらに日常生活上の不摂生なども解消し、再発を防ぎます。同院では、働き盛りの患者さんが多く通院し改善、健康のありがたさを実感されています。

九州・沖縄

宝町整骨院

院長 古賀《こが》 友二《ゆうじ》

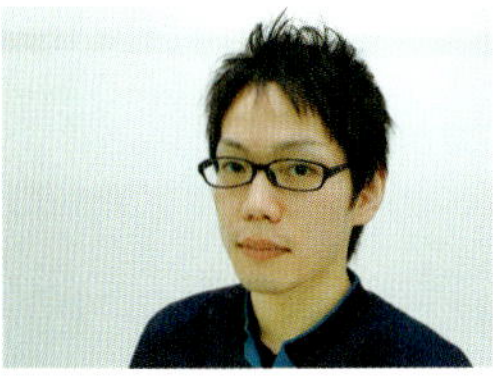

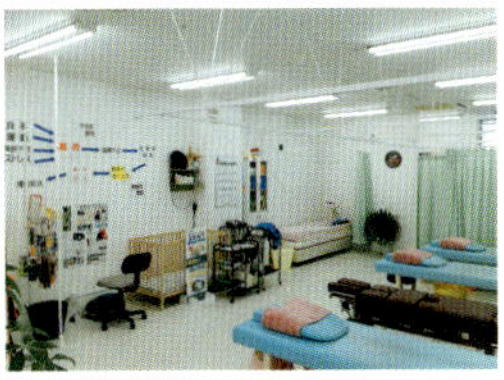

data

住所 〒816-0807
福岡県春日市宝町3-11-1-107
Tel 092-573-6610
診療時間 9時～12時、15時～19時30分（土曜17時まで）予約優先、水曜午後は完全予約制
交通 JR春日駅より徒歩13分
休診日 祝日午後、日曜
URL http://www.takaramachi-seikotsuin.com/

痛みの改善だけでなく、不調予防ができる身体づくりを

「結果には必ず原因があります。痛みの原因を解決せずに症状を抑えるだけではその場しのぎに過ぎず、本当の意味での健康な身体を取り戻すことではありません」と語る古賀院長。宝町整骨院は、疲労回復協会の手技や鍼灸による施術に加え、患者さんの不調の根本原因を探し出し、生活習慣や食生活の見直し、ストレッチ方法など、その人に合ったアドバイスにも努めています。院長の目標は、不調の予防ができる身体づくり。痛みから解放され、「できなかったことや好きなことが思う存分できるようになるサポート」を目指しています。

六角堂治療院

柔道整復師 佐藤《さとう》 允彦《みつひこ》

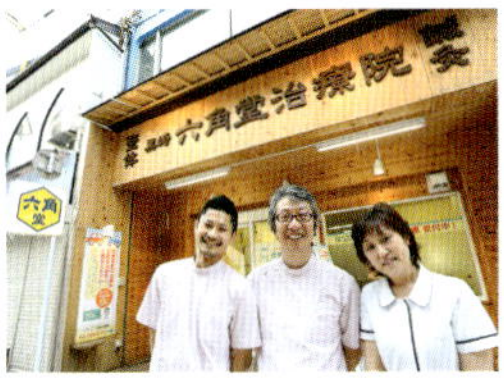

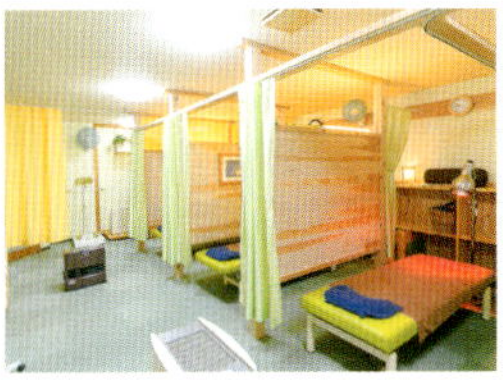

data

住所 〒806-0021
福岡県北九州市八幡西区黒崎2-7-15
花田ビル1F
Tel 093-645-6711
診療時間 9時～12時、14時～18時30分（土曜13時まで）
交通 JR黒崎駅より徒歩3分
休診日 土曜午後、日曜、祝日
URL http://八幡西区黒崎整体.com/

各種の検査法を用いて根本原因の箇所を特定して施術

木や漆喰を使ったナチュラルなインテリアの六角堂治療院。施術も“自然”がコンセプト。「身体の持つ自然治癒力を活かし、治るようにデザイン（導く）することが基本」と佐藤先生。初めにTL法（筋力の強弱反応を測定）などを用いて原因を特定し、施術する部位を見極めます。施術では疲労回復整体の手技に加え、オステオパシーの誇張法（骨療法）も活用して自律神経の不調やホルモンバランスの乱れ、疲労からの精神的不調などさまざまな症状を改善していきます。「困った時に頼られる“町の救世主”を目指したい」と佐藤先生は話します。

九州・沖縄

六角堂治療院

院長 高《たか》野《の》 秀《ひで》幹《き》

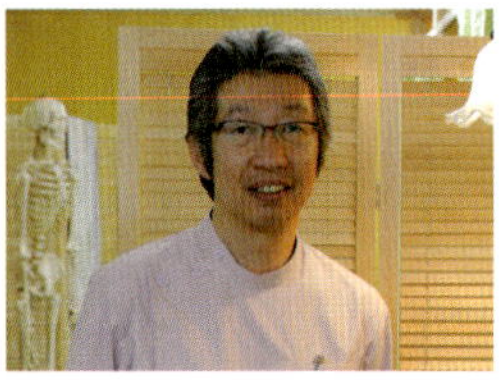
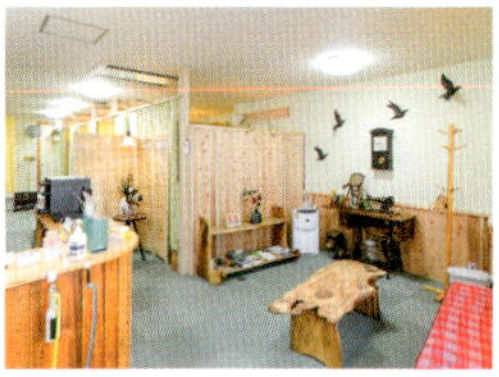

data

住所 〒806-0021
福岡県北九州市八幡西区黒崎2-7-15
花田ビル1F
Tel 093-645-6711
診療時間 9時～12時、14時～18時30分（土曜13時まで）
交通 JR黒崎駅より徒歩3分
休診日 土曜午後、日曜、祝日
URL http://八幡西区黒崎整体.com/

身体、内臓、そして神経。
バランスを大切にした調整を実践

長時間の座り姿勢や立ち姿勢などによって溜まっていく疲労。無理が重なると、身体・内臓・神経のバランスが崩れてしまいます。高野院長は、この3つのバランスを重視。「この症状にはこの方法」ではなく、痛みの原因は骨格か、筋肉にあるのか、内臓は、神経は、と多角的にとらえるのです。疲労回復協会の手技をはじめ、鍼灸、イネイト療法、操体法、自然形態療法など様々な方法を駆使。同院では、5台の空気清浄機や炭を配置、電磁波対策、細菌・ウイルス対策など、配慮された環境の中で施術を受けられるのも魅力です。

ナカシマカイロプラクティック

院長 中《なか》島《しま》 聡《さと》志《し》

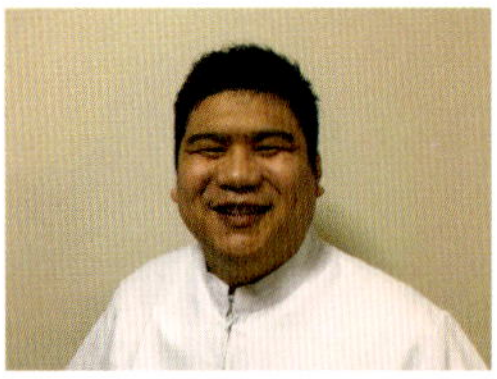
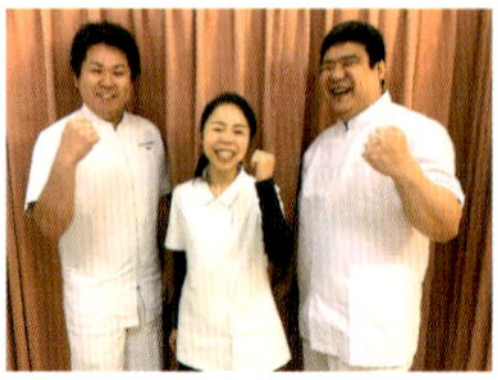

data

住所 〒830-0047
福岡県久留米市津福本町220-4
Tel 0942-27-9765
診療時間 10時～21時　予約優先
交通 西鉄試験場前駅北口より徒歩2分
休診日 火曜、日曜
URL http://www.nakashima-kairo.com/

なぜ、身体のゆがみを整えると
あなたの症状が改善するのか？

「患者さまの色々な身体のゆがみを整えると、患者さまの腰痛などの色々な症状は必ず好転します」と中島院長は語ります。疲労回復協会の手技を中心に、内臓テクニック・クラニアルテクニック、動的筋膜リリースなども用いた施術には、患者さんから「つらかったころの身体、心の状態が嘘のように今は体調がいいです」といった感謝の言葉が寄せられています。ナカシマカイロプラクティックは、痛みの改善はもちろん、患者さんの内面にも配慮。心身ともに健康になるサポートを通して、患者さんと一緒に成長できる治療院を目指しています。

筋膜ラボ

院長 花《はな》田《だ》 和《やす》房《ふさ》

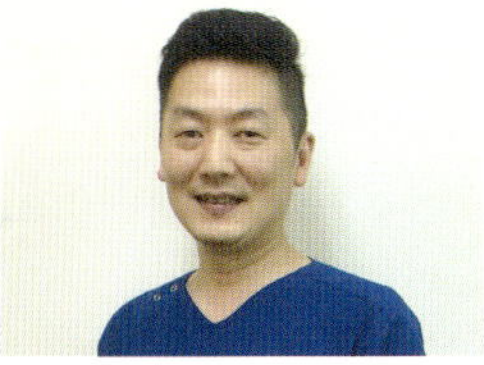

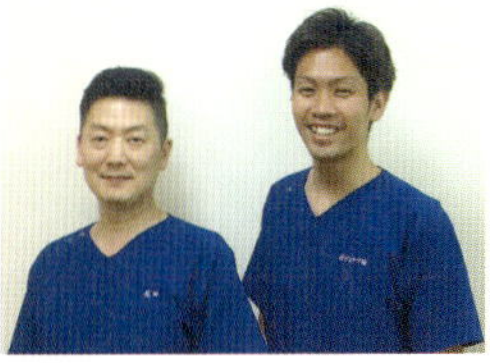

data

住所	〒814-0123 福岡県福岡市城南区長尾1-13-30　1F
Tel	092-287-4159
診療時間	10時～20時（土曜17時まで）
交通	西鉄長尾一丁目バス停目の前（徒歩30秒）
休診日	日曜、祝日
URL	http://www.kinmaku-lab.com/

筋膜にアプローチし、痛みの原因を根本から改善します

「痛い部分＝悪い場所」と思いがちですが、筋膜ラボの花田院長は、痛む本当の原因を見つけ出し、院名にもなっている「筋膜」（筋肉や内臓を包む膜）を施術。ボキボキしないやさしい施術なので、幅広い年齢の方に好評です。鍼灸治療にも取り組んでおり、灸なのか、鍼なのか、最適なツボはどこかなど、患者さんの状態を見極めて施術します。9年間、股関節痛に苦しんでいた女性は、手術をしても治らず花田院長の施術を受けたところ、痛みが消え股関節の可動域も広がったそうです。骨盤矯正やスポーツ障害にも対応できる施術院です。

癒し工房 ほぐしや

院長 廣《ひろ》瀬《せ》 津《つ》行《ゆき》

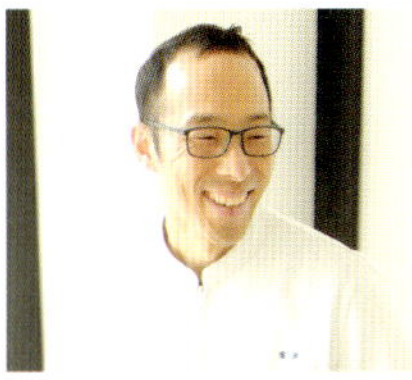

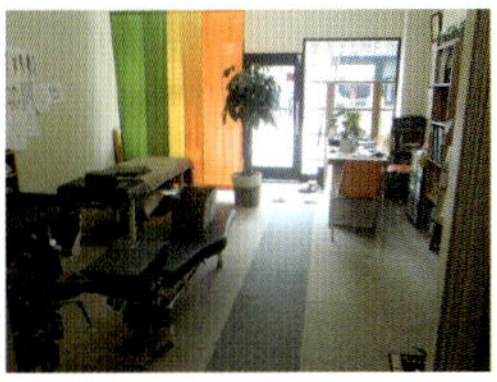

data

住所	〒815-0041 福岡県福岡市南区野間4-2-40 第1金子ビル1F
Tel	092-518-7879
診療時間	9時～20時
交通	西鉄高宮駅より徒歩15分
休診日	不定休（年末年始等わずか）
URL	http://www.hogushiya.net/

“生涯現役”を願う皆さまへ、パーフェクト整体をお勧めします

　腰痛に悩む女性の患者さんが多く訪れるという同院では、疲労回復協会が推奨する治療をはじめ、廣瀬院長が行う「パーフェクト整体」と呼ばれる施術が好評です。院長独自の優れた手技により、“関節を正しい位置に戻す”“全身の関節を緩める”ことで、身体の基礎となる部分を整え、痛みや不調を根本的に改善します。元プロテニスプレーヤーで、現在コーチをされている方が、腰痛と肘の痛みで来院。院長の治療により、短期間で両方の痛みが改善。現役の身体と感覚を取り戻し、シニアの大会に出場できるまでになったそうです。

桜整骨院

副院長 中《なか》村《むら》 健《けん》人《と》

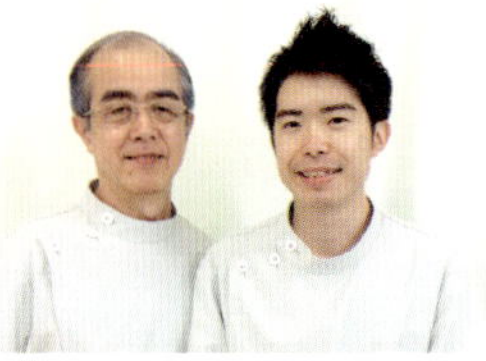

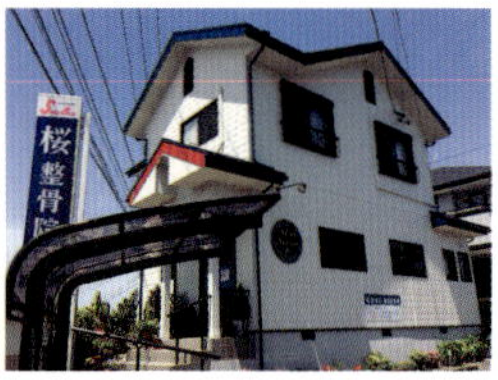

住所	〒856-0834 長崎県大村市玖島2-355-13
Tel	0957-53-2140
診療時間	8時~11時、14時~19時
交通	岩舟バス停徒歩1分
休診日	日曜、祝日、第3土曜

くつろげる雰囲気の中で 根本原因に働きかけ早期改善へ

正幸院長と健人副院長、親子で地域の方の健康をサポートする桜整骨院。症状の原因の大半は、疲労等による身体のゆがみからくると考える同院では、BGMを流しリラックスできる雰囲気の中で症状の発生源に短時間で働きかけ改善を目指しています。疲労回復整体に加え、トムソンテクニック（骨盤矯正法）やクラニアル（頭蓋骨矯正）を活用し、根本原因を改善。腰椎前弯、骨盤前傾、膝関節屈伸痛等による歩行痛で来院した80代女性は、1度の施術で痛みが軽減され涙を流して喜ばれたとか。つらい症状の患者さんにも頼られる整骨院です。

整体院あずみ治療部

院長 中《なか》山《やま》 実《みのる》

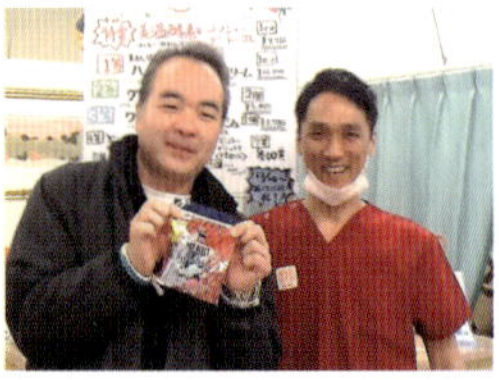

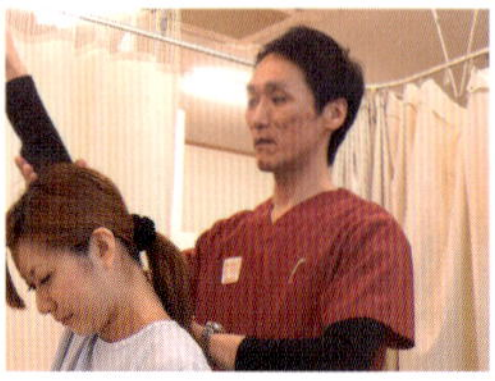

住所	〒859-0312 長崎県諫早市西里町21-3
Tel	0957-23-1070
診療時間	10時～19時（木曜15時まで）
交通	県営バス上り諫早方面・西長田バス停横
休診日	日曜、祝日
URL	http://www.nkym-chiro.biz

すべての方を心身ともに元気に、 “健幸”に導きます

“健幸”とは、心も身体も健やかに、幸せに暮らせること。同院では、施術によって症状の改善を図るのはもちろん、食事、運動、睡眠などを改善することで心身ともに健康にし、不快な症状が出にくい身体づくりをサポートします。中山院長が臨床に取り入れているのが「可視総合光線療法」。赤外線・可視光線・わずかな紫外線を総合した光線を直接照射することで、生体に備わる自然治癒力を賦活。さらに施術は、患者さんにできるだけ負担をかけないよう、短時間・短期間で効果を出すことを心がけています。それが同院のモットーです。

おおいた駅前整体院

院長 河《こう》野《の》 貴《たか》彦《ひこ》

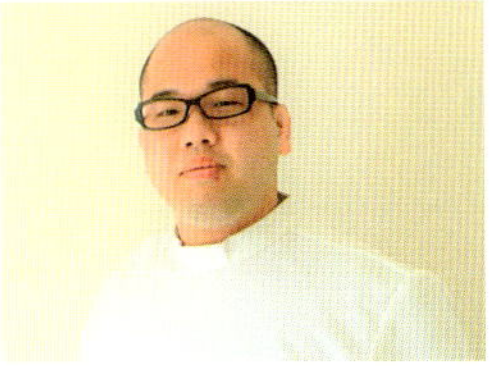

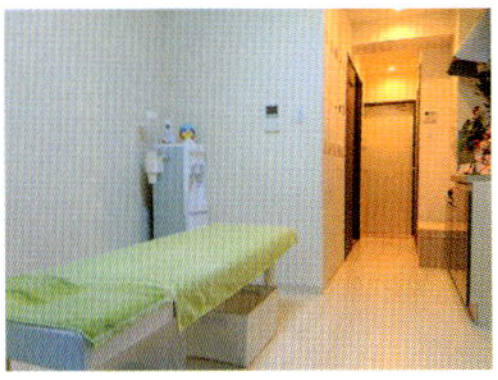

data

住所 〒870-0839
大分県大分市金池南1-1-22
エミナス大分駅南501
Tel 097-510-5310
診療時間 13時〜24時
交通 JR大分駅上野の森口より徒歩40秒
休診日 祝日
URL https://oita-seitai.jp/

正しい健康教育と
健康の自立を目指して

多忙やストレス、不規則な食生活などから、自分でも気づかないうちに身体によくない影響を受けている場合があります。何が身体に悪影響を与えているかを患者さんが正しく理解し、自ら気をつけることで自身の健康を守れるようにすることを河野院長は最終目標としています。腰痛に悩む方は多いですが、同院の腰痛専門の整体コースでは、機械を使って血管の状態、自律神経のバランス、内臓の状態を検査したうえで、生活習慣や精神面など、多角的にその原因にアプローチ。「健康の自立」をサポートします。

和《なごみ》接骨院

院長 倉《くら》盛《もり》 久《ひさ》徳《のり》

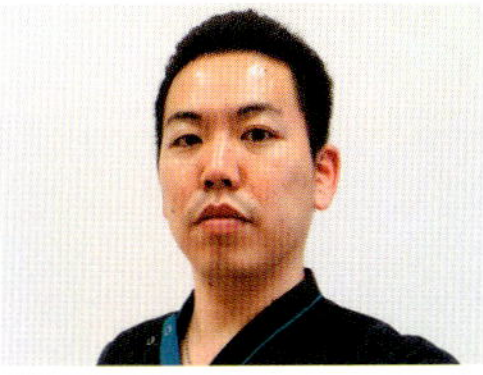

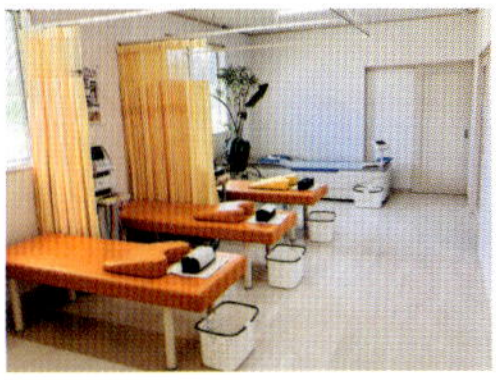

data

住所 〒885-1102
宮崎県都城市下水流町2454-3
Tel 0986-77-7965
診療時間 9時〜12時、14時〜19時（土曜12時まで）
交通 志和池小入り口交差点より車で1分
休診日 日曜、祝日
URL http://www.nagomi-s.info/

目指すのは「痛みの根本治療」
日々の健康サポートも行います

「皆さまに信頼され、地域の“なごみ”になる接骨院を目指します」と、和やかに語る倉盛院長。患者さんの身体の悩みに真摯に耳を傾け、最善の施術・治療を行い、再発しない身体づくりを提案します。目指すのは「痛みの根本治療」。さまざまな手技、整体、オステオパシーを駆使し、あるいは多種の医療機器を活用して、患者さんに負担をかけずに即効性のある治療を実施しています。また、院内にはトレーニング機器が設置され、患者さんの体力づくり、健康管理なども行い、地域の方々のQOLの向上、生活サポートにも貢献しています。

ことぶき整骨院

院長 清水《しみず》 寿人《ひさと》

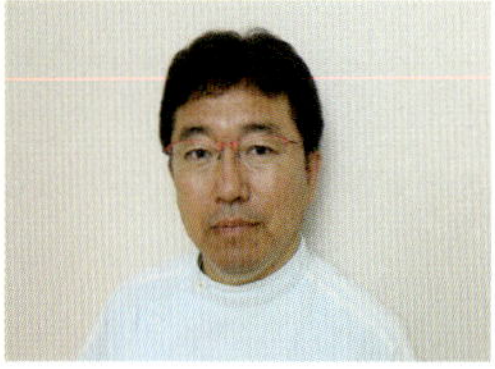

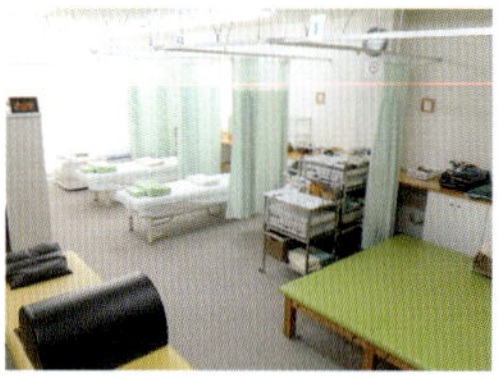

住所 〒891-0175
鹿児島県鹿児島市桜ケ丘3-3-8
Tel 099-802-4885
診療時間 9時～12時30分、15時～19時30分
交通 桜ケ丘中央交差点より200m
休診日 土曜午後、日曜、祝日
URL http://www.kotobuki-seikotsu-site.com

骨や筋肉を正しい位置に戻し、痛みや不調を軽減させます

「共に痛み苦しみと闘う」が清水院長の強い信念。その治療法は、筋肉や骨を元の正しい位置に戻す「エゴスキュー」と呼ばれる、解剖学、生理学、生体力学の原則に基づいた運動療法です。この方法を中心に、身体の痛みやゆがみ、不調を改善していきます。同院は、比較的若い方や急性外傷の患者さんが多いのも特徴。腰痛でバレエが踊れずコンクールを諦めていた高校生が、施術と運動療法で改善、コンクールで全国2位に！“痛みが軽減した以上に、プラス志向になって元気になれた”などの多くの患者さんの声が寄せられています。

よしもと治療院

院長 吉本《よしもと》 雄治《ゆうじ》

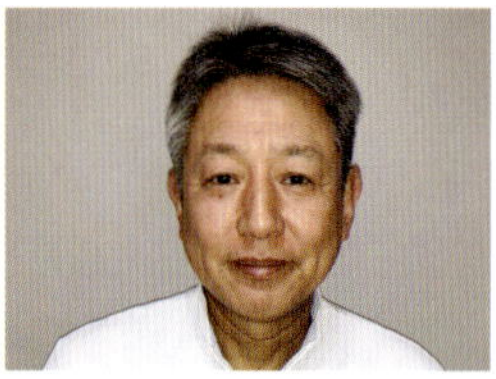

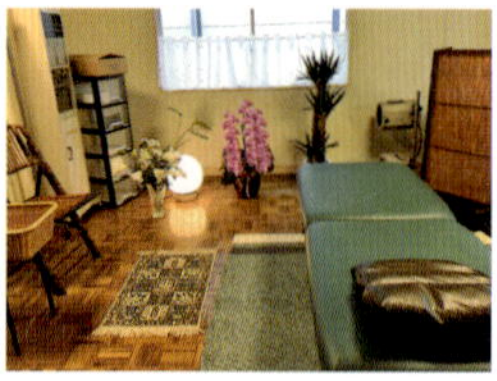

住所 〒892-0841
鹿児島県鹿児島市照国町2-24
Tel 099-225-9401
診療時間 10時～19時30分
交通 鹿児島市電高見馬場駅より徒歩3分
休診日 日曜、祝日
URL HP準備中

ソフトタッチの施術でアプローチ。根本原因を探り再発を防ぎます

車でも電車でもアクセスの良いよしもと治療院。肩こりや腰痛がある30代から50代の患者さんが多いそうですが、症状のある箇所だけでなく、まずは身体全体をみて根本原因を追究します。疲労回復協会の提唱する軽いタッチの施術で、筋膜のゆがみを整え血液循環をアップ。ポカポカしてきたらそれが身体が変化してきたサインです。腰痛がひどくて来院された女性美容師さんは、「仕事を辞めよう」と思うほどのつらい症状が吉本院長の施術で改善、美容師として活躍中。同僚や他の方によしもと治療院を紹介しているそうです。

疲労回復協会の紹介

自信を持って患者さんに施術ができるようになりたい治療家へ

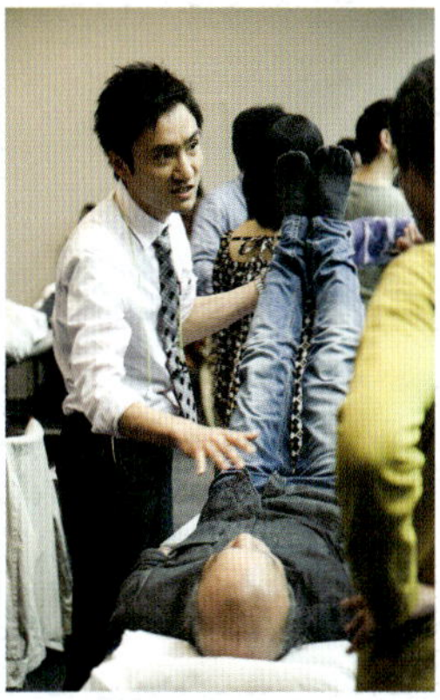

患者さんの症状が治らない……自分の技術に自信が持てない……
どうしたら良いかわからない……もう、責められたくない……
そんな治療家のあなたへ

疲労回復協会の門を叩いてみてはいかがでしょうか

あなたの毎日が患者さんから感謝される日々となり、
あなたの院が、経営的にも安定し、
あなた自身が「この仕事を選んで本当によかった」と
心の底から思える理由が、疲労回復協会にはそろっています。

あらためまして、熊谷剛です。
本書をお読みいただき、ありがとうございます。
本書が、プロの治療家の皆さんにとっても、お役に立てることを願っています。

そして、プロのセラピスト、整体師、治療家の皆さんには、私たちの研究成果をさらに分かち合いたい。
痛みや、疲労感、身体のゆがみに悩んでいる人々への、本物の健康へと導くための手助けを、一緒に取り組んでいってもらいたい。

そう願っています。

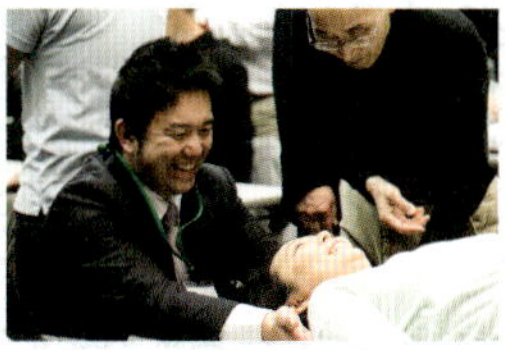

私がなぜ疲労回復協会を立ち上げたのか?

「患者さんの健康を実現できる治療家の創造」
それが疲労回復協会の理念です。

現在の整体業界は、情報が過剰な状態になりすぎており、何が正しいのか、選択に悩んでしまうような状態となっています。
そのなかで、患者さんにとっても、そして患者さんに技術を提供する治療家にとっても、本当に効果のある技術を探し出すことができない、難しい状況だともいえるでしょう。

症状が起こる〝本当の原因〟は、疲労やそれに付随するものです。
疲労は本書で述べてきたとおり、不規則な食事、運動不足、不適切な睡眠の取り方といった生活習慣が根本的な原因になります。その原因を理解し、取り除いていくことができれば、身体を健康に導くことができます。
当たり前のことです。

私たちプロの治療家にとって、患者さんの痛みや辛さを解消することは、プロとして当然のことであると考えます。

と同時に、対症療法ではない本物の健康とは何かを自信を持ってお伝えし、健康的な身体と心地よさを提供でき、そして、心の底から「ありがとうございます」と言っていただける。それが、一流のプロの治療家です。

そうした正しい知識や考え方、整体技術を一人でも多くの治療家の方に広めていき、あなたとご縁のあった患者さんを健康に導いていただきたい。
その実現のため、疲労回復協会を立ち上げることにしたのです。

疲労回復協会の今後のビジョン

2012年11月に疲労回復協会の活動が始まってから、おかげさまで多くの治療家の先生たちと活動をともにし、整体技術、健康哲学について啓蒙活動をしてきました。

現在、「治療技術セミナー」の業界では全国トップである、679名の治療家の先生が会員として所属し、セミナー参加者数はのべ10,300名に達しています。

現在もその活動の輪を広げ、一人でも多くの「患者さんの健康を実現できる治療家」を輩出していきたいと考えています。

そして、今後は活動の幅を
・どんな難治な患者さんがいらしても自信を持って施術ができる「整体技術」セミナー開催
・プロ・アマアスリートが躍動できる体づくりへのサポート活動
・もっと健康になりたいと望む方へ「本物の健康」をお伝えしていく取り組みへと広げていき、治療家に、そして健康を望むすべての方々に、整体という技術を通してサポートしていきたいと考えています。

本書もそういった、活動の一つとして、現在現役で施術をされている先生にも、これからプロセラピストを目指したいと思っている方にも、多くの方に読んでいただき、そしてセミナーや講習会などで実際にその技術にも触れる機会となれば幸いです。
本当に身近に疲労回復の整体技術と健康哲学を知っていただき、そしてそれを伝える活動の一人となっていただきたいと考えています。

日本全国の疲労で悩む方に「疲労回復」を広めていくことで、一人でも多くの方が疲労回復を目指す生活をし、自分の人生を謳歌してもらいたいということが、わたしたちの最終的な目標です。

一般社団法人　疲労回復協会

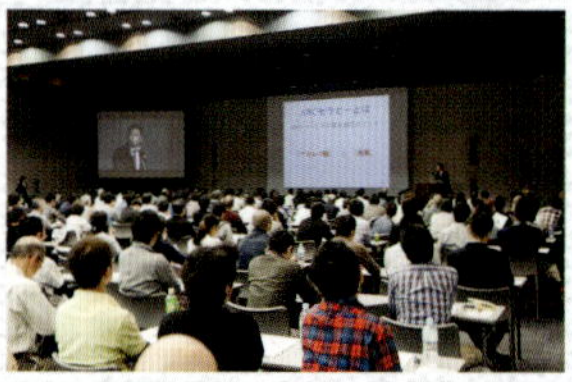

疲労回復協会のことをより詳しく知りたい方は、ホームページをご覧ください
http://www.hiroukaifuku.jp/

●最新の「整体法」動画を無料で公開
●繁盛治療院の作り方、施術スキルアップメールマガジン配信
●リピート率9割を目指す「究極の手技」の身につけ方
など、患者さんを健康に導きたい想いのある治療家にとって、役立つ情報が詰まっています。

「疲労回復」の知識と技術を手に入れて、
患者さんが健康になっていく喜びを自分のものにしてください。

おわりに

本書を読んでいただき、「なぜ腰痛がなかなかよくならないのかについて、はじめて理解ができた」という方も多いのではないでしょうか。

腰痛をはじめとする身体の不調は、日々の疲労の積み重ねによって起こります。疲労を改善するのは自然治癒力であり、すべての人に備わっている力ですが、多忙な生活の中で生活習慣が乱れてしまい、自然治癒力が低下してしまうことがあります。それがきっかけで腰痛が起こるのです。

しかし、そんなときには施術という自然治癒力をサポートしてくれる手段があります。施術は身体の疲労を回復させ、低下した自然治癒力をよみがえらせてくれます。

腰痛をはじめ、体調悪化で悩んでいる方はぜひ、本書で紹介した治療院で施術を体験してみてください。本書で身近な治療院が見当たらなかった場合は、第一章で紹介した「治療家選びの４つのポイント」を参考に治療院を探してみましょう。よい治療院に行けば必ず身体に変化が起こり、「施術を受けてよかった」と感じていただけるはずです。

施術で腰痛がよくなったら、ぜひバランスのいい食事、適度な運動、十分な睡眠を心がけてください。これにより自然治癒力が高まり、腰痛が再発しにくくなるはずです。身体は誰のものでもなく、あなたのもの。ぜひ〝自分の健康は自分で作る〟という意識を高め、これを機に生活を少しずつ変えていきましょう。

政府は２０１７年「人生１００年時代構想」を提起しました。人生１００年時代を見据えた経済・社会システムの在り方を検討し始めています。高齢になっても元気な人は生き生きと働き続けるようになるでしょう。腰痛などには負けていられない時代がやってきます。

本書が「腰痛はもう治らない」とあきらめかけていた人にとってお役に立てれば幸いです。

著者記す

腰《よう》痛《つう》改《かい》善《ぜん》スペシャリスト167人《にん》 神《かみ》ワザ整《せい》体《たい》師《し》

2018年10月17日　初版第1刷

著者　熊谷《くまがい》 剛《つよし》
発行者　坂本桂一
発行所　現代書林
〒162-0053　東京都新宿区原町3-61　桂ビル
TEL／代表　03(3205)8384
振替　00140-7-42905
http：//www.gendaishorin.co.jp/
カバー・本文デザイン　山下可絵
本文イラスト　伊奈ちえ
編集協力　(有)中曽根デザイン

印刷・製本：(株)シナノパブリッシングプレス
乱丁・落丁本はお取り替えいたします。定価はカバーに表示してあります。

ISBN978-4-7745-1738-4　C0047